U0916712

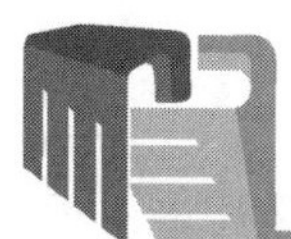

"十四五"职业教育国家规划教材

供高等职业教育药学类、药品制造类、医学技术类、卫生管理类、护理类等相关专业使用

医药数理统计

（第四版）

主　编　高祖新　尹　勤

副主编　焦建利　任　森

编　委　（以姓氏汉语拼音为序）

高祖新　中国药科大学

焦建利　上海健康医学院

任　森　长沙卫生职业学院

许广涛　山东药品食品职业学院

杨　亮　山东医学高等专科学校

尹　勤　南京邮电大学

张　远　山东医学高等专科学校

科学出版社

北　京

内 容 简 介

本教材为“十四五”职业教育国家规划教材。教材全面介绍了医药应用领域的数据处理与图表呈现；简明的概率论基础；数理统计的基本原理概念和基本知识；常用统计推断和统计分析方法；用 SPSS 进行数据处理与统计分析的实际操作应用等内容。主要包括数据的描述与统计概括、概率论基础、抽样分布、参数估计、参数假设检验、方差分析、非参数假设检验、相关分析与回归分析、正交试验设计等 9 章内容。各章正文以医药应用案例贯穿全程，内容系统精练，案例典型实用，并有同步的 SPSS 软件应用指导，各章附有题型多样的自测题、相关知识的链接、统计软件应用的上机实训题和自测题参考答案等，并有配套的 PPT 教学课件及 SPSS 案例数据集等，以方便教师教学，全面提升学生的学习、实践和应用统计的能力。

本教材可供高等职业教育药学类、药品制造类、医学技术类、卫生管理类、护理类等相关专业使用。

图书在版编目（CIP）数据

医药数理统计 / 高祖新，尹勤主编. —4 版. —北京：科学出版社，2021.3

“十四五”职业教育国家规划教材

ISBN 978-7-03-066936-0

Ⅰ. 医 Ⅱ. ①高… ②尹… Ⅲ. 医用数学－数理统计－高等职业教育－教材 Ⅳ. R311

中国版本图书馆 CIP 数据核字（2020）第 227294 号

责任编辑：段婷婷 / 责任校对：杨 赛

责任印制：霍 兵 / 封面设计：涿州锦晖

科学出版社 出版

北京东黄城根北街 16 号

邮政编码：100717

http://www.sciencep.com

三河市骏杰印刷有限公司 印刷

科学出版社发行 各地新华书店经销

*

2004 年 9 月第 一 版 开本：850×1168 1/16

2021 年 3 月第 四 版 印张：11 1/4

2024 年 1 月第二十二次印刷 字数：213 000

定价：43.80 元

（如有印装质量问题，我社负责调换）

前　言

Preface

党的二十大报告指出："人民健康是民族昌盛和国家强盛的重要标志。把保障人民健康放在优先发展的战略位置，完善人民健康促进政策。"贯彻落实党的二十大决策部署，积极推动健康事业发展，离不开人才队伍建设。党的二十大报告指出："培养造就大批德才兼备的高素质人才，是国家和民族长远发展大计。" 教材是教学内容的重要载体，是教学的重要依据、培养人才的重要保障。本次教材修订旨在贯彻党的二十大报告精神和党的教育方针，落实立德树人根本任务，坚持为党育人、为国育才。

《医药数理统计》作为我国首部专用于高职高专院校药学类专业医药数理统计（或医药应用统计）课程的全国性规划教材，自2004年出版至今已十余年，并作为高职高专院校的医药统计类教材，曾先后被审定为教育部普通高等教育"十一五"国家级规划教材（2006年）、"十二五"职业教育国家规划教材（2014 年），在国内高职高专医药统计的教学中广泛使用。本教材第四版是在第三版的基础上全面修订而成。第四版保持了本教材的精粹和特色，本着"统计应用重点保证、医药特色充分体现、统计软件全面融入、高职技能综合培养"的编写指导原则，具有理论知识简明化、问题切入案例化、典型例题医药化、软件指导实训化、总结拓展多样化、自主学习立体化的特征。

本次修订教材具体编写特点有以下几点。

1. 内容凝练完善　本次修订对内容进行了凝练完善，增加了医药领域常用的"非参数假设检验"章节，并对数据的描述与统计概括、假设检验、方差分析、回归分析等章节的有关内容进行增删和完善，理论方法与SPSS软件应用有机结合，使其内容系统精练，应用务实，便于理解掌握。

2. 案例导引务实　教材各章采用案例导引版，以医药应用案例贯穿各章内容讨论之中，同时通过大量的医药实例让学生充分了解并基本掌握统计知识和方法在医药领域中的应用。

3. 软件权威实用　本次修订选用目前国际上最为流行及权威的统计软件SPSS来进行统计软件应用的教学，对各章案例和实例给出SPSS的操作解答的简明指导，使SPSS统计软件应用全面融入教材内容，并辅之以 SPSS 上机实训题，使学生能够真正具备进行数据处理与统计分析的统计技能，达到"学以致用"的目的。

4. 链接拓展视野　各章所配的知识拓展链接，介绍统计典故趣史、统计大师简介逸事、知识拓展延伸等，从而拓宽学生的统计知识视野，增强其阅读的趣味性。

5. 教学辅导全面　各章小结以简表形式对本章核心内容进行高度概括，便于把握重点，全面复习；各章自测题包括各种形式的练习题、软件上机实训题以及参考答案等，便于学生复习巩固所学理论与实践的基础，同时也培养其运用SPSS软件的统计分析工具去解决医药实际问题的操作技能。

本书编著时注意博采众长，参考了国内外多种教材和参考文献，同时还得到科学出版社、编委所在单位及广大读者的大力支持和帮助，在此一并表示衷心的感谢。本书虽经认真修订，但由于编者水平有限，书中若有疏漏不足之处，恳请各位读者批评指正，以便修正完善。

编　者

2023年5月

配套资源

欢迎登录“中科云教育”平台，**免费**数字化课程等你来！

本教材配有图片、视频、音频、动画、题库、PPT 课件等数字化资源，持续更新，欢迎选用！

“中科云教育”平台数字化课程登录路径

电脑端

- 第一步：打开网址 http://www.coursegate.cn/short/JQ4O7.action
- 第二步：注册、登录
- 第三步：点击上方导航栏“课程”，在右侧搜索栏搜索对应课程，开始学习

手机端

- 第一步：打开微信“扫一扫”，扫描下方二维码

- 第二步：注册、登录
- 第三步：用微信扫描上方二维码，进入课程，开始学习

PPT课件：请在数字化课程各章节里下载！

目　录

Contents

绪　论

医药数理统计是应用概率论与数理统计的原理和方法，对医药、生物等相关领域研究对象的数据资料信息进行搜集、整理、分析和解释，以显示其总体特征和统计规律性的应用科学。其中概率论（probability theory）是从数量侧面来研究随机现象统计规律性的数学学科，而数理统计（mathematical statistics）则是以概率论为基础，通过对随机现象观察数据的收集整理和分析推断来研究其统计规律的学科。

目前，我们所从事的医药研究和生产中，无论是疾病防治、药物研发、临床试验、公共卫生等各领域，还是新药研制、药物鉴定、药理分析、试验设计、药政管理、处方筛选、医药信息等医药领域的各个方面，都需要进行大量的数据资料的整理和分析，医药数理统计作为利用相关数据资料进行医药科学研究的重要前提和手段，其理论方法及应用已广泛渗透到医药科学研究与实践的各个领域，并起到越来越重要的作用。

一、统计学及其发展简史

在日常工作生活中，统计既可以指统计数据的搜集活动，即统计工作；也可以指统计活动的结果，即统计数据；还可指分析统计数据的方法和技术，即统计学。统计学（statistics）是通过对研究对象的数据资料进行搜集、整理、分析和解释，以显示其总体特征和统计规律性的科学。

统计实践作为一种社会实践活动由来已久，早在人类社会初期——还没有文字的原始社会，就有了“结绳记事”等统计计数活动。但是，将统计实践上升到理论，使之成为一门系统的科学——统计学，距今只有 300 多年的历史。最初的统计方法是随着社会政治和经济的需要而逐步得到发展的，直到 18 世纪概率论被引进之后，统计学才逐渐成为一门成熟的科学。

最早的概率论萌芽之作是意大利数学怪杰卡尔达诺（G.Cardano，1501～1576）撰写的第一部概率论著作《游戏机遇的学说》，书中讨论了两人赌博中断后分赌本问题，并提出了“大数定律”的基本概率理论的原始模型。到了 17 世纪中叶，英国学者威廉·佩蒂（W.Petty，1623～1687）在其代表作《政治算术》中，首创计量比较分析方法，对英国、法国、荷兰三国的经济和军事等实力进行分析比较，主张一切论述都用数字和尺度来进行，并提出用图表形式概括数字资料的理论和方法，他被马克思称为“政治经济学之父，某种程度上也是统计学的创始人之一”。瑞士数学家雅科布·伯努利（Jocob Bernoulli，1654～1705）创立了最早的大数定律——伯努利定律，建立了描述独立重复试验序列的“伯努利概型”，并撰写了重要的概率论专著——《猜度术》，使概率论成为一个独立的数学分支。

1662 年，英国统计学家约翰·格朗特（J.Graunt，1620～1674）出版了《关于死亡率的自然观察和政治观察》，这部著作分析了 60 多年伦敦居民死亡的原因及人口变动的关系，第一次编制了“生命表”，对死亡率与人口寿命作了分析，使人口统计学成为一门相对独立的学科。德国康令（H.Conring，1606～1681）在大学中开设了新课程国势学，介绍如何记录国家发展的重要事件，并第一次提出了“统计学”这个概念。1763 年，英国统计学家贝叶斯（T.Bayes，1702～1761）发表《论机会学说问题的求解》，给出“贝叶斯定理”，从结果去对原因进行后验概率的计算，可视为最早的数学化的统计推断。而最早将古典概率论引进统计学领域的是法国天文学家、数学家拉普拉斯（P.S.Laplace，1749～

1827），他提出了研究随机现象的分析方法，完善了古典概率论的结构，并阐明了统计学大数法则，进行了大样本推断的尝试。十九世纪初，德国著名数学家高斯（G.F.Gauss，1777～1855）和勒让德（A. M. Legendre，1752～1833）建立“最小二乘法”，且用于分析天文观测的误差，高斯还成功地将正态分布理论用于描述观察误差的分布，并用于行星轨迹的预测。比利时统计学家凯特勒（A.Quetelet，1796～1874）发现了大量随机现象的统计规律性，开创性地应用了许多统计方法，并应用于天文、数学、气象、物理、生物和社会学等领域，完成了统计学和概率论的结合。

从 19 世纪中叶到 20 世纪中叶，统计的理论和应用得到蓬勃发展并达到成熟。法国医生路易斯（P.C.A.Louis，1787～1872）研究了当时用“放血”疗法治疗伤寒和肺炎的效果，提出了医学观察中的抽样误差和混杂概念、临床疗效对比的前瞻性原则和疗效比较的“数量化”方法，被誉为“临床统计之父”。德国的大地测量学者赫尔梅特（F.Helmert，1843～1917）在 1876 年研究正态总体的样本方差时，发现了 χ^2 分布（卡方分布）。英国生物学家、人类学家高尔顿（F.Galton，1822～1911）将正态分布理论用于社会学方面的研究，并在生物遗传学中提出了著名的回归、相关等概念，创立了回归分析法。数理统计学的奠基人之一、英国数学家、统计学家 K.皮尔逊（K.Pearson，1857～1936）进一步发展了回归与相关的理论，提出了总体、标准差、正态曲线等重要术语和矩估计法、χ^2 拟合优度检验法，并创建了生物统计学，为 20 世纪数理统计和生物统计学的发展奠定了基础。英国统计学家戈塞特（W.S.Gosset，1876～1937）在 1908 年以“Student”为笔名在《生物统计学》杂志上发表论文，最早提出 t 统计量的精确分布——t 分布，开创了小样本统计理论的先河。而英国统计学派的代表人物菲舍尔（R.Fischer，1890～1962）系统地发展了抽样分布理论，建立了以最大似然估计法为中心的点估计理论，首创了试验设计法并提出方差分析法，奠定了统计学沿用至今的数学框架，被誉为现代数理统计学的奠基人之一。1933 年苏联的著名数学家柯尔莫哥罗夫（A.N.Kolmogorov，1903～1987）出版了经典名著《概率论的基础》，首次以测度论为基础建立了概率的公理定义，从而使概率论建立在完全严格的数学基础之上，奠定了现代概率论的理论基础。美国统计学家内曼（J.Neyman，1894～1981）和小皮尔逊（E.Pearson，1895～1980，K.Pearson 之子）合作，20 世纪 30 年代提出了似然比检验，并建立了置信区间理论，在数学上完善了假设检验和区间估计的理论体系。而美籍罗马尼亚统计学家瓦尔德（A.Wald，1902～1950）所建立的序贯分析和统计决策理论，美国统计学家威尔克斯（S.Wilkes，1906～1964）所创立的多元方差分析、多项式分布、多变量容许区间等一系列多元分析方法，瑞典数学家克拉默（H. Cramer，1893～1985）发表《统计学的数学方法》，运用测度论方法对数理统计的成果的总结等，使数理统计趋于成熟，从而构筑了现代统计学的基本框架。

20 世纪 50 年代以后，统计的理论、方法和应用进入了一个全面发展的新阶段。一方面，统计学受计算机科学、信息论、混沌理论、人工智能等现代科学技术的影响，新的研究领域层出不穷，如多元统计分析、现代时间序列分析、非参数统计、数据挖掘等；另一方面，统计的应用领域不断扩展，几乎所有科学研究都离不开统计方法。因为不论是自然科学还是社会科学都离不开数据，要对数据进行研究和分析就必然要用到统计，统计学还逐步渗透到各个学科领域，形成了许多边缘学科，如信息论、决策论、排队论、可靠性理论、自动控制、统计质量管理、生物统计、医药统计、社会统计、水文统计、统计物理学、计量经济学、计量心理学等，成为现代科学发展的一个重要标志。

2010 年 6 月 3 日，第 64 届联合国大会第 90 次会议通过决议，将 2010 年 10 月 20 日定为“世界统计日”，体现出全世界对统计数据和统计的空前关注和重视。2011 年 2 月，我国国务院学位委员会颁布新的《学位授予和人才培养学科目录》，统计学上升为一级学科，为我国统计学科和统计教育的发展提供了更加广阔的舞台和空间，同时也更加凸显了统计对科学研究和社会发展的重要性。

随着社会经济的发展、科学技术的进步，尤其是在市场化、信息化和全球化的发展背景下，政府和企事业单位及各行各业都面临着大量的数据处理分析工作，特别是大数据时代的到来为统计学提供了广阔的空间和空前的发展机遇。统计不仅在传统的生物学、医学和农学等学科领域中被广泛应用，而且在迅猛发展的药物研究特别是新药临床研究中也发挥着越来越重要的作用。在医药企事业和科研单位等的药物研制、临床研究、生产销售和上市监管过程中，都需进行医药数据的收集、整理、分析和展示，从而为相关的研究、生产、管理和决策提供支持；同时，现代药物研究不仅需要采集、展示和分析数据，更需要运用现代统计方法对医药数据建模，进行量化分析，进而做出统计推断和预测，为发现新药疗效、新药在体内代谢及整个药物研究的发展规律，为相关决策提供科学依据和重要参考。显然，有关医药统计的知识、方法和必要的统计软件应用技能训练，也已成为每个医药科技工作者必不可少的专门知识和技能，而且对于有效而正确地利用数据资料进行医药领域的研究和实践也具有极为重要的意义。

二、常用统计软件简介

随着电子计算机的应用和普及，特别是计算机统计软件的深入发展，人们的数据处理能力大为增强，运用数理统计有关理论和方法处理实际问题的能力也得到了空前提高。统计软件是利用计算机软件技术呈现统计数据，进行数据分析，模拟和实现统计过程的一类专业应用软件，是统计方法应用的重要载体，在医药统计数据处理和统计分析中具有日益重要的地位。

在实际处理时，尤其是对于数据量较大的实际问题，一般可通过计算机利用相关统计软件进行数据整理、统计图表显示和统计分析等工作。目前常用的统计软件有 SAS 系统（统计分析系统）、SPSS（统计产品与服务解决方案）等。

（一）SAS 系统（统计分析系统）

SAS 系统是“统计分析系统”（Statistical Analysis System）的缩写，是模块化、集成化的大型应用软件系统，具有完备的数据管理、数据分析、数据存取、数据显示等功能，在数据处理方法和统计分析领域，被誉为国际上的标准软件和最具权威的优秀统计软件系统。

SAS 系统最初是由美国北卡罗来纳州立大学的 A.J.Barr 和 J.H.Goodnight 教授于 20 世纪 60 年代末期开始研发的，1976 年在美国创建 SAS 软件研究所（SAS Institute Inc.），之后推出的 SAS 系统 SAS/PC、SAS for Windows 等版本始终以领先的技术和可靠的支持著称于世，并不断发展与完善。SAS 系统可提供的主要分析功能包括统计分析、经济计量分析、时间序列分析、决策分析、财务分析、全面质量管理、运筹规划、地理信息系统分析和医药临床研究等，已广泛应用于自然科学、社会科学等各领域，为全球 100 多个国家和地区的众多用户所采用，是当今国际上著名的数据分析软件之一。

然而，由于 SAS 系统是从大型机上的系统发展而来，其全面的操作仍以编程为主，系统地学习掌握需要花费较多的精力。

（二）SPSS（统计产品与服务解决方案）

SPSS，原名全称 Solutions Statistical Package for the Social Sciences（社会科学统计软件包），2000 年 SPSS 将其英文全称改为“Statistical Product and Service Solutions”（统计产品与服务解决方案）。2009 年 SPSS 被 IBM 收购，随后更名为 IBM SPSS。SPSS 作为集数据整理、分析功能于一身的组合式大型通用统计分析软件包，以其强大的统计分析功能、方便易用的用户操作方式、灵活的表格分析报告和精美的图形展现形式，已成为全球应用最为广泛的专业统计分析软件，全球 500 强企业中约有 80% 的公司使用 SPSS，它与 SAS 系统一起成为世界公认的两大最权威的数据分析软件。

SPSS 最早是由美国斯坦福大学的三位研究生于 20 世纪 60 年代末研制开发，同时还成立了 SPSS 公司。1984 年 SPSS 公司推出了世界第一套统计分析软件微机版本 SPSS/PC+，开创了 SPSS 微机系列产品的先河。目前 SPSS 已推出十多个语种版本，不仅应用于社会科学领域，而且广泛应用于自然科学等各个领域。世界上许多有影响的报章杂志对 SPSS 的自动统计绘图、数据深入分析等方面给予了高度的评价。目前的 SPSS for Windows 版本，使用 Windows 的窗口方式展示各种管理和分析数据方法的功能，使用对话框展示出各种功能选择项，只要掌握一定的 Windows 操作技能、了解统计分析原理，就可以使用该软件进行各种数据分析，因此深受广大应用统计分析人员的欢迎。

SPSS 是模块结构的组合式软件包，集数据整理、分析功能于一身，用户可以根据实际需要和计算机的功能选择模块。其模块主要有：SPSS Base、SPSS Advance、SPSS Categories、SPSS Complex Sample、SPSS Exact Test、SPSS Maps、SPSS Regression、SPSS Table 和 SPSS Trends 等。SPSS 的基本功能包括数据管理、统计分析、图表分析、输出管理等。其统计分析过程包括描述性统计、均值比较分析、一般线性模型、相关分析、方差分析、回归分析、非参数检验、主成分分析与因子分析、对数线性模型、聚类分析与判别分析、数据简化分析、生存分析、时间序列分析、多重响应变量分析等大类，每类中又分为几个统计过程，如回归分析中又分为线性回归分析、曲线估计、logistic 回归、Probit 回归、加权估计、两阶段最小二乘法、非线性回归等多个统计过程，而且每个过程中又允许用户选择不同的方法及参数。SPSS 也有专门的绘图系统（Graph），可以根据数据绘制各种统计图形和地图。同时 SPSS 可以直接读取 Excel、DBF 及文本等数据文件，并已开发适用于多个操作系统的软件，全面适应互联网。SPSS 还可以调用开源统计软件 R 或者开源高级程序语言 Python 的功能模块，实现诸如支持向量机、关联分析等功能，这大大扩展了 SPSS 统计分析软件的功能。

由于 SPSS 软件普及程度高，操作运算也较为简便，本书主要介绍 SPSS 软件的统计分析与运算处理的操作，以提高和拓展数据处理和统计分析的应用能力。

第1章

数据的描述和统计概括

统计学（statistics）是对研究对象的数据资料进行搜集、整理、分析和研究，以显示其总体的特征和规律性的学科。统计学的研究对象是客观事物的数量特征和数据资料。在英文中，“statistics”以单数名词出现时表示统计学，而以复数名词出现时则表示统计数据或资料，可见，统计学是与统计数据是密不可分的。

案例 1-1

根据《2015 年全国 1%人口抽样调查资料》（国家统计局人口和就业统计司编）提供的 2015 年全国人口抽样调查样本数据资料，我国人口的受教育程度分为未上过学、小学、初中、普通高中、中职、大学专科、大学本科和研究生八类，在参加抽样调查的我国 6 岁以上共计约 1983.35 万抽样人口中，112.89 万人是未上过学；519.96 万人是小学；760.05 万人是初中；243.44 万人是普通高中；82.66 万人是中职；135.18 万人是大学专科，117.52 万人是大学本科，11.65 万人是研究生。

问题：如何对上述受教育程度资料进行统计整理，并用统计图表显示？

案例 1-2

现有某高校某专业 110 名学生统计课程的成绩（分）数据如下

76 42 94 97 72 88 55 96 62 83 99 80 81 77 68 90 67 85 69 61
76 73 81 65 61 87 87 93 88 100 89 99 65 61 74 97 62 72 91 49
72 82 98 100 73 51 71 99 68 94 82 85 79 74 55 87 49 85 72 78
97 86 53 71 73 90 88 77 80 86 71 96 85 46 73 66 98 55 98 81
79 84 86 74 86 62 74 79 59 96 97 69 89 86 81 78 84 99 45 95
82 91 67 73 89 89 84 74 32 72

问题：该成绩数据与案例 1-1 的文化程度资料有何区别？如何对该成绩数据进行统计整理，并用统计图表显示？

本章我们就讨论如上述案例所示的有关数据资料的统计整理、图表显示和统计概括等问题。

第 1 节　数据的类型和整理

一、数据的类型

数据（data）或资料是对客观现象计量的结果。例如，对药品质量的计量可得到药品是正品或次品的数据；对药物在试验对象血液中含量的计量可得到血液浓度数据等。统计数据是利用统计方法进行分析的基础，不同的统计数据应采用不同的统计分析方法。

（一）数据的类型

数据根据观察或实验结果的表现形式是否能用数值表示大体上分为两大类：定性数据和定量数据。

1. **定性数据**（qualitative data） 也称品质数据，是观察或实验结果不可以用数值大小表示，只能用文字描述的数据资料，一般不带有度量衡单位。这类数据资料说明的是事物的品质特征，它的特点是每个观察结果或实验结果之间没有量的大小区别，表现为互不相容的类别或属性。根据观察结果是否有等级或顺序，定性数据又可进一步分为定类数据和定序数据两类。

（1）定类数据（categorical data）或名义数据（nominal data）、计数数据（count data）：是对事物按照其属性进行分类或分组的计量结果，其数据表现为文字型的无序类别，可以进行每一类别出现频数的计算，但不能进行排序和加减乘除的数学运算。例如：人口的性别分为男、女两类；人体血型分为O型、A型、B型和AB型四类等，这些均属于定类数据。定类数据用相对数（率、构成比）、众数作为其统计描述指标，用χ^2检验等作为假设检验的分析方法。

（2）定序数据（ordinal data）或等级数据：是对事物之间等级或顺序差别的计量结果，其数据表现为有序类别，可以进行类别的频数计算和排序，但不能进行加减乘除的数学运算。例如：某种药物的疗效可分为无效、有效、显效、痊愈等；新药的等级可分为一类、二类、三类、四类、五类等，这些均属于定序数据。定序数据用相对数（率、构成比）、众数、中位数等作为其统计描述指标，用χ^2检验、秩和检验等作为假设检验的分析方法。

2. **定量数据**（quantitative data） 也称数值数据（numerical data）或计量数据，是观察或实验结果可以用数值大小表示的数据资料，一般带有度量衡单位。这类数据资料是用自然或度量衡单位对事物进行计量的结果，其特点是每个观察值或实验值之间有量的大小的区别，既可进行频数计算和排序，又可进行加减乘除的数学运算。例如：百分制的考试成绩（分）、人的体重（kg）、血压（kPa）、红细胞数（个/L）等，均为定量数据。定量数据的统计描述指标有均值、方差、变异系数等，统计分析方法有参数检验、方差分析、相关与回归分析等。

（二）变量及其类型

在统计中，将说明现象的某种属性或标志称为变量（variable），对变量进行测量或观察的值称为观察值（observation）或变量值（variable value）。统计数据就是统计变量的观察值。根据变量的记录形式分别为定类数据、定序数据和数值数据，相应地变量可以分为定类变量（categorical variable）或名义变量（nominal variable）、定序变量（ordinal variable）或等级变量（rank variable）和数值变量（numerical variable 或 scale variable）。

数值变量中，如果变量可以取有限个值或可列无穷多个数值，即可以一一列举，称为离散变量（discrete variable），如制药公司个数、仪器个数等。如果数值变量可以取无穷多个值，其取值是连续不断的，不能一一列举，就称为连续变量（continuous variable），如时间、温度、血药浓度等。在实际应用中，当离散变量的取值很多时，也可以当作连续变量来处理。

由于在实际中，应用最多的是数值变量，大多数统计方法所处理的也都是数值变量，故我们一般将数值变量简称为变量，即通常所说的变量主要是数值变量。

区分数据的类型非常重要，如下表 1-1 所示，对不同类型的数据必须采用不同的统计方法来进行处理和分析。

表 1-1 不同数据类型之比较

数据类型	定性数据（品质数据）		定量数据
	定类数据（计数数据）	定序数据（等级数据）	数值数据（计量数据）
表现形式	类别（无序）	类别（有序）	数值（+ － × ÷）
对应变量	定类变量	定序变量	数值变量（离散变量、连续变量）
主要统计方法	计算各组频数，进行列联表分析、χ^2检验等非参数方法		计算各种统计量，进行参数估计和检验、回归分析、方差分析等参数方法

（三）两类数据的转换

根据统计分析的需要，定量数据与定性数据之间经常要做数据类型的转换。

1. 定量数据的定性化转换　例如，作为定量数据的成年男子的血清胆固醇值，按是否小于 6（mmol/L）划分成血脂正常和血脂异常两类，这时定量数据就转化为定性数据。

2. 定性数据的数量化转换　为了便于统计处理，我们有时需要对定性数据赋值进行数量化转换。例如，对定性变量性别中的定性数据“男”“女”可以分别取值为“1”和“0”，此时取值 1 和 0 之间没有量的差别，只是一种“数据代码”。又如对文化程度按未上过学、小学、初中、普通高中、大学及以上这 5 组进行分类，则文化程度变量属于定序变量，对这 5 类数据赋值时我们可分别取值为 1、2、3、4、5，此时取值 1、2、3、4、5 之间不仅是一种“数据代码”，也有量的区别。

（四）统计数据资料的搜集和来源

统计数据资料的搜集是指根据统计研究的目的，采用科学研究或调查方法，向研究或调查对象搜集数据的过程，也是统计分析的基础。统计数据资料的搜集的基本要求是：准确性、及时性和系统性。通过数据搜集，我们可得到两类不同来源的数据资料。

（1）原始资料或一手资料：通过进行科学试验或专门调查采集得到的直接来源数据资料。其中科学试验是取得自然科学数据的重要手段，而专门调查是取得社会科学数据的重要手段。

（2）次级资料或二手资料：利用已公开出版（报道）的信息资料或尚未公开的信息资料来搜集的间接来源数据资料，包括图书资料和报章杂志、广播电视等媒体和互联网中的各种数据资料，使用时应注意数据的含义、计算口径和方法，并在引用时注明数据来源。

二、SPSS 软件的应用基础

（一）SPSS 软件的主要操作界面

SPSS 软件的主要操作界面是由多个窗口组成的，实际应用中常用的有两个基本窗口：【数据编辑器】和【结果输出】窗口。

启动 SPSS 后，系统自动打开【数据编辑器】窗口，它是 SPSS 核心窗口（图 1-1）。

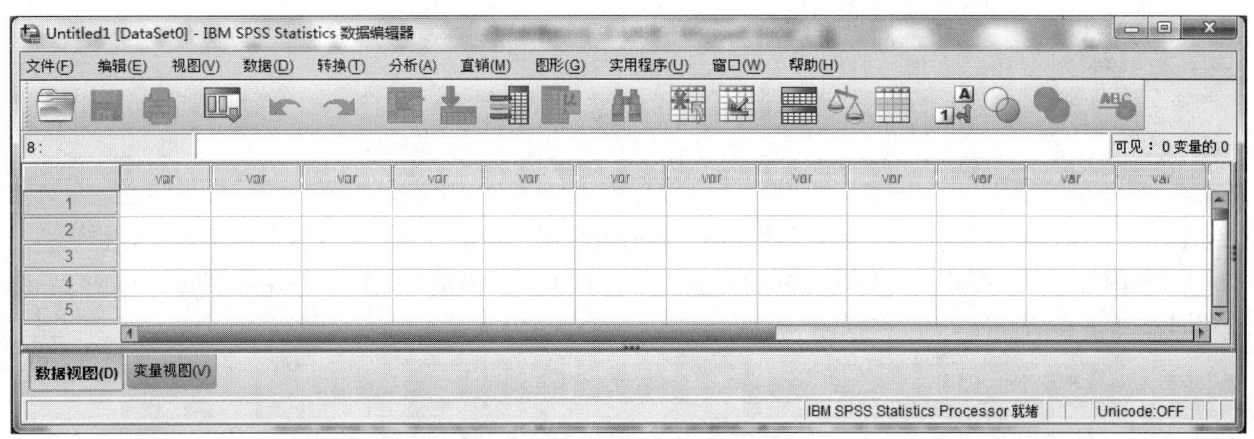

图 1-1　SPSS 的【数据编辑器】窗口

【数据编辑器】窗口又包括【数据视图】窗口和【变量视图】窗口，其中【数据视图】窗口用于录入编辑和管理数据，显示 SPSS 数据的内容，主要由窗口标题栏、菜单栏、工具栏、变量名栏、数据编辑区、观测序号和系统状态显示区组成。SPSS 的统计分析操作主要通过各种菜单的选择来完成。菜单栏包括 SPSS 的【文件】等 11 个菜单。用户可以通过选择菜单命令完成相应的操作。菜单对应的功能如表 1-2 所示。

表 1-2 【数据编辑器】窗口的菜单及其功能

菜单名	功能	说明
文件（F）	文件操作	对 SPSS 相关文件进行基本管理，如文件的新建、打开、保存、打印等
编辑（E）	数据编辑	对数据编辑窗口中的数据进行基本编辑（如撤销 / 恢复、剪切、复制、粘贴），并实现数据查找、参数设置等功能
视图（V）	窗口状态管理	对 SPSS 窗口外观等进行设置（如状态栏、表格线、变量 标签等是否显示、字体设置等）
数据（D）	数据的操作管理	对数据编辑窗口中的数据进行加工整理（如数据的排序、转置 抽样选取、分类汇总、加权等）
转换（T）	数据基本处理	对数据编辑窗口中的数据进行基本处理（如生成新变量、计数、分组等）
分析（A）	统计分析	对数据编辑窗口中的数据进行统计分析和建模（如基本统计分析、均值比较、相关分析、回归分析、非参数检验等）
直销（M）	市场销售问题分析	识别最佳客户、客户分组、生成潜在客户概要文件、邮政编码响应率、购买倾向分析及比较活动效果
图形（G）	制作统计图形	对数据编辑窗口中的数据生成各种统计图形（如条形图、直方图、饼图、线图、散点图等）
实用程序（U）	实用程序	SPSS 其他辅助管理（如显示变量信息、定义变量集、菜单编辑器等）
窗口（W）	窗口管理	对 SPSS 中的多个窗口进行管理（如窗口切换、最小化窗口等）
帮助（H）	帮助	实现 SPSS 的联机帮助（如语句检索、统计辅导等）

【变量视图】窗口用于定义或显示 SPSS 数据的结构即变量的 11 个属性，其意义如表 1-3 所示。

表 1-3 【变量视图】窗口的变量属性意义

属性	说明
名称	变量名称。变量名称的字符不能超过 64 个（汉字不超过 32 个），首字母必须是字母或汉字，结尾不能是圆点、句号或下划线
类型	变量的数据输入类型。主要包括数值型、字符型和日期型等三种基本数据类型
宽度	变量格式宽度。即变量所占单元格的列宽度，可通过该列中上、下按钮来调整
小数	变量小数位数。系统默认为两位，可通过该列中的上、下按钮来调整其小数位数
标签	变量名标签。是对变量名含义的说明，可用中文，总长度可达 120 个字符
值	变量值标签。对变量取值含义的说明，对定性变量通常需定义其变量值标签
缺失	变量的缺失值。用于定义变量缺失值，默认的缺失值 SPSS 中用“.”表示
列	变量显示的列宽。用于定义变量值的列显示宽度，默认宽度为 8
对齐	变量值的对齐方式。变量在单元格中对齐方式有居左、居右和居中
测量	变量的测度水平。可根据变量数据的实际类型，选择 scale（数值数据）、ordinal（定序数据或等级数据）或 nominal（定类数据）等三种测度水平
角色	变量的角色。定义变量在统计分析中的功能作用，可选 Input、Target 等类型

【输出】窗口一般随执行统计分析命令而自动打开，用于显示统计分析结果，主要是统计报告、统计图表等内容，其左半部分为输出结果的导航目录，右半部分为统计分析的具体输出的图表等内容。如图 1-2 所示。

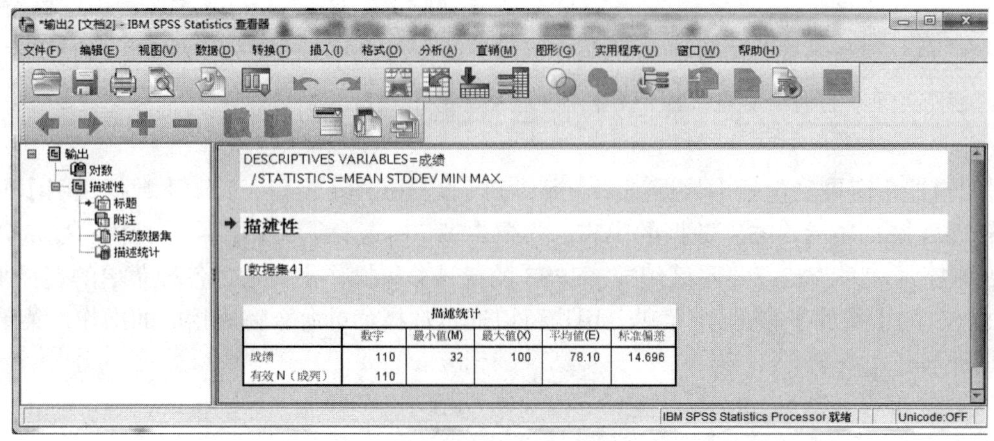

图 1-2 SPSS 的结果输出窗口

（二）SPSS 数据文件的建立

1. 在 SPSS 软件中直接录入数据　当启动 SPSS 系统后，界面显示数据编辑窗口（或者选择菜单栏中的【文件】→【新建】→【数据】)，即可按照需求在其【变量视图】页面定义变量，然后在其【数据视图】页面直接输入数据，保存后便形成的 SPSS 数据文件（后缀名为.sav）。

下面根据案例 1-1 的 2015 年抽样人口的受教育程度数据（参见表 1-4）为例，来建立对应的 SPSS 数据集。

其操作步骤如下。

首先启动 SPSS 软件，在数据编辑窗口的【变量视图】页面进行变量的定义，如图 1-3 所示。

	名称	类型	宽度	小数	标签	值	缺失	列	对齐	测量	角色
1	受教育程度	字符串	8	0		无	无	8	左	名义(N)	输入
2	人数（万）	数值	10	2		无	无	11	右	度量	输入
3											

图 1-3　对案例 1-1 数据集变量定义的【变量视图】

然后在数据编辑窗口的【数据视图】页面录入数据，如图 1-4 所示。

最后，选择菜单【文件】→【保存】，在文件名框中输入“我国受教育程度 2015 年抽样”，点击【保存】按钮，即可建成 SPSS 数据集<我国受教育程度 2015 年抽样.sav>。

	受教育程度	人数（万）
1	未上过学	112.89
2	小学	519.96
3	初中	760.05
4	普通高中	243.44
5	中职	82.66
6	大学专科	135.18
7	大学本科	117.52
8	研究生	11.65
9		

图 1-4　案例 1-1 数据录入的【数据视图】

2. 利用 Excel 文件导入数据　在 SPSS 软件中可以很方便地导入 Excel 数据文件，并可建立对应的 SPSS 数据集。

在 SPSS 软件的数据编辑窗口，选择菜单栏中的【文件】→【打开】→【数据】，弹出【打开数据】对话框，在文件类型选中“Excel”，文件名选中已有的需导入的 Excel 数据文件名，单击【打开】按钮，即可在 SPSS 系统中打开该 Excel 数据文件，导入相应数据。

需要时，可对新导入的数据重新定义其变量的有关属性，选择菜单【文件】→【另存为】，定义其 SPSS 的文件名，即可建成相应的 SPSS 数据集。

三、数据的统计整理和图示

统计工作一般分为统计设计、收集资料、整理资料和分析资料四个阶段，其中数据资料的统计整理就是根据统计研究的任务，对搜集到的数据资料进行科学的汇总和处理，使数据资料系统化，以反映研究总体的特征、规律和趋势。

数据资料的统计整理和图示通常包括下列步骤：①对数据资料进行审核和订正；②对数据资料进行统计分组（分类）；③进行统计汇总，计算各组频数，编制频数分布表；④给出统计图表或报告。

在对数据进行统计整理时，应根据不同的数据类型进行处理，对定性数据（定类数据和定序数据）主要作分类整理，对定量数据（数值数据）主要作分组整理。

（一）定性数据的整理和图示

对于定性数据（品质数据）主要作分类整理。定性数据包括定类数据和定序数据，其数据本身就是对事物的一种分类或类别排序，进行数据整理时，只需按不同数据（类别）进行分组，算出各组的频数或频率、百分比（对于定序数据还可以算出各组的累积频数或累积频率、累积百分比），列出频数分布表，再用条形图或圆形图等统计图形显示其整理结果。

频数（frequency）是指落在各类别中的数据个数；频率（relative frequency）则是指各类别的数据个数占数据总个数的比例值；我们将各个类别及其相应的频数（或频率、百分比）用表格形式全部列出来就是频数分布表（frequency distribution table）。

下面首先来考察本章开始时提出的案例 1-1 的问题。

案例 1-1（续一）

解：根据案例 1-1 提供的 2015 年全国 1%人口抽样调查资料中我国 6 岁以上抽样人口的受教育程度数据资料，可整理成频数分布表，见表 1-4。

表 1-4　2015 年我国 6 岁以上抽样人口的受教育程度

受教育程度	未上过学	小学	初中	普通高中	中职	大学专科	大学本科	研究生	合计
人数（万）	112.89	519.96	760.05	243.44	82.66	135.18	117.52	11.65	1983.35
百分比（%）	5.69	26.22	38.32	12.27	4.17	6.82	5.93	0.59	100.00

*数据来源：国家统计局人口与就业司编《2015 年全国 1%人口抽样调查资料》，中国统计出版社，2017。

【SPSS 软件应用】　根据频数分布表 1-4 的数据建立对应的 SPSS 数据集＜我国受教育程度 2015 年抽样＞，包括两个变量：受教育程度和人数（万），见图 1-4。

在 SPSS 中，打开该数据集，选择菜单【图形】→【旧对话框】→【条形图】；在打开的【条形图】对话框中，选定【简单】，再选定⊙个案值，点击定义按钮。在打开的对话框【定义简单条形图：个案值】中选定作图变量：

人数（万）→条的表征；受教育程度→⊙变量；

如图 1-5 所示。点击确定。

对输出的条形图作图形编辑后，即可制得条形图见图 1-6，它直观反映了 2015 年人口抽样中我国各种受教育程度人口分布状态。

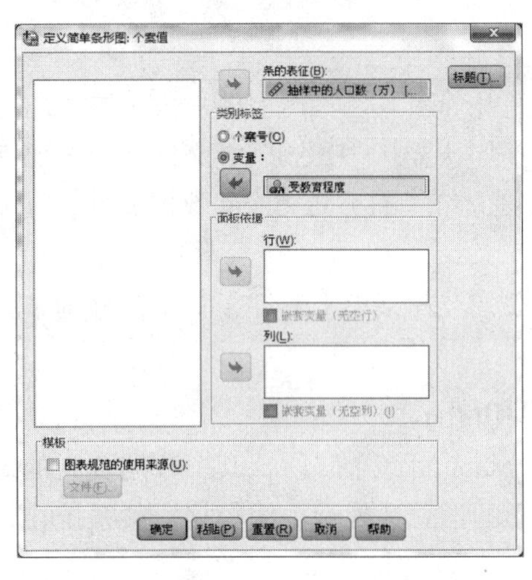

图 1-5　【定义简单条形图】对话框

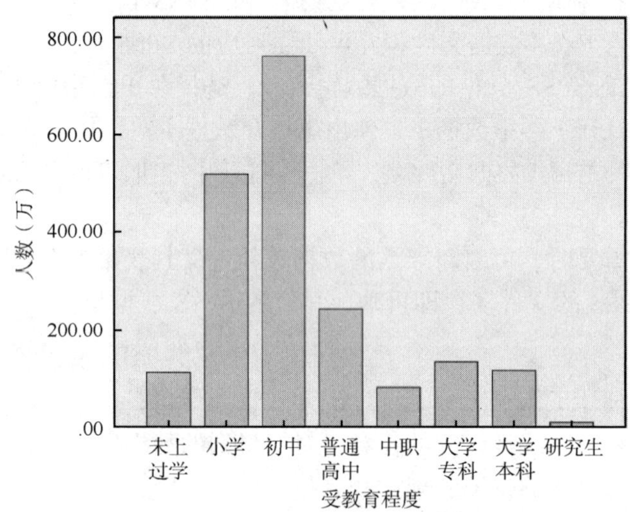

图 1-6　人口受教育程度的垂直条形图

对定性数据或离散变量数据，条形图和圆形图（饼图）是反映数据分布特征和构成比的常用统计图形，在统计图表显示中起着很好的作用，这两种统计图将在本章第 3 节作简要介绍。

（二）定量数据的整理和图示

对于定量数据（数值数据）主要作分组整理。定量数据资料统计整理的目的是了解定量数据的分布规律和类型，并根据分布类型选用适当的统计指标描述其集中趋势、离散趋势及形状等统计特征。其整理和图示主要包括按数量标志进行分组，编制频数分布表，并采用直方图及频数折线图等统计图形来表示其整理结果，以更直观清晰地表示其频数分布状态。

定量数据统计分组方法有单变量值分组和组距分组两种。单变量值分组是按每个变量值作为一组，主要用于离散变量且变量值较少的情形。对于连续变量或变量值较多的情形，通常采用组距分组，即将全部变量值依次划分为若干个区间，每个区间作为一组。在组距分组中，一个组的最小值称为该组的下限（lower limit）、最大值称为该组的上限（upper limit）。

下面我们结合案例 1-2 介绍组距分组法编制频数分布表的方法。

案例 1-2（续一）

解：显然，该成绩数据是定量数据，而案例 1-1 的文化程度数据是定性数据中的定序数据，是属于不同类型的数据。

下面我们结合该成绩数据的整理和图示，给出定量数据组距分组法编制频数分布表步骤。

1. 确定组数　组数 k 的确定应以能够显示数据的分布特征和规律为目的，一般设 5～15 组，可根据数据本身的特征和数据的个数来定。通常当数据个数小于 50 时，可分为 5～6 组；当数据个数为 100 左右时，可分为 6～10 组；当数据个数超过 500 时，可分为 10～15 组。在实际分组时，也可按斯塔基经验公式来定组数 k：

$$k = 1 + \ln N / \ln 2$$

其中 ln 为以 e 为底的自然对数，N 为数据个数，对计算结果取整数后即是组数，在实用中可参考使用。

例如在本例中，N=110，则 $k = 1 + \ln 110 / \ln 2$ =7.78，即大致可分为 8 组。

2. 确定组距　在分组中，组距（class width）d 是指该组上限与下限之差，一般多采用等组距。此时，组距 d 可以由全部数据的最大值、最小值和组数 k 来定：

$$d = \frac{最大值 - 最小值}{组数} \quad （取整）$$

取整是为了便于数据整理。本例中，最大值=100，最小值=32，故组距

$$d = \frac{100 - 32}{8} = 8.5$$

为便于计算，组距有时还取 5 或 10 的倍数，而且第一组的下限应低于数据的最小值，最后一组的上限应该不低于数据的最大值。因此，本例中组距 d 取 10，首组下限为 30，实际分组数是 7 组。

3. 计算频数，形成频数分布表　对上面数据进行分组，采用手工划记法或计算机汇总（如用 SPSS 软件），计算各组频数，即可列出频数分布表，见表 1-5。

表 1-5　成绩数据频数分布表

成绩分组	30～	40～	50～	60～	70～	80～	90～100	合计
频数 f_i	1	5	6	15	27	32	24	110
频率	0.009	0.045	0.055	0.136	0.246	0.291	0.218	1.000
百分比（%）	0.9	4.5	5.5	13.6	24.6	29.1	21.8	100.0

组距分组时，应该遵循“不重不漏”的原则。即数据在计入分组频数时，不重复不遗漏。对连续变量采用相邻两组组限重叠时，一般规定“组上限不在内”，只有最后一组包括上限。如在表 1-5 的分组中，“30～”表示[30，40)，即上限 40 在分组时不计入该组，而应该计入下一组。另外为避免出现空白组（数据频数为 0）或个别极端值被漏掉，第一组和最后一组可以采用开口组“××以下”及“××以上”，注意，开口组通常以相邻组的组距作为其组距。

上面的分组是组距相等的等距分组。有时，为了特定研究的需要，也可采用组距不相等的不等距分组。例如，对人口年龄的分组，可根据人口成长的特点，分为 0～14 岁（少年儿童组）、15～59 岁（劳动年龄组）、60 岁及以上（老年组）的不等距分组。

此外，为反映各组数据的一般水平，通常用组中值（mid-point of class）作为该组数据的代表值，即组中值 = (下限值 + 上限值) / 2。组中值在利用频数分布表数据进行均值、方差等计算或制作频数折线图时将起重要作用。

为了统计分析需要，有时还需要观察某一数值以下（或以上）的频数或频率之和，这称为累积频数（cumulative frequency）或累积频率（cumulative relative frequency），如表 1-6 就列出成绩相应组中值、累积频数和累积频率。

表 1-6 成绩数据累积频数分布表

成绩分组	30～	40～	50～	60～	70～	80～	90～100
组中值	35	45	55	65	75	85	95
频数	1	5	6	15	27	32	24
累积频数	1	6	12	27	54	86	110
累积频率	0.009	0.055	0.109	0.245	0.491	0.782	1.000

4. 整理结果的统计图示 为了展示定量数据的整理结果，一般绘制直方图和频数折线图等专用于展示分组数据频数分布特征的统计图，以便直观全面地认识和分析定量数据的分布特征和规律。

案例 1-2（续二）

根据案例 1-2 的 110 名学生的统计课成绩数据，利用 SPSS 软件制作其等组距的频数直方图，其中数据范围为 30～100，组距为 10。

	成绩	var
1	76	
2	42	
3	94	
4	97	
5	72	

图 1-7 数据集＜统计课成绩＞

【SPSS 软件应用】 首先建立对应的 SPSS 数据集＜统计课成绩＞，包括一个变量：成绩。如图 1-7 所示。

在 SPSS 中，打开该数据集，选择菜单

【图形】→【旧对话框】→【直方图】，

在对话框【直方图】中选定：成绩→变量；点击定义。即可得图 1-8 所示成绩数据的初步频数直方图（默认格式）。

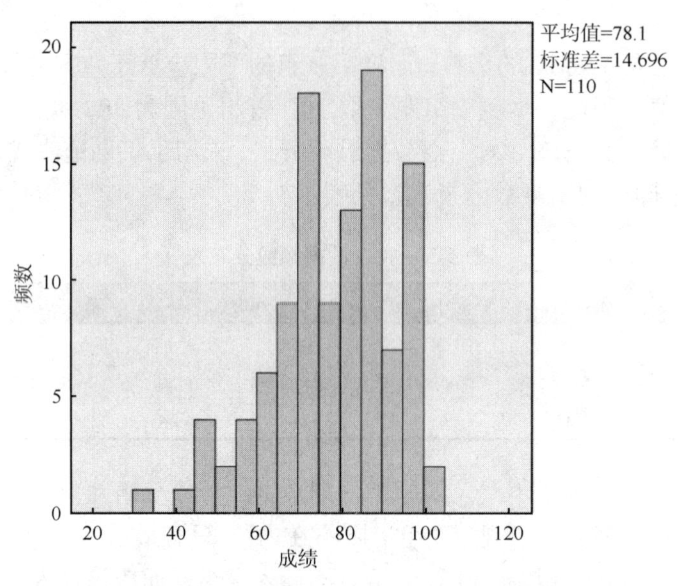

图 1-8 成绩数据的初步频数直方图

注意到在图 1-8 中所得的直方图的组距是 5，因此需要对该直方图进行图形编辑。

在输出窗口中，双击分析结果中的频数直方图，即可进入图形编辑窗口【图形编辑器】，单击图形中需要改动的相应部分，即可进入相应的属性对话框进行编辑调整。

首先双击直方图中条形部分，即进入条形【属性】对话框，如图 1-9 所示，选择：

【分箱化】→ 仅 X 轴 ⊙定制→ ⊙区间宽度：10；√ 用于定位的定制值：30.0

点击应用按钮。即可将直方图的区间宽度由原来的 5 改为 10，而且起点为 30。

再单击直方图中 X 轴的任一刻度值（如 80），即进入 X 轴【属性】对话框，如图 1-10 所示，点击选择【刻度】，选定：

最小值：20；最大值：120；主增量：10；原点：0

点击应用。即可改变 X 轴的刻度值。

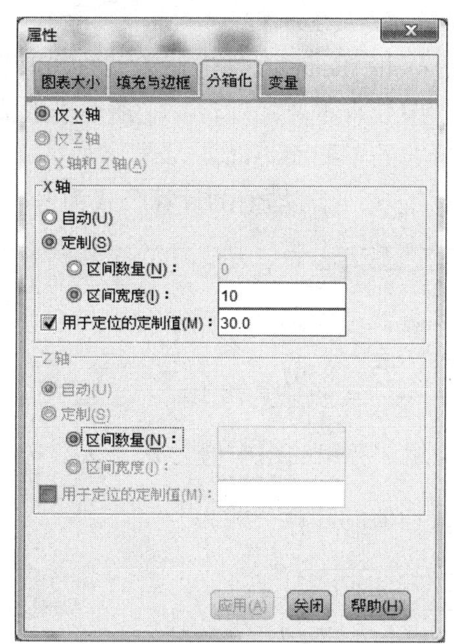

图 1-9 条形【属性】对话框

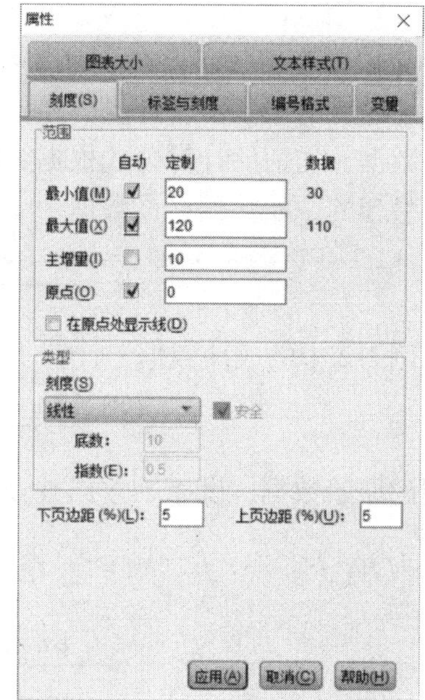

图 1-10 X 轴【属性】对话框

最后在图表编辑器工具栏中，点击条形，再点击图标 ，即可在直方图的条形上标出其频数值。关闭其图表编辑器后，输出窗口中最后所得的数据的频数直方图如图 1-11 所示。

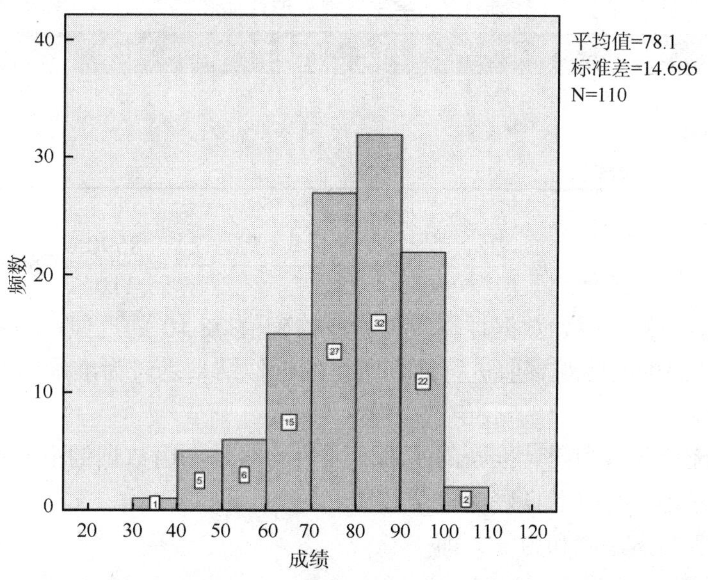

图 1-11 编辑调整后成绩数据的频数直方图

第 2 节 数据分布特征的统计概括

前面我们通过数据整理得到的频数分布表或统计图表等，可以大致了解数据分布的形状和特征，而对于数据分布的特征和规律的全面掌握和定量刻画，则需要了解反映数据分布特征不同侧面的统计指标即统计量。这里我们重点介绍描述和概括数据分布的集中趋势、离散程度等统计特征的常用统计量。

一、数据分布集中趋势的统计概括

针对不同类型的统计数据，描述和概括数据分布集中趋势的统计量主要有均值、众数和中位数等，这些统计量又被称为数据分布的位置度量，其中应用最多的是均值。

（一）均值

均值（mean）也称为均数或算术平均值（arithmetic mean），是全部数据的算术平均，记为$\overline{x}$。均值是数据分布集中趋势的最主要统计量，在统计学中具有重要的地位。它适用于数值数据，不能用于定类数据和定序数据。均值的计算公式根据数据形式的不同而不同。

对未经分组整理的原始数据，设数据为x_1，x_2，…，x_n，均值的计算公式为

$$\overline{x}=\frac{x_1+x_2+\cdots+x_n}{n}=\frac{1}{n}\sum_{i=1}^{n}x_i$$

例如，对案例 1-2 中的成绩数据，计算 110 名学生考试成绩的均值为

$$\overline{x}=\frac{76+42+94+\cdots+72}{110}=\frac{8591}{110}=78.10$$

对分组整理的原始数据，设原始数据被分为k组，各组的组中值为m_1，m_2，…，m_k，各组观察值出现的频数分别为f_1，f_2，…，f_k，其中$\sum_{i=1}^{k}f_i=n$，均值的计算公式为

$$\overline{x}\approx\frac{m_1f_1+m_2f_2+\cdots+m_kf_k}{f_1+f_2+\cdots+f_k}=\frac{1}{n}\sum_{i=1}^{k}m_if_i$$

案例 1-2（续三）

根据前面表 1-5 频数分布表中的数据，试计算 110 名学生成绩的均值。

解：计算过程如表 1-7 所示。

表 1-7 学生成绩数据计算表

成绩分组	30~	40~	50~	60~	70~	80~	90~100	合计
组中值 m_i	35	45	55	65	75	85	95	—
频数 f_i	1	5	6	15	27	32	24	110
m_if_i	35	225	330	975	2025	2720	2280	8590

则

$$\overline{x}\approx\frac{1}{n}\sum_{i=1}^{k}x_if_i=\frac{35\times1+45\times5+\cdots+95\times24}{110}=\frac{8590}{110}=78.09$$

显然，该结果是前面根据原始数据计算所得均值精确值 78.10 的近似。当各组数据在组中均匀分布时，以组中值代表各组的实际观察值进行计算所得的近似结果是较为准确的（如本例），而计算量却可减少很多。

均值是我们进行统计分析和统计推断的基础，因为均值是一组数据的重心所在，是数据误差相互抵消的结果，同时，它还具有以下良好的数学性质。

（1）各数据与均值的离差之和为零，即

$$\sum_{i=1}^{n}(x_i-\overline{x})=0；$$

（2）各数据与其均值离差的平方和为最小值。即对任意实数a，有

$$\sum_{i=1}^{n}(x_i-\overline{x})^2\leqslant\sum_{i=1}^{n}(x_i-a)^2。$$

上述性质表明，均值是误差最小的全体数据的代表值，因此当数据分布为对称或近似对称时，均值是集中趋势的最好代表值。但是当数据分布的偏斜程度较大时，均值易受数据极端值的影响，不能很好地反映数据的集中趋势，此时宜考虑使用下面介绍的中位数等。

（二）中位数

中位数（median）是将一组数据大小排序后处于中间位置的值，记为M_e。显然，中位数将全部数据等分成两部分，上下各有一半的数据值。中位数可用于定序数据和数值数据，但不适用于定类数据。

对于n个数据，中位数的位置=（n+1）/2，即当n为奇数时，数据的中间值取作中位数；当n为

偶数时，两个中间值的平均值取作中位数。

例如，对案例 1-2 的学生成绩数据，n=110 为偶数，中位数的位置=（n+1）/2= 55.5，将成绩数据按大小排序后，两个中间值第 55、56 个数据观察值均为 80，故中位数为

$$M_e = \frac{80+80}{2} = 80$$

对于已分组的频数分布，一般只求中位数所在组，即累积频数超过 n/2（或累积频率超过 0.5）的那个最低组。例如，对于表 1-5 给出的频数分布，由表 1-6 可知累积频数超过 110/2=55 的最低组为 80～组，即为中位数所在组。

中位数是典型的位置平均数，其数值不受极端值的影响，具有稳健性的特点，其不足是灵敏度和计算功能较差。同时中位数还具有与各数据观察值的距离之和最短的性质，即

$$\sum_{i=1}^{n} | x_i - M_e | = \text{最小}$$

该性质在工程设计中有较好的应用。

（三）众数

众数（mode）是数据中出现次数最多的观察值，用 M_o 表示。主要用于描述定性数据的集中趋势；对于定量数据，有时可能有多个众数或没有众数，意义不大。

例如，根据表 1-4 频数分布表所列出的 2015 年我国 6 岁及以上各种受教育程度的抽样人口数据中，初中文化程度的人口数最大，则 2015 年我国 6 岁及以上各种受教育程度的众数是初中。而对案例 1-2 的成绩数据，观察值 72、73、74、86 出现的次数均为 5 次（最大频数），故均为众数。

对于分组且等距的频数分布，一般只求众数所在组，即频数最大的组。例如，对于表 1-5 给出的成绩频数分布，频数最大的组为 80～组，故众数所在组为 80～组。

众数的特点是易理解，不受数据极端值的影响。但其灵敏度、计算功能和稳定性差，具有不唯一性，故当数据集中趋势不明显或有两个以上分布中心时不宜使用。

二、数据分布离散程度的统计概括

作为数据分布的另一重要特征，数据的离散程度反映了各数据观察值偏离其中心值的程度。描述数据离散程度的常用统计量有极差、方差、标准差、变异系数等，其中最重要的是方差、标准差。

（一）极差

极差（range）又称全距，是一组数据的最大值与最小值之差，用 R 来表示，即极差

$$R = \text{最大值} - \text{最小值}$$

例如，对案例 1-2 的成绩数据，最大值=100，最小值=32，故极差

$$R=100-32=68$$

极差的特点是简单易算，但只利用了数据的两个极端值信息，不能反映中间数据的离散性，故难以准确描述数据的分散状况。

（二）分位数和四分位间距

分位数（quantile）就是将数据等分后位于等分点上的数据值。常用的分位数主要有四分位数。

四分位数（quartile）也称四分位点，是用 3 个点将已从小到大排序的全部数据四等分后在分位点上的数值。其中，第一个等分点称为下四分位数（lower quartile），记为 Q_1；第二个等分点就是中位数 M_e，记为 Q_2；第三个等分点称为上四分位数（upper quartile），记为 Q_3。

四分位数的计算与中位数相似，即先对数据进行排序，再确定其位置，然后确定其数值。对于未分组的原始数据，各四分位数的位置分别为

$$Q_1\text{位置}=\frac{1}{4}(n+1)\text{；}Q_2\text{位置}=\frac{1}{2}(n+1)\text{；}Q_3\text{位置}=\frac{3}{4}(n+1)$$

对于分组数据，各四分位数的位置分别为

$$Q_1位置=\frac{1}{4}n；\ Q_2位置=\frac{1}{2}n；\ Q_3位置=\frac{3}{4}n$$

当四分位数的位置不在某个数值上时，应该根据其位置，按比例分摊四分位数位置两侧数值的差值。

例如，对案例 1-2 的成绩数据，可计算得

下四分位数 Q_1=70.5；上四分位数 Q_3=89

四分位距（interquartile range 或四分位数间距）是上四分位数 Q_3 与下四分位数 Q_1 之差，记为 Q_d。其计算公式为

$$Q_d= Q_3-Q_1$$

四分位距反映了中间 50%数据的离散程度，其数值越小，说明中间的数据越集中；数值越大，说明中间的数据越分散。它具有不受极端值影响的特点，在一定程度上克服了用极差描述数据离散程度的不足。四分位距只适用于描述定序数据或数值数据的离散程度，而不适合于定类数据。

百分位数（percentile）是数据排序后，将数据 100 等分，位于 i（i=1，2，…，99）个等分点上的数据值。第 i 百分位数记为 P_i，它使得有 i %的数据项≤该值，且有（100 – i）%的数据项≥该值。显然第 25 百分位数 P25 就是下四分位数 Q_1，第 50 百分位数 $P50$ 就是中位数 M_e，第 75 百分位数 $P75$ 就是上四分位数 Q_3。百分位数的计算思路与四分位数一样。

（三）方差和标准差

方差（variance）是各数据观测值与均值间离差的平方和的平均，是关于定量数据离散程度的最重要的统计量，方差的平方根就是标准差（standard deviation）。

在统计学中，如果观察数据是研究对象的全体数据，称为总体数据；如果观察数据是研究对象的部分个体的数据，称为样本数据。由于通常医药应用领域中进行研究的观察数据一般为样本数据，故我们主要给出有关样本数据的方差和标准差的定义公式。

设给定的样本数据为 x_1，x_2，…，x_n，则其方差即样本方差的计算公式为

$$S^2=\frac{1}{n-1}\sum_{i=1}^{n}(x_i-\overline{x})^2$$

标准差即样本标准差是相应方差的平方根，其计算公式为

$$S=\sqrt{S^2}=\sqrt{\frac{1}{n-1}\sum_{i=1}^{n}(x_i-\overline{x})^2}$$

这里的方差、标准差都反映了每个数据偏离其均值的平均程度，其中标准差具有与实际观察值相同的量纲，其意义较方差更明确，故比方差更常用。

例如，对案例 1-2 的学生成绩数据，已知 n=110，均值 $\overline{x}$=78.10，故样本方差和样本标准差分别为

$$S^2=\frac{1}{n-1}\sum_{i=1}^{n}(x_i-\overline{x})^2=\frac{1}{109}[(76-78.1)^2+\cdots+(72-78.1)^2]=215.98$$

$$S=\sqrt{S^2}=\sqrt{215.98}=14.70$$

该结果表明，每个学生的成绩与平均成绩 78.10 分相比，平均相差 14.70 分。

对于已分组的频数分布表数据，设组数为 k，而 m_1，m_2，…，m_k 为各组的组中值，f_1，f_2，…，f_k 为各组频数，且 $\sum_{i=1}^{k}f_i=n$，则其样本方差 S^2 和样本标准差 S 的计算公式分别为

$$S^2=\frac{\sum_{i=1}^{k}(m_i-\overline{x})^2 f_i}{\sum_{i=1}^{k}f_i-1}=\frac{1}{n-1}\sum_{i=1}^{k}(m_i-\overline{x})^2 f_i$$

和

$$S=\sqrt{S^2}=\sqrt{\frac{1}{n-1}\sum_{i=1}^{k}(m_i-\overline{x})^2 f_i}$$

案例 1-2（续四）

试根据前面表 1-5 中成绩的频数分布数据，计算 110 名学生成绩的方差 S^2 和标准差 S。

解：由案例 1-2（续一）知，根据表 1-5 中的频数分布数据计算得学生成绩均值 $\bar{x}=78.09$，

$$S^2=\frac{1}{n-1}\sum_{i=1}^{k}(m_i-\bar{x})^2 f_i=\frac{1}{109}[(35-78.09)^2\times1+\cdots+(95-78.09)^2\times24]$$
$$=\frac{21749.1}{109}=199.53$$

$$S=\sqrt{S^2}=\sqrt{199.53}=14.12$$

上述结果与前面根据原始数据计算所得的精确值 S^2=215.98、S=14.70 相比相差不大，而计算量却大为减少。

为简化方差等的计算，通常还可采用下列等价的简化公式

$$S^2=\frac{1}{n-1}(\sum_{i=1}^{n}x_i^2-n\bar{x}^2)$$

对于已分组的频数分布数据，其简化公式为

$$S^2=\frac{1}{n-1}(\sum_{i=1}^{k}m_i^2 f_i-n\bar{x}^2)$$

其中 m_i 为各组的组中值，$n=\sum_{i=1}^{k}f_i$。

实际计算时，通常可用计算器上的统计功能来帮助计算。对于较大的数据集，往往利用电子计算机的统计软件（如 SPSS 软件等）进行处理。

（四）标准化值

当求得一组数据的均值和标准差后，我们就可对该组数据进行标准化处理，即得到各数据观察值 x_i 的标准化值（standardized value）z_i：

$$z_i=\frac{x_i-\bar{x}}{S}$$

利用上列数据标准化公式，原数据集$\{x_i\}$就转为均值是 0、标准差是 1 的标准化数据集$\{z_i\}$。

在对具有不同量纲的多个变量进行统计分析时，首先需要对这些变量的观察值进行标准化处理。标准化值给出了数据中各数据观察值的相对位置，即以标准差为衡量单位给出该数值偏离其均值的相对大小。一般而言，在一组数据中约有 95%的数值，其标准化值的绝对值不超过 2；仅有 0.3%的数值在 3 个标准差之外，这些值称为离群点。

对案例 1-2 的 110 名学生成绩数据，已知均值 $\bar{x}=78.10$，样本标准差 S=14.70，则其数据标准化公式为

$$z_i=\frac{x_i-78.10}{14.70}$$

（五）标准误差

标准误差（standard error）简称为标准误，也是描述离散程度的统计量，其计算公式为

$$S_{\bar{x}}=\frac{S}{\sqrt{n}}$$

其中 S 是数据的标准差。当我们用样本均值来推断估计总体均值时，标准误反映了样本均值偏离总体均值的平均程度，故又称为均值的标准差。

例如，对案例 1-2 的学生成绩数据，其标准误为

$$S_{\bar{x}}=\frac{S}{\sqrt{n}}=\frac{14.70}{\sqrt{110}}=1.40$$

（六）变异系数

前面介绍的方差、标准差和极差等都反映了数据分布离散程度的绝对水平，其大小与原数据的均值水平和计量单位有关。而变异系数（coefficient of variation）则是描述数据离散程度的相对指标，是标准差与均值之比，常用百分比表示，其计算公式为

$$\mathrm{CV}=\frac{S}{|\bar{x}|}\times 100\%$$

例如，对案例 1-2 的成绩数据，其变异系数为

$$\mathrm{CV}=\frac{S}{|\bar{x}|}\times 100\%=\frac{14.70}{78.10}\times 100\%=18.82\%$$

变异系数是无量纲的相对变异性的统计量，其大小反映了数据偏离其均值的相对偏差。在比较不同总体，特别是不同量纲的两组数据的离散程度时，通常不能用方差、标准差和极差等变异性统计量，而应该用变异系数。

例 1-1 现有某高校的男大学生 60 人，测得其身高的均值为 171.50cm，标准差为 6.68cm；体重的均值为 65.34kg，标准差为 4.87kg。

问题：如何比较其身高与体重的变异程度?

解：由于身高和体重的量纲不同，故不能直接由其标准差比较，而应比较其变异系数。

$$\mathrm{CV}（身高）=\frac{S}{|\bar{x}|}\times 100\%=\frac{6.68}{171.5}\times 100\%=3.89\%$$

$$\mathrm{CV}（体重）=\frac{S}{|\bar{x}|}\times 100\%=\frac{4.87}{65.34}\times 100\%=7.45\%$$

故该高校男生体重的变异程度较大，或者认为该高校男生身高比体重更稳定。

三、数据分布形状的统计概括

集中趋势和离散程度是数据分布的两个重要特征，但要全面了解数据分布的特点，还需知道数据分布的形状特征。偏度和峰度是关于数据分布形状的统计量。

（一）偏度

偏度（skewness 又称偏态系数）是描述数据分布非对称性的统计量，记为 S_k。计算偏度的方法很多，在对未分组的原始数据计算偏度时，通常采用下面的公式

$$S_k=\frac{n\sum_{i=1}^{n}(x_i-\bar{x})^3}{(n-1)(n-2)S^3}$$

式中 S 是样本标准差。即偏度为离差三次方的平均数再除以标准差的三次方。

偏度 S_k 描述了数据分布的非对称性程度。当分布对称时，离差三次方的正负离差可以相互抵消，则偏度 $S_k=0$；当分布不对称时，正负离差不能抵消，就形成了正或负的偏度 S_k。当 $S_k>0$ 时，表示正偏离差值较大，故称为正偏或右偏；反之，当 $S_k<0$ 时，表示负偏离差值较大，可以判断为负偏或左偏。S_k 的绝对数值越大，表示偏斜程度就越大。

例如，对案例 1-2 中的成绩原始数据计算的偏度 $S_k=-0.654$，表明成绩的分布为负偏或左偏，但偏斜程度不是很大，这一点可从图 1-11 的直方图中显示出来。

根据分组数据计算偏度，可采用下面的公式

$$S_k=\frac{\sum_{i=1}^{k}(m_i-\bar{x})^3 f_i}{nS^3}$$

其中 m_i、f_i 分别为各组的组中值、观察值出现的频数。

实际上，比较众数、中位数和均值之间的相对位置关系就可以大体判断数据频数分布是否对称。

图 1-12 给出了对称、左偏（负偏）和右偏（正偏）的频数分布图形。其特点是：①对称分布的众数、中位数和均值在相同的位置，三者合一；②具有偏斜性的分布，中位数总是介于众数与均值之间，均值则突出在外，偏向分布的尾端。

即对于单峰分布，其关系为（参见图 1-12）

对称：$\bar{x}=M_e=M_o$；左偏：$\bar{x}<M_e<M_o$；右偏：$M_o<M_e<\bar{x}$。

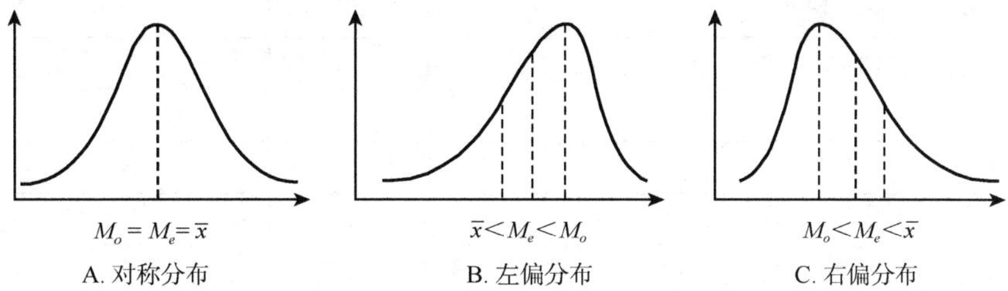

图 1-12　众数、中位数和均值之间的相对位置关系

（二）峰度

峰度（kurtosis 又称峰态系数）是描述数据分布平峰或尖峰程度的统计量，记为 K_u。在根据原始数据计算峰度 K_u 时，通常采用公式

$$K_u=\frac{\sum_{i=1}^{n}(x_i-\bar{x})^4}{nS^4}-3$$

式中 S 是样本标准差。

峰度通常是与标准正态分布相比较而言的。如果一组数据服从标准正态分布，则峰度 K_u 等于 0；若峰度 K_u 明显不等于 0，表明该分布比标准正态分布更平或更尖；当 $K_u>0$ 时为尖峰分布，当 $K_u<0$ 时为平峰分布。

例如，对案例 1-2 的成绩原始数据计算的峰度 $K_u=0.128>0$，说明成绩的分布与标准正态分布的相比略有一些尖峰。

根据分组数据计算峰度 K_u 公式为

$$K_u=\frac{\sum_{i=1}^{k}(m_i-\bar{x})^4 f_i}{nS^4}-3$$

式中 S 是样本标准差。

案例 1-2（续五）

根据案例 1-2 的 110 名学生的课程成绩数据，利用 SPSS 软件计算其常用统计量的结果。

【SPSS 软件应用】　在 SPSS 中，对于数据集＜统计课成绩＞（见图 1-7），选择菜单【分析】→【描述统计】→【探索】，在打开的对话框【探索性】中，如图 1-13，选定变量：

成绩→因变量列表（D）。

最后点击确定，即可得统计课成绩数据集的各主要统计量的结果，如图 1-14 中“描述性”表中的“统计”所在列结果所示。其中有些术语不够准确的由括号内的准确统计专业术语指明。

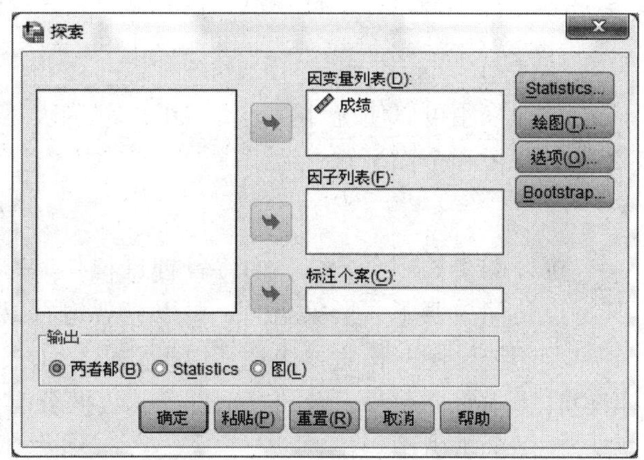

图 1-13　对话框【探索】

描述性

			统计	标准误差（标准误）
成绩	平均值（均值）		78.10	1.401
	平均值的95%置信区间	下限值	75.32	
		上限值	80.88	
	5%截尾平均值		78.85	
	中位数		80.00	
	方差		215.981	
	标准差		14.696	
	最小值		32	
	最大值		100	
	范围（极差）		68	
	四分位距(四分位数间距）		19	
	偏度		−0.655	0.230
	峰度		0.129	0.457

图 1-14 【描述统计：探索】对成绩数据的计算结果

链 接 约翰·图基——统计界的“毕加索”

约翰·图基（John Tukey，1915～2000）是美国著名计算机专家、统计学家，二十世纪统计学发展的关键人物。图基自小在家接受父母的家庭教育，后来获得布朗大学的化学学士和硕士学位以及美国普林斯顿大学的数学博士学位。

1946 年图基把二进位制（binary）与数字（digit）合起来，创造出比特（bit）的概念，开创了计算机时代；1965 年他提出了“快速傅里叶转换”算法，被广泛用于实践；“software”一词就是他为计算机程序创造出的新名词。20 世纪 60～70 年代他提出了一套能够汇总和演示大量数据的图形描述方法——“探索性数据分析”，包括他发明的茎叶图和箱线图等，已成为现代统计软件包的标准功能。他在统计学的许多领域，如介绍评估时间序列的现代技术、统计资料分析法的改革、多重比较法等方面都有重要建树，并为统计学的发展应用作出了突出贡献，被称为统计界的“毕加索”。1973 年，他荣获美国国家科学奖章。

第 3 节 统计图和统计表

统计图（statistical chart）和统计表（statistical table）是对统计资料进行描述的重要工具。统计图表的合理采用可以使统计数据资料得以准确表达，让人一目了然，容易理解，更便于对数据资料进行对比、分析和全面了解。

一、统 计 图

统计图是利用点、线、面等各种直观和形象的几何图形将复杂的统计数据表现出来的一种形式，其特点是简单明了、形象全面，可以直观地看出数量变化的统计特征和规律。

绘制统计图时，主要应注意以下几点：①根据绘图目的和数据本身特性来确定统计图类型；②图形设计力求真实科学，做到图示准确、数据分明；③统计图的标题、数字、单位和说明等应简明清晰，标题居图的下方中央位置。

统计图的种类很多，其制作均可以由计算机利用统计软件（如 SAS、SPSS 等）来完成。这里我们介绍几种常用的统计图：条形图、圆形图、直方图、频数折线图、线图和时间序列图等，本节中统计图一般用 SPSS 软件来制作。

（一）条形图

对于定性数据或离散变量数据，通常用条形图、圆形图来反映数据的分布特征和构成比。

条形图（bar chart）是用相互间隔的等宽直条来表示各指标数值大小的图形，主要用于定性数据及离散型数值变量分布的图示。在表示定性数据的分布时，条形的长短表示各类别数据的频数或频率，图中各直条可以纵列，也可以横排，纵列时又称为垂直条形图或柱形图（例如前面第 1 节的图 1-6）；横排时又叫水平条形图或带形图。

（二）圆形图或饼图

圆形图（pie chart）也称饼图，是用整个圆的面积表示研究对象总体，圆内各扇形面积表示组成总体的各构成部分所占比例的一种统计图形，主要用来表示定性数据的构成比。

案例 1-1（续二）

利用案例 1-1 给出的表 1-4 的 2015 年我国 6 岁及以上各种受教育程度的抽样人口数及对应的 SPSS 数据集＜我国受教育程度 2015 年抽样＞，制作我国各种受教育程度的人口数的圆形图。

【SPSS 软件应用】 在 SPSS 中，打开该数据集＜2015 年人口抽样受教育程度＞，选择菜单【图形】→【旧对话框】→【饼图】，在对话框【饼图】中，如图 1-15 所示，选定⊙个案值，点击定义。

在打开的对话框【定义饼图：个案的值】中，如图 1-16 所示，选定下列作图变量：

人数（万）→分区的表征；受教育程度→⊙变量

点击确定。再对得到的圆形图进行一定的图形编辑后，即可得较好反映 2015 年我国抽样人口数中各种受教育程度构成比的圆形图，见图 1-17。

图 1-15 【饼图】对话框

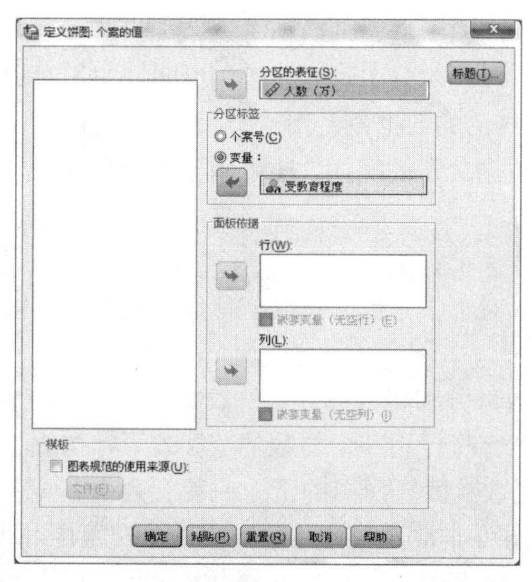

图 1-16 对话框【定义饼图：个案的值】

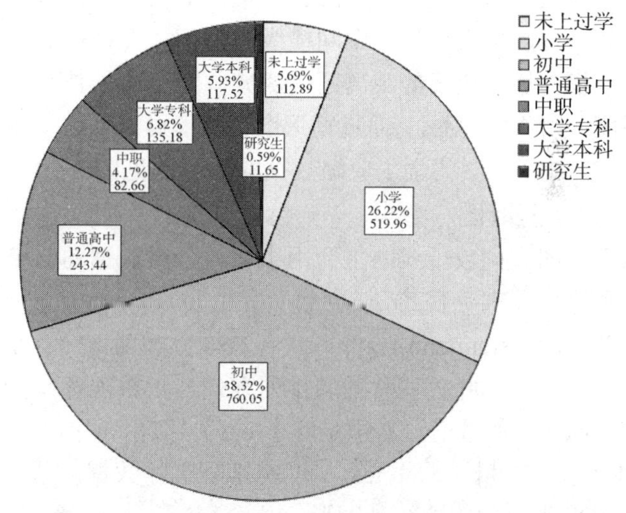

图 1-17 2015 年我国受教育程度人口数的圆形图

（三）直方图

对于已分组的连续变量数据，通常用直方图和频数折线图来直观地表示其数据分布特征。

直方图（histogram）又称频数分布图，是用一组无间隔的直条图来表示连续变量数据频数分布特征的统计图。直方图中，每一直条的高度表示相应组别的频数或频率（百分比），宽度则表示各组的组距。注意：直方图的各直条是连续排列，形成一密闭图形；而条形图的各直条则是分开排列。

例如，根据前面第 1 节案例 1-2 的成绩数据，利用 SPSS 软件即可得到成绩频数分布直方图（见前面第 1 节的图 1-11）。

（四）频数折线图

频数折线图也称频数多边形图，是在直方图的基础上，把直方图各组的顶部中点（即组中值与频数的对应点）用直线连接起来的统计图，为保证图形的封闭性，折线向左右两边各延伸一组，并取频数为 0。如下列图 1-18 就是案例 1-2 的学生成绩的频数折线图。

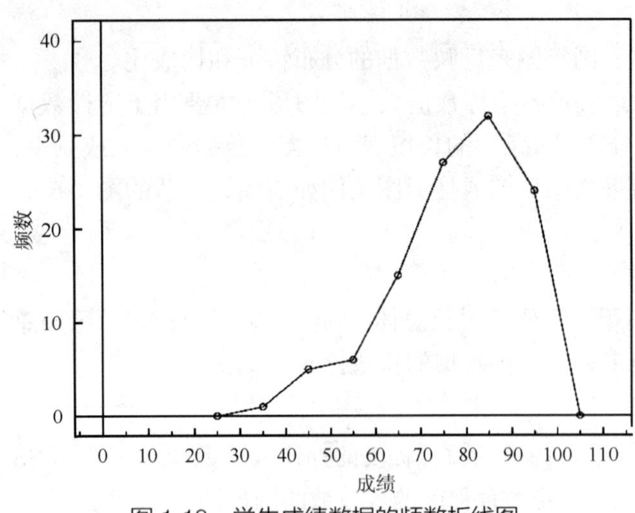

图 1-18 学生成绩数据的频数折线图

如果数据量很大且整理数据时分组的组数越多，则组距会越小，此时所得到的频数折线图将越光滑，逐渐形成一条平滑的频数分布曲线。

（五）箱形图

箱形图（box plot）又称箱线图、盒状图，是用数据的最大值、最小值、中位数和上四分位数、下四分位数这 5 个特征值制成的，反映原始数据分布状况的统计图形。如图 1-19 所示，箱形图由一个箱子和两条线段组成，其中箱子两端边线分别是下四分位数 Q_1 和上四分位数 Q_3，箱子中间横线是中位数，连线两端分别是除异常值外的最大值和最小值，异常值则另外标记。

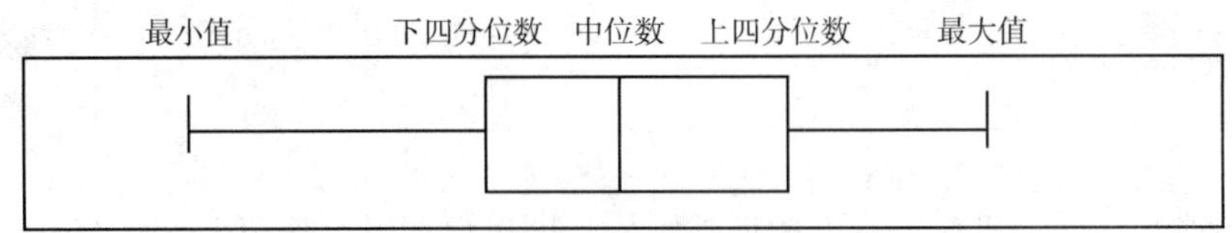

图 1-19 简单箱形图与其分布 5 个特征值

箱形图中箱子的长度是四分位距，整个箱子包括了中间 50%样本的数值分布范围。箱子越大，数据的变异程度越大。如果中间横线即中位数在箱子的中点，表明分布对称，否则说明分布不对称。异常值是指与箱子边线的距离超过四分位距（箱子长度）1.5 倍的数据值，用“○”表示，超过 3 倍的为极端值，用“*”表示。通过箱形图，不仅可以反映一组数据分布的特征，还可用于多组数据分布特征的比较。案例 1-2 的学生成绩数据的箱形图见图 1-20。

（六）茎叶图

直方图和频数折线图主要用于展示分组数据的分布，对于未分组的连续变量原始数据，可以用茎叶图和箱形图来考察其分布。

茎叶图（stem-and-leaf plot）将数据分成两部分：整数部分和尾数部分，整数部分形成图的茎，尾数部分形成图的叶。茎叶图的排列方式与频数表有些类似，每行用一个整数的茎和若干叶构成。左边是茎（stem）的数值，右边是叶（leaf），显示每个叶的尾数数值。而图的下方一般会列出茎宽（stem width）和每个叶（each leaf）代表几个实际数据。茎叶图可非常直观地显示数据的分布范围和形态，是近年来比较常用的统计图形。

在实际应用中，茎叶图行数可根据数据个数和分散状况来确定，以能充分显示其分布特征为佳。当数据较多、茎叶图显得过于拥挤时，可根据需要将其拉长或扩展。本例 SPSS 实际生成该茎叶图时，因为每行频数太多，故每个树茎重复两次，分为两行，叶子上的数分别表示为 0～4 和 5～9。有时每个叶子上的数字代表几个数据。

案例 1-2（续六）

对案例 1-2 的 110 名学生的统计课成绩数据，制作其成绩的箱形图和茎叶图。

【SPSS 软件应用】 在 SPSS 中，打开＜统计课成绩＞，选择菜单【分析】→【描述统计】→【探索】，如第 2 节图 1-13 所示，在对话框【探索性】中选定：

成绩→因变量列表；

再点击确定。SPSS 生成的输出结果包括成绩数据的箱形图、茎叶图，如图 1-20、图 1-21 所示。

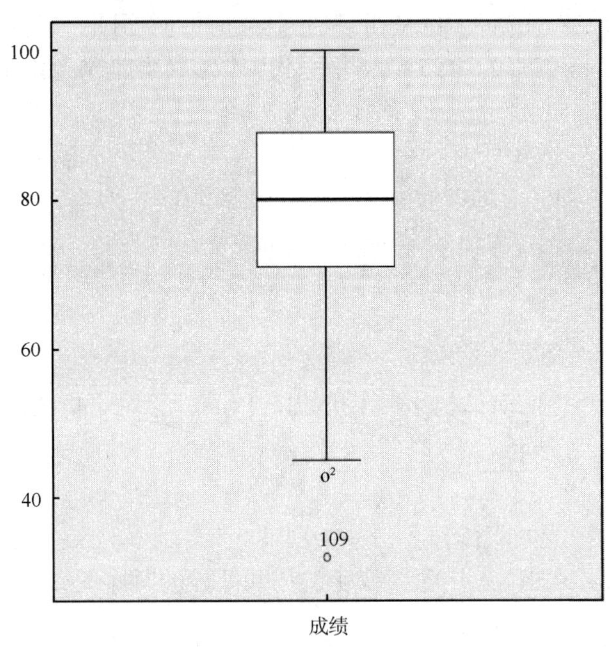

图 1-20 成绩数据的箱形图

```
成绩 stem-and-leaf plot
frequency     stem & leaf
   2.00    extremes (=<42)
    .00        4 .
   4.00        4 .  5699
   2.00        5 .  13
   4.00        5 .  5559
   6.00        6 .  111222
   9.00        6 .  556778899
  18.00        7 .  111222223333344444
   9.00        7 .  667788999
  13.00        8 .  0011112223444
  19.00        8 .  5555666667778889999
   7.00        9 .  0011344
  15.00        9 .  566677778889999
   2.00       10 .  00

stem width:      10.00
each leaf:       1 case(s)
```

图 1-21 成绩数据的茎叶图

在图 1-20 中箱形图直观地反映了该组成绩数据分布的主要特征指标（从下到上的横线）：最小值、下四分位数、中位数、上四分位数和最大值这 5 个特征值。另外其下侧有两个异常值点，用“○”表示，其数据编号分别为 2、109。

在图 1-21 的茎叶图中，第一列给出右侧茎叶图中对应各组的数据频数，在茎叶图右侧中，以第三行（4.5699）为例，茎数是 4，各叶尾数是 5、6、9、9，构成的茎叶数值是 4.5，4.6，4.9，4.9，同时图中下方列出茎宽为 10，实际数据值=茎.叶×茎宽，故该组表示的实际成绩数据是 45，46，49，49。显然，茎叶图类似于横向的直方图，既给出了数据分布的特征，又保留了每个原始数据的信息，而直方图则不能给出原始数值。

（七）线图和时序图

线图（line chart）又称折线图，是在平面坐标上用折线反映统计指标的变化特征和规律的统计图。当横轴指标为时间变量时，又称时序图（sequence diagram）。线图形式简单、易懂，尤其在同一图上进行多组现象比较时应用更广。

下列表 1-8 是根据国家统计局编《中国统计年鉴 2012》的统计数据所得的 1997～2012 年我国城乡居民人均收入表。

表 1-8 1997～2012 年我国城乡居民人均收入

年份	城镇居民人均可支配收入（元）	农村居民人均纯收入（元）	年份	城镇居民人均可支配收入（元）	农村居民人均纯收入（元）
1997	5160	2090	2005	10493	3255
1998	5425	2162	2006	11760	3587
1999	5854	2210	2007	13786	4140
2000	6280	2253	2008	15781	4761
2001	6860	2366	2009	17175	5153
2002	7703	2476	2010	19109	5919
2003	8472	2622	2011	21810	6977
2004	9422	2936	2012	24565	7917

* 数据来源：国家统计局编《中国统计年鉴 2012》，中国统计出版社，2012。

例 1-2 根据 1997～2012 年我国城乡居民人均收入数据（表 1-8），制作其对应的时序图。

【SPSS 软件应用】 首先根据表 1-8 的数据建立对应的 SPSS 数据集＜我国城乡人均收入＞，包括三个数值变量：年份、城镇人均收入和农村人均收入。如图 1-22 所示。

	年份	城镇人均收入	农村人均收入	var
1	1997	5160	2090	
2	1998	5425	2162	
3	1999	5854	2210	
4	2000	6280	2253	
5	2001	6860	2366	

图 1-22 数据集＜我国城乡人均收入＞

在 SPSS 中，打开该数据集，选择菜单【图形】→【旧对话框】→【折线图】，在对话框【折线图】中，选定【多线线图】，并选定⊙各个变量的摘要，点击定义。

在打开的对话框【定义多线线图】中，选定作图变量：

城镇人均收入、农村人均收入→线的表征；年份→类别轴

点击确定。由此即可得自 1997～2012 年反映我国城乡居民人均收入变化趋势和差异的时序图，在图形编辑器中点击添加标记的图标所得图形结果如图 1-23 所示。

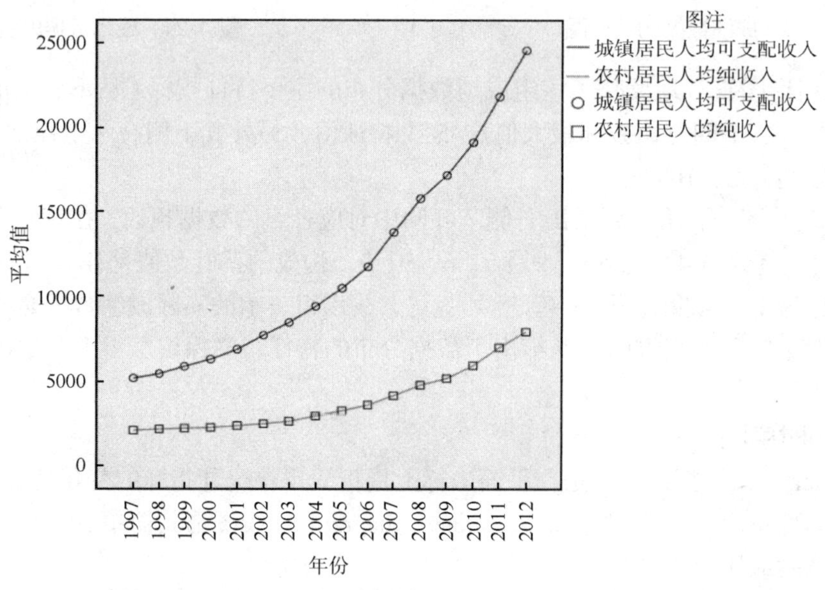

图 1-23 1997～2012 年我国城乡居民人均收入的时序图

统计图还有多种，其中散点图将在第十章介绍，其他还有面积图、高低图、误差条形图、人口金字塔图、统计地图、股价走势图等，这里就不一一介绍，需要时可参阅有关参考书。

二、统 计 表

统计表是以表格的形式列出统计分析的事物及指标，便于统计结果的精确表达和对比分析。统计表结构要求简洁，一般一张表只包括一个中心内容，使数据资料具有条理性，一目了然。

（一）统计表的结构与要求

统计表的基本结构一般由标题、标目、线条、数字组成（有时附有备注），如表 1-9 所示。

表 1-9 2019 年我国居民人均消费支出及其构成

项目	消费支出（元）	百分比（%）
食品烟酒	6084	28.2
居住	5055	23.5
交通通信	2862	13.3
教育文化娱乐	2513	11.7

续表

项目	消费支出（元）	百分比（%）
医疗保健	1902	8.8
衣着	1338	6.2
生活用品及服务	1281	5.9
其他用品及服务	524	2.4
合计	21559	100.0

* 数据来源：国家统计局《中华人民共和国 2019 年国民经济和社会发展统计公报》，中国统计网，2020。

绘制统计表的基本要求如下。

（1）标题：位于表的上方，简要说明表的内容，有时包括时间、空间、范围等信息。若有多张表时，应在标题前加表序号，如表 1，表 2 或表 3-1，表 3-2 等。

（2）标目：用以指明表内数字的含义，分为横标目与纵标目。横标目用以表示被研究的事物，是表的主语，位于表的左侧；纵标目用以表示横标目的统计指标，是表的谓语，通常位于表的右上方，必要时纵标目应注明计量单位；横、纵标目连读可以组成一句完整而通顺的语句。需要时，横标目下方与纵标目右边可以设合计栏。

（3）线条：不宜过多，除必须绘制的顶线、底线、标目线与合计上面的分隔线外，其余线条一般均省略，以突出表中数字。

（4）数字：一律采用阿拉伯数字，必须完整准确无误。同一指标的小数位数应一致，位次对齐。表内不宜留空格，暂缺或无记录的可用“…”表示，无数字的用“—”表示，数字为零时则填明“0”。

（5）备注：不是表的必备项目，用以说明资料来源，对表中的有关内容作必要的说明，……，可用“*”号标出，列在表的底线下方。

（二）统计表的种类

统计表按其主语的分类标志的多少，可以分为简单表和复合表两类。

1. 简单表　只按单一变量分组，即主语只有一个分类标志，如表 1-7 是按不同产业分组的简单表。

2. 复合表　按两个及以上变量分组，即主词的分类标志不止一个，通常对纵标目分层列示。如表 1-10 是 2015 年我国各高等教育类型研究生、本科、专科学生数的比较，它有高等教育类型和学历两个分类标志，这样结合分组的统计表称为复合表。

表 1-10　2015 年我国各高等教育类型的学生数

高等教育类型	招生数（万人）			在校生数（万人）		
	研究生	本科	专科	研究生	本科	专科
普通高等教育	64.51	389.42	348.43	191.14	1576.69	1048.61
成人高等教育	12.79	101.47	135.28	58.75	279.34	356.60
网络高等教育	0	74.87	128.54	0	229.48	398.99

* 资料来源：国家统计局编《中国统计年鉴 2016》，中国统计出版社，2016。

本章小结

（一）数据的分类

数据类型	定性数据（品质数据）		定量数据
	定类数据（计数数据）	定序数据（等级数据）	数值数据（计量数据）
表现形式	类别（无序）	类别（有序）	数值（+ − × ÷）
对应变量	定类变量	定序变量	数值变量（离散变量、连续变量）

续表

数据类型	定性数据（品质数据）		定量数据
	定类数据（计数数据）	定序数据（等级数据）	数值数据（计量数据）
主要统计方法	计算各组频数，进行列联表分析、χ^2检验等非参数方法		计算各种统计量，进行参数估计和检验、回归分析、方差分析等参数方法
常用统计图形	条形图、圆形图（饼图）		直方图、频数折线图、线图

（二）常用统计量

1. 描述集中趋势的统计量

名称	公式（原始数据）	公式（分组数据）	意义
均值 $\bar{x}$	$\bar{x}=\frac{1}{n}\sum_{i=1}^{n}x_i$	$\bar{x}\approx\frac{1}{n}\sum_{i=1}^{k}m_i f_i$	反映数据取值的平均水平，是描述数据分布集中趋势的最主要统计量
中位数 M_e	将一组数据排序后处于中间位置的值	中位数所在组：累积频数超过 $n/2$ 的那个最低组	是典型的位置平均数，不受极端值的影响
众数 M_o	数据中出现次数最多的观察值	众数所在组：频数最大的组	测度定性数据的集中趋势，对于定量数据意义不大

2. 描述离散程度的统计量

名称	公式（原始数据）	公式（分组数据）	意义
极差 R	$R=$ 最大值−最小值	$R\approx$最高组上限值−最低组下限值	反映离散程度的最简单统计量，不能反映中间数据的离散性
样本方差 S^2 样本标准差 S	$S^2=\frac{1}{n-1}\sum_{i=1}^{n}(x_i-\bar{x})^2$ $S=\sqrt{S^2}=\sqrt{\frac{1}{n-1}\sum_{i=1}^{n}(x_i-\bar{x})^2}$	$S^2=\frac{1}{n-1}\sum_{i=1}^{k}(m_i-\bar{x})^2 f_i$ $S=\sqrt{S^2}=\sqrt{\frac{1}{n-1}\sum_{i=1}^{k}(m_i-\bar{x})^2 f_i}$	反映每个样本数据偏离其样本均值的平均程度，是离散程度的最重要统计量，其中标准差具有与观察值数据相同的量纲
变异系数 CV	$\mathrm{CV}=\frac{S}{\lvert\bar{x}\rvert}\times 100\%$		反映数据偏离其均值的相对偏差，是无量纲的相对变异性测度
样本标准误 $S_{\bar{x}}$	$S_{\bar{x}}=\frac{S}{\sqrt{n}}$		反映样本均值偏离总体均值的平均程度，在用样本均值估计总体均值时测度偏差

3. 描述分布形状的统计量

名称	公式（原始数据）	公式（分组数据）	意义
偏度 S_k	$S_k=\frac{n\sum_{i=1}^{n}(x_i-\bar{x})^3}{(n-1)(n-2)S^3}$	$S_k=\frac{\sum_{i=1}^{k}(m_i-\bar{x})^3 f_i}{nS^3}$	对数据分布非对称性的测度 $S_k=0$ 对称； $S_k>0$ 时正偏或右偏； $S_k<0$ 时为负偏或左偏
峰度 K_u	$K_u=\frac{\sum_{i=1}^{n}(x_i-\bar{x})^4}{nS^4}-3$	$K_u=\frac{\sum_{i=1}^{k}(m_i-\bar{x})^4 f_i}{nS^4}-3$	对数据分布平峰或尖峰程度的测度 $K_u=0$ 时为与标准正态相似的峰态； $K_u>0$ 时为尖峰分布； $K_u<0$ 时为扁平分布

自 测 题

一、名词解释

均值、中位数、众数、方差、标准差、极差、标准误、变异系数。

二、填空题

1. 统计数据可以分为________数据、________数据、________数据等三类，其中________数据、________数据属于定性数据。
2. 常用于表示定性数据整理结果的统计图有________、________；而________、________、________等是专用于表示定量数据的特征和规律的统计图。

3. 描述数据集中趋势的常用统计量主要有________、________和________等，其中最重要的是________；描述数据离散程度的常用统计量主要有______、______、________、________等，其中最重要的是________、________。

三、单选题

1. 各样本观察值均加同一常数 c 后（ ）。
   A. 均值不变，标准差改变
   B. 均值改变，标准差不变
   C. 两者均不变
   D. 两者均改变
2. 关于标准差，以下哪项是错误的（ ）。
   A. 反映样本观察值的离散程度
   B. 度量了数据偏离均值的大小
   C. 反映了均值代表性的好坏
   D. 不会小于均值
3. 比较腰围和体重两组数据变异度大小宜采用（ ）。
   A. 变异系数（CV） B. 方差（S^2）
   C. 极差（R） D. 标准差（S）

四、应用分析题

1. 现从某高校在校男大学生中随机抽取 40 人，测得其身高为（单位：cm）

176	168	176	180	184	167	168	164
167	172	174	173	177	170	168	177
170	172	173	160	171	176	163	175
158	161	172	172	172	179	163	169
178	181	166	178	176	171	172	157

（1）取组距为5，最小组下限为155，试编制频数分布表；
（2）绘制男大学生身高的直方图；
（3）根据频数分布表的分组数据，计算其均值、标准差。

2. 在某次实验中，用洋地黄溶液分别注入 10 只家鸽内，直至动物死亡，将致死量折算至原来洋地黄叶粉的重量，其数据记录为（单位：mg/kg）

97.3，91.3，102，129，92.8，98.4，96.3，99.0，89.2，90.1

试计算该组数据的均值、方差、标准差、标准误、变异系数。

3. 已知某城市居民家庭月户均支出分组数据如下表所示

按月户均支出分组（元）	家庭户数占总户数的百分比（%）
2000 以下	1.5
2000～	18.2
5000～	46.8
8000～	25.3
10000 以上	8.2
合计	100

（1）试计算该市平均每户月户均支出的均值和标准差；
（2）指出其家庭月户均支出的中位数与众数所在组；
（3）制作家庭月户均支出的条形图。

五、上机实训题

1. 在表 1-9 中给出了 2019 年我国居民人均消费支出及其构成的数据，试用 SPSS 建立相应的数据集，并来绘制 2019 年我国居民人均消费支出及其构成的条形图和圆形图（饼图）。
2. 在 SPSS 中，对本章应用分析题第 1 题的身高数据，计算身高数据的描述统计量，并生成身高数据的频数分布表、直方图。
3. 在 SPSS 中，对本章应用分析题第 2 题的数据，计算其描述性统计量。

第2章

概率论基础

在自然界和人们的社会生活中各种现象形形色色、千姿百态，但不外乎可分为两大类。一类是在一定条件下必然发生或不发生的确定性现象，我们可事先预知它是否发生。例如：在正常状况下，水在 0℃时结成冰。还有另一类现象是一定的条件下可能发生、也可能不发生，其结果具有不确定性的随机现象（random phenomenon）。例如，抛掷一枚硬币，既可能出现正面朝上，也可能出现反面朝上。又如用某种新药来治疗患者的疾病，其结果可能是有效或无效。虽然随机现象在个别观察或试验中，其结果具有不确定性，但在多次重复试验或观察中却会表现出某种规律性。例如，多次重复抛掷同一枚质地均匀的硬币，就会发现，正面朝上和反面朝上的次数大致各占一半。这种随机现象在多次重复试验或观察中所出现的规律性称为统计规律性（statistical regularity）。

概率论是研究随机现象统计规律性的数学学科。在本章中，我们将考察研究与随机现象有关的问题，如下列案例所示。

案例 2-1

为估计某鱼池中鱼的数量，我们可采用下列方法：首先从该鱼池中取 100 条鱼，做上记号后再放入该鱼池中。再从该池中任意捉来 50 条鱼，结果发现其中有两条有记号。

问题：如何由此来估算鱼池内大约有多少条鱼？

案例 2-2

某大学学生中近视眼学生占 12%，色盲学生占 2%，其中既是近视眼又是色盲的学生占 1%。现从该校学生中随机抽查一人。

问题：（1）被抽查的学生是近视眼或色盲的概率（即可能性）有多大？

（2）被抽查的学生既非近视眼又非色盲的概率有多大？

案例 2-3

某种彩票每周开奖一次，每次中大奖的可能性是十万分之一（10^{-5}），若你每周买一张彩票，尽管你坚持了十年（每年 52 周），但是从未中过大奖。

问题：买彩票十年从未中过大奖，该现象是否正常？

下面我们学习如何用概率来度量不确定性，并介绍概率、随机变量及其分布等的概率论相关的基本知识。利用这些概率论基础知识，我们就可以解决上述案例问题，同时也为以后学习统计推断等数理统计基本理论和统计分析方法奠定了基础。

第 1 节　随机事件和概率

一、随机试验和随机事件

为研究随机现象的统计规律性而进行的各种科学实验或观测统称为试验。而将具有以下三个特征的试验称为随机试验：①试验在相同的条件下可重复地进行；②试验的所有可能结果事先是明确可知的，且不止一个；③每次试验恰好出现所有可能结果其中之一，但试验前无法预知到底出现哪一个结果。

随机试验中，每个可能结果称为基本事件（elementary event）。由全体基本事件构成的集合称为样本空间（sample space），记为 Ω。在进行试验的过程中，人们往往关心带有某些特征的基本事件所组成的集合，我们将由单个或多个基本事件组成的集合称为随机事件（random event），简称事件（event），显然，一个随机事件对应于样本空间的一个子集。在随机试验中，如果发生的结果是事件 A 所含的基本事件，称为事件 A 发生。

样本空间 Ω 包含所有基本事件，在每次试验中必然发生，故称为必然事件（certain event）；空集 $\varnothing$ 不含有任何基本事件，在每次试验中都不发生，称为不可能事件（impossible event）。显然，必然事件与不可能事件发生与否已失去“不确定性”，但仍视为特殊的随机事件，实际上，它们是随机事件的两种极端情形。

例如，我们考察随机试验：“掷一枚骰子，观察其出现的点数”，如果用 $\{i\}$ 表示{出现的点数为 i}，则该试验共有 6 个基本事件：$\{1\}$，$\{2\}$，$\{3\}$，$\{4\}$，$\{5\}$，$\{6\}$，其样本空间

$$\Omega=\{1, 2, 3, 4, 5, 6\}。$$

“出现奇数点”这一随机事件是由 1、3、5 这三个基本事件组成，可表示为 $\{1, 3, 5\}$。在该试验中“点数不超过 6”是必然事件，“出现 7 点”是不可能事件。

二、随机事件的关系和运算

（一）事件的包含与相等

如果事件 A 发生则事件 B 一定发生，即事件 A 的每一基本事件都包含在事件 B 中，称事件 B 包含事件 A，或事件 A 包含于事件 B，记为 $B\supset A$ 或 $A\subset B$。

例如掷一枚骰子，事件 $A=\{3\}$ 发生则事件 $B=$\{出现奇数点\}一定发生，故有 $A\subset B$。

对任一事件 A，有 $\varnothing\subset A\subset\Omega$。在概率论中常用一个长方形表示样本空间 Ω，用其中的圆（或其他几何图形）表示事件，这类图形称为维恩（Venn）图。如图 2-1 表示 $A\subset B$ 的 Venn 图。

如果 $A\supset B$ 并且 $B\supset A$，即事件 A 和 B 包含相同的基本事件，称事件 A 与 B 相等，记为 $A=B$。

（二）事件的和（或并）

“事件 A 与 B 至少有一个发生”的事件称为事件 A 与 B 的和（或并），记为 $A+B$（或 $A\cup B$），它是事件 A 与 B 中所有基本事件所构成的集合（图 2-2）。

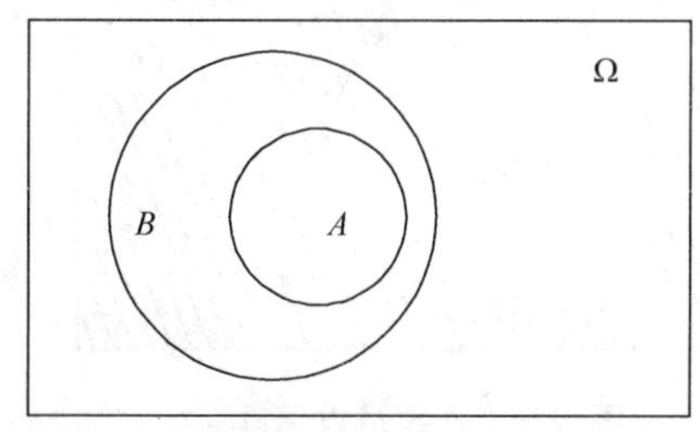

图 2-1 $A\subset B$

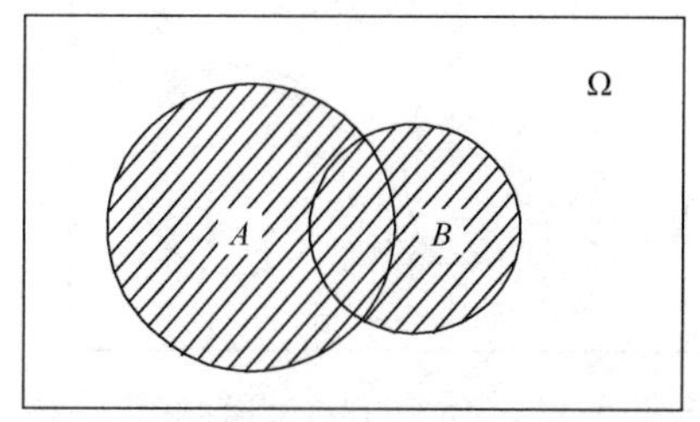

图 2-2 $A+B$（或 $A\cup B$）

（三）事件的积（或交）

“事件 A 和 B 同时发生”的事件称为事件 A 与 B 的积（或交），记为 AB（或 $A\cap B$），它是事件 A 与 B 中所有公共的基本事件所构成的集合（图 2-3）。

例如掷一枚骰子，事件 $A=$\{出现点数 $\leqslant 3$\}，事件 $B=$\{出现偶数点\}，则

$$A+B=\{1, 2, 3, 4, 6\}，AB=\{2\}。$$

事件的和与积可推广到多个事件情形。

$A_1+A_2+\cdots+A_n=\sum_{i=1}^{n} A_i$ 表示事件 A_1，A_2，…，A_n 中至少有一个发生；

$A_1A_2\cdots A_n=\prod_{i=1}^{n} A_i$ 表示事件 A_1，A_2，…，A_n 同时发生。

（四）事件的差

"事件 A 发生而 B 不发生"的事件称为事件 A 与 B 的差，记为 $A-B$，它是由属于事件 A 但不属于 B 中所有基本事件所构成的集合（图 2-4）。

例如掷一枚骰子，事件 A={出现点数＞3}，事件 B={出现奇数点}，则

$$A-B=\{4, 6\}，B-A=\{1, 3\}。$$

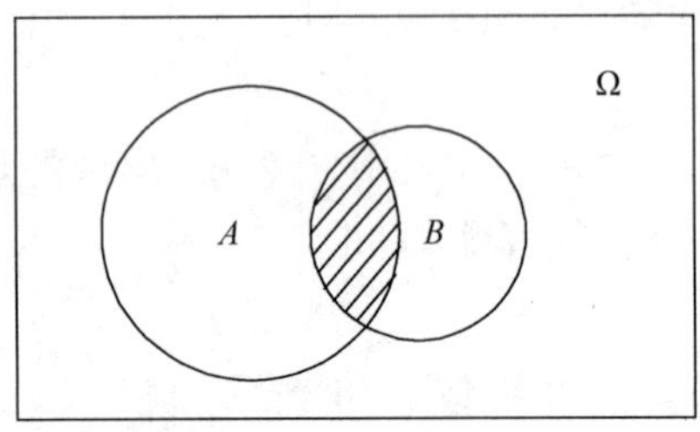

图 2-3　AB（或 $A\cap B$）

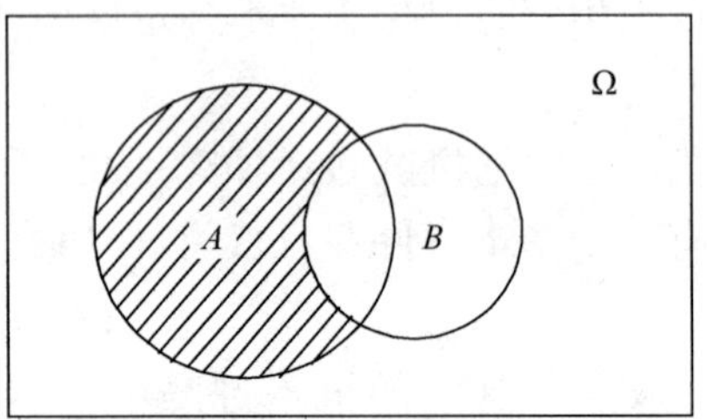

图 2-4　$A-B$

（五）事件的互不相容

如果事件 A 和 B 不能同时发生，称事件 A 与 B 互不相容（或互斥）（图 2-5）。此时事件 A 和 B 没有共同的基本事件，即 $AB=\varnothing$。

例如掷一枚骰子，事件 A={出现点数＞3}，事件 B={1, 2}，则事件 A 与 B 互不相容。

（六）对立事件

"事件 A 不发生"的事件称为 A 的对立事件（或逆事件），记为 $\overline{A}$，它是由样本空间中所有不属于 A 的基本事件所构成（如图 2-6）。此时有

$$A\overline{A}=\varnothing，\quad A+\overline{A}=\Omega。$$

例如掷一枚骰子，事件 A={出现点数＞3}，事件 B={1, 2, 3}，则事件 A 与 B 互为对立事件，即 $A=\overline{B}$，$B=\overline{A}$。

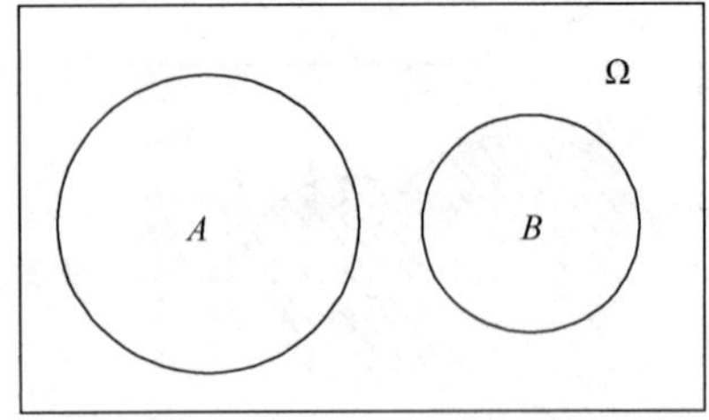

图 2-5　A 与 B 互不相容

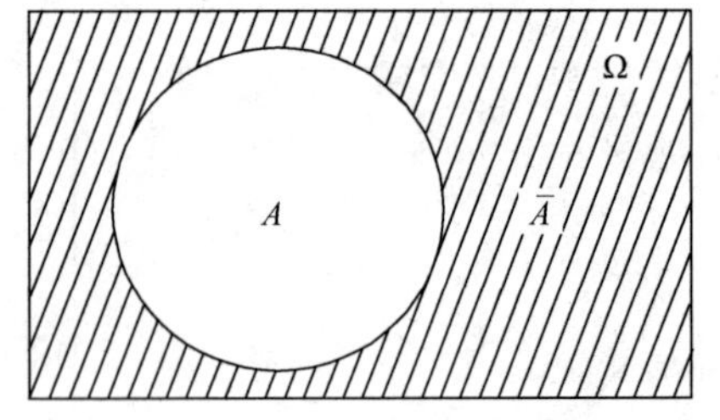

图 2-6　A 的对立事件 $\overline{A}$

（七）事件的运算规则

事件的运算与集合的运算一样，满足下列运算规则。

（1）交换律：$A+B=B+A$；$AB=BA$。

（2）结合律：$(A+B)+C=A+(B+C)$；$(AB)C=A(BC)$。

（3）分配律：$(A+B)C=AC+BC$；$A+(BC)=(A+B)(A+C)$。

（4）差积转换律：$A-B=A\overline{B}=A-AB$

（5）德·摩根（De Morgan）对偶律：$\overline{A+B}=\overline{A}\overline{B}$；$\overline{AB}=\overline{A}+\overline{B}$。

对更一般的情形，有

$$\overline{A_1 + A_2 + \cdots + A_n} = \overline{A_1}\,\overline{A_2}\cdots\overline{A_n}\text{；}$$

$$\overline{A_1 A_2 \cdots A_n} = \overline{A_1} + \overline{A_2} + \cdots + \overline{A_n}\text{。}$$

对于上述运算规则，我们可以利用 Venn 图和事件间的关系来验证其正确性。后面我们将会利用这些规则来进行有关概率问题的求解。

在事件表示中，我们把以运算符号联结起来的事件表示式称为事件式。在事件式中，事件的运算还应遵循下列运算顺序：先求“对立”，再求“积”，最后求“和”“差”，遇有括号，先算括号内的。

掌握了事件的关系和运算规律，我们就可以用简单事件的表达式来表示各种复杂事件。

例 2-1 某种新药依次用于三名患者的疾病治疗，A、B、C 分别表示第一人、第二人、第三人服用该药治疗有效，试用 A、B、C 三个事件表示下列事件。

（1）“只有第一人有效” $= A\overline{B}\,\overline{C}$

（2）“只有一人有效” $= A\overline{B}\,\overline{C} + \overline{A}B\overline{C} + \overline{A}\,\overline{B}C$

（3）“至少有一人有效” $= A\overline{B}\,\overline{C} + \overline{A}B\overline{C} + \overline{A}\,\overline{B}C + AB\overline{C} + \overline{A}BC + A\overline{B}C + ABC = A + B + C$

（4）“三人都有效” $=ABC$

（5）“三人都无效” $= \overline{A}\,\overline{B}\,\overline{C} = \overline{A + B + C}$

三、概率的定义

由于随机事件在一次试验中可能发生，也可能不发生，我们自然希望知道事件在试验中发生的可能性有多大，而这种可能性的大小就由概率来刻画。

定义 2-1 事件 A 发生的概率（probability）是事件 A 在试验中出现的可能性大小的数值度量，用 $P(A)$表示。

基于对概率的不同情形的应用和不同解释，概率的定义有所不同，主要有古典概率、统计概率、主观概率和概率的公理化定义等。

（一）古典概率

我们首先考虑一类最简单的随机现象，诸如掷一枚硬币观察其是否正面向上；从一批共 100 件产品中任意抽检 3 件，考察其中的合格品件数等，这些问题具有下列两个特点：①试验的结果即基本事件的总数是有限的；②每个基本事件发生的可能性是相同的。

这类随机试验的数学模型称为古典概型或有限等可能概型，它是概率论发展初期研究的主要对象。

对于古典概型问题，我们有下列古典概率定义。

定义 2-2 设随机试验是古典概型，即其样本空间的基本事件总数为 n，每个基本事件出现的可能性相等，若 A 事件由其中 m 个基本事件所组成，则事件 A 的古典概率是

$$P(A)=\frac{m}{n}=\frac{A\text{所含的基本事件数}}{\text{基本事件总数}}$$

显然，由定义 2-2 易知：

$$0 \leqslant P(A) \leqslant 1$$

且对于对立事件 A 和 $\overline{A}$，有

$$P(A)=1-P(\overline{A})\text{，}P(\overline{A})=1-P(A)$$

实际求解古典概率问题时，往往需要用排列组合知识及概率性质。

例 2-2 从 4 名男生 3 名女生中随机选取 3 名作代表，试求下列事件的概率。

（1）代表中恰有一名女生（事件 A）；

（2）代表中至少有一名女生（事件 B）。

解一： 现将从 4 名男生 3 名女生这 7 名学生中选取 3 名的每种选法作为每个基本事件。因为选取是随机的，则每种选法的可能性相同，且共有 C_7^3 种选法，故属于古典概型问题。而其基本事件总数 $n=C_7^3$。

（1）对事件 A，因为对应于事件 A 的取法共有 $C_3^1C_4^2$ 种，故 A 所含的基本事件数 $m=C_3^1C_4^2$，

$$P(A)=\frac{m}{n}=\frac{C_3^1C_4^2}{C_7^3}=\frac{18}{35}=0.514$$

（2）由于事件 B 所含的情形有：代表中有 1 女 2 男、2 女 1 男或 3 女这三种，故对应于事件 B 的选法也即事件 B 所含的基本事件数

$$m=C_3^1C_4^2+C_3^2C_4^1+C_3^3,$$

$$P(B)=\frac{m}{n}=\frac{C_3^1C_4^2+C_3^2C_4^1+C_3^3}{C_7^3}=\frac{31}{35}=0.886$$

解二：题（2）还可以用对立事件公式来解。考虑事件 B 的对立事件

$$\overline{B}=\{代表中没有女生\},$$

则 $\overline{B}$ 所含的基本事件数也即代表中全是男生的取法数为 $\overline{m}=C_4^3$，故

$$P(B)=1-P(\overline{B})=1-\frac{\overline{m}}{n}=1-\frac{C_4^3}{C_7^3}=\frac{31}{35}=0.886$$

显然，这比前面直接用定义 2-2 求解来得简便。

（二）统计概率

定义 2-3 在相同的条件下重复进行 n 次试验，事件 A 出现 m_A 次，则称

$$f_n(A)=\frac{m_A}{n}$$

为 A 事件在 n 次试验中的频率（relative frequency）。

注意：随机事件频率 $f_n(A)$是随着试验总次数 n 的变化而变动的值，不可与古典概率 $P(A)$混淆。

虽然事件的频率随着试验总次数的变化而变化，但在大量重复的试验中，事件的频率具有一定的稳定性。例如许多人做过掷硬币试验，以观察其正面向上频率，结果如表 2-1 所示。

表 2-1 掷硬币试验正面向上的频率

试验者	投掷硬币次数 n	正面向上次数 m_A	正面向上频率 m_A/n
De Morgan	2048	1061	0.5181
Buffon	4040	2048	0.5069
K.Pearson	12000	6019	0.5016
K.Pearson	24000	12012	0.5005

这表明，虽然事件 A 的频率随 n 而变动，但当试验次数足够多时，频率将逐渐稳定地趋于某个固定的常数（如表 2-1 中掷硬币试验中的 0.5），这称为频率的稳定性。

利用频率的稳定性，我们就可得到下列统计概率的定义。

定义 2-4 在相同的条件下重复进行 n 次试验，当 n 很大时，事件 A 出现的频率

$$f_n(A)=\frac{m_A}{n}$$

将稳定地在某一常数值 p 附近波动，且一般当 n 越大时，波动幅度越小，逐渐趋于稳定。则该频率的稳定值 p 称为事件 A 发生的统计概率（statistical probability），即 $P(A)=p$。

在实际应用时，利用上述统计概率的定义 2-4，即可将试验次数充分大时事件 A 出现的频率值作为事件的概率近似值，即 $P(A)\approx\frac{m_A}{n}$，这在概率不易求出时很有效。

例如，根据《新药审批办法》规定，新药临床试验一般不得少于 300 例，并设对照组。如果某种新药在 350 例临床试验中有 278 例是有效的，其有效率为

$$f_n(A)=\frac{278}{350}\approx0.794$$

则该新药有效的概率可认为是0.794。

下面我们来考察前面提出的案例2-1问题的解。

案例2-1（续一）

解：设池内大约有n条鱼。

根据统计概率的定义2-4，从池中捉到有记号鱼的概率（$=\frac{100}{n}$），应该近似于捉到有记号鱼的频率$\frac{2}{50}$，即

$$\frac{100}{n}\approx\frac{2}{50},$$

由此就可解得：$n\approx 2500$。

故池内大约有2500条鱼。

（三）主观概率

现实生活中，许多现象并不能进行统计概率所需要的大量重复试验，也不满足古典概型的特点。例如估计明天下雨的可能性有多大；某种新药上市后能够畅销的概率有多大等。这些事件显然不能用古典概率或统计概率的定义来解释，而需要根据人们的经验和所掌握的资料，以个人信念为基础去估计概率，即需要应用主观概率对不确定的现象作出判断。

定义2-5　人们根据自己的经验和所掌握的多方面信息，对事件发生的可能性大小加以主观的估计，由此确定的概率称为主观概率（subjective probability）。

例如一位外科医生认为下一个外科手术成功的概率是0.9,这是他根据多年的手术经验和该手术的难易程度加以综合估计的结果，是主观概率。

主观概率比前两种概率方法更具有灵活性，实际应用中，决策者应依据个人的判断和更新的完整信息对概率进行调整。这里我们只给出主观概率的概念，不作为本书讨论的重点。

四、概率的性质与运算法则

（一）概率的公理化定义

上述三种概率的定义，是在不同情形下确定概率的不同方法。由上述概率的定义可得出概率的三条公理，它概括了概率各种定义的共性，是概率的最基本性质，也是概率公理化定义的基础。

公理1（非负性）对任一事件A，有$0\leqslant P(A)\leqslant 1$；

公理2（规范性）必然事件Ω的概率为1，不可能事件$\varnothing$的概率为0，即

$$P(\Omega)=1，P(\varnothing)=0；$$

公理3（可列可加性）对于两两互不相容事件A_1，A_2，…，A_n，…，（$A_iA_j=\varnothing$，$i\neq j$），有

$$P(A_1+A_2+\cdots+A_n+\cdots)=P(A_1)+P(A_2)+\cdots+P(A_n)+\cdots$$

定义2-6　设Ω是随机试验的样本空间，如果对Ω中任意事件A，都对应一个实数$P(A)$，而且$P(A)$满足上述公理1、公理2和公理3，则称$P(A)$为随机事件A的概率。

该定义称为概率的公理化定义或一般定义，对所有的随机试验都适用。古典概率、统计概率等概率定义都是此定义的特殊情形。

（二）概率的重要公式

由上述概率的三条公理，结合Venn图，我们可以推出下列概率的重要公式，即概率的运算法则。

定理2-1（一般加法公式）对于任意两个事件A、B，有

$$P(A+B)=P(A)+P(B)-P(AB)$$

推论2-1（互不相容事件加法公式）

（1）如果事件A与B互不相容，即$AB=\varnothing$，则有

$$P(A+B)=P(A)+P(B)$$

（2）如果A_1，A_2，…，A_n是两两互不相容的事件，则有

$$P(A_1+A_2+\cdots+A_n)=P(A_1)+P(A_2)+\cdots+P(A_n)。$$

推论 2-2（对立事件公式）对任一事件 A 及其对立事件 $\overline{A}$，有

$$P(A)=1-P(\overline{A}),\ P(\overline{A})=1-P(A)。$$

推论 2-3（事件之差公式）对任意两个事件 A、B，有

$$P(A-B)=P(A)-P(AB)$$

特别地，当 $B\subset A$ 时，有 $P(A-B)=P(A)-P(B)$。

（证明略）

例 2-3 已知 $P(A)=0.3$，$P(A+B)=0.6$，试分别就：（1）A 与 B 互不相容；（2）$A\subset B$；（3）已知 $P(AB)=0.1$ 时，求 $P(B)$的值。

解：由题已知 $P(A)=0.3$，$P(A+B)=0.6$，

（1）因 A 与 B 互不相容，则有 $P(A+B)=P(A)+P(B)$，故

$$P(B)=P(A+B)-P(A)=0.6-0.3=0.3。$$

（2）因 $A\subset B$，则 $B=A+B$，故 $P(B)=P(A+B)=0.6$。

（3）已知 $P(AB)=0.1$，则由一般加法公式：

$$P(A+B)=P(A)+P(B)-P(AB)$$

得

$$P(B)=P(A+B)-P(A)+P(AB)=0.6-0.3+0.1=0.4。$$

利用加法公式等原理，我们可解决前面案例 2-2 提出的问题。

案例 2-2（续一）

解：令 A={被抽查者是近视眼}，B={被抽查者是色盲}；

由题意知，$P(A)=0.12$，$P(B)=0.02$，$P(AB)=0.01$，则

（1）利用一般加法公式，所求概率为

$$P(A+B)=P(A)+P(B)-P(AB)=0.12+0.02-0.01=0.13;$$

（2）利用对立事件公式和（1）的结果，所求概率为

$$P(\overline{A}\overline{B})=P(\overline{A+B})=1-P(A+B)=1-0.13=0.87。$$

五、条件概率与事件的独立性

（一）条件概率

在实际应用中，有时我们还需要考虑事件 A 在“某一事件 B 已发生”这一条件下的概率，此时事件 A 发生的概率是否受到“B 事件已发生”这一特定条件的影响呢？我们先看个例子。

例 2-4 现有甲、乙两厂生产的一批药品共 200 件，其中甲厂生产的药品 120 件，有次品 4 件；乙厂生产的药品 80 件，有次品 8 件。现从该批药品中任取一件药品，试求

（1）该件药品是次品的概率；

（2）已知所取的药品是乙厂生产的，求该件药品是次品的概率。

解：设 A={该件药品是次品}，B={药品是由乙厂生产}，则

（1）所求概率为

$$P(A)=\frac{4+8}{200}=0.06;$$

（2）记“已知所取药品是乙厂生产的，该件药品是次品的概率”为 $P(A|B)$，则

$$P(A|B)=\frac{8}{80}=0.10。$$

显然，$P(A|B)=0.10\neq P(A)$，因为概率 $P(A|B)$是事件 A 在“该件药品是乙厂生产的”这一特定条件限制下的概率，这正是我们将要讨论的条件概率。

定义 2-7 设 A、B 是两个事件，且 $P(B)>0$，称

$$P(A|B)=\frac{P(AB)}{P(B)}$$

为在事件 B 发生的条件下，事件 A 发生的条件概率（conditional probability）。

对此定义公式，我们可结合下列 Venn 图（图 2-7）加以说明。

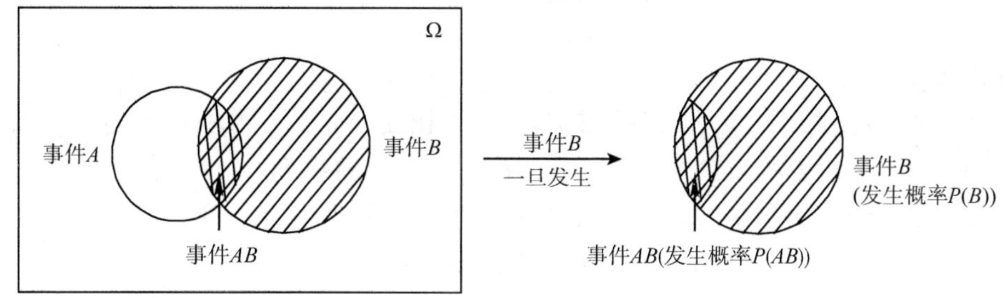

图 2-7　条件概率定义示意图

例如在例 2-4 中，可求得

$$P(A)=0.06,\ P(B)=\frac{80}{120+80}=0.40,\ P(AB)=\frac{8}{120+80}=0.04$$

已知所取药品是乙厂生产的，该件药品是次品的概率是

$$P(A|B)=\frac{P(AB)}{P(B)}=\frac{0.04}{0.4}=0.10。$$

这与前面例 2-4 中所求的 $P(A|B)$ 是一样的。

（二）乘法公式

利用条件概率公式，我们可得出下列概率的乘法公式。

定理 2-2（乘法公式）　对于任意两个事件 A、B，

（1）若 $P(A)>0$，则 $P(AB)=P(A)P(B|A)$；

（2）若 $P(B)>0$，则 $P(AB)=P(B)P(A|B)$。

此公式还可以推广到 n 个事件 A_1，A_2，…，A_n 的情形：

$$P(A_1A_2\cdots A_n)=P(A_1)P(A_2|A_1)P(A_3|A_1A_2)\cdots P(A_n|A_1A_2\cdots A_{n-1})$$

（证明略）

例 2-5　设有 12 件药品，其中 4 件是次品，现进行两次无放回抽样，即每次抽 1 件不放回去，试求两次都抽到正品的概率。

解一： 令 A={第一次抽到正品}，B={第二次抽到正品}；由题意可求得

$$P(A)=8/12,\ P(B|A)=7/11$$

则利用乘法公式，所求概率为

$$P(AB)=P(A)P(B|A)=\frac{8}{12}\times\frac{7}{11}=\frac{14}{33}\approx 0.424。$$

解二： 本题还可以用古典概率来解，因对于 n 次无放回抽样，每次取 1 件的概率计算问题总可视为一次抽取 n 件的问题来处理。故所求概率为

$$P(AB)=\frac{C_8^2}{C_{12}^2}=\frac{8\times 7/2}{12\times 11/2}=\frac{14}{33}\approx 0.424$$

（三）事件的独立性

在上列例 2-5 中，如果抽样改为放回抽样，则由题意，我们可求得

$$P(A)=8/12,\ P(B|A)=8/12,\ P(B)=8/12,$$

即

$$P(B)=P(B|A)$$

故所求“两次都抽到正品的概率”为

$$P(AB)=P(A)P(B|A)=P(A)P(B)=\frac{8}{12}\times\frac{8}{12}=\frac{4}{9}\approx 0.444$$

此时，A 事件的发生对 B 事件发生的概率没有任何影响，即事件 A 与 B 是相互独立的。一般地，我们有如下定义。

定义 2-8 对于任意两个事件 A、B，若满足

$$P(AB)=P(A)P(B)$$

则称事件 A 与 B 相互独立。

具体应用时，通常先由实际意义判断事件 A 与 B 的相互独立性，再利用上述对于独立事件的乘法公式的特殊形式：$P(AB)=P(A)P(B)$来计算事件 A、B 同时发生的概率。

上述公式可以推广到多个事件的情形。即对于相互独立的事件 A_1，A_2，…，A_n，有

$$P(A_1A_2\cdots A_n)= P(A_1)P(A_2)\cdots P(A_n)$$

对于事件的独立性，我们还有下列结论。

定理 2-3 （1）如果若 $P(A)>0$（或 $P(B)>0$），则事件 A 与 B 相互独立的等价条件是

$$P(B)=P(B|A)\text{或 }P(A)=P(A|B)$$

（2）如果事件 A 与 B 相互独立，则 A 与 $\overline{B}$ 、$\overline{A}$ 与 B、$\overline{A}$ 与 $\overline{B}$ 都相互独立。

（证明略）

例 2-6 有甲乙两批种子，发芽率分别为 0.8 和 0.7，在两批种子中各任意抽取一粒，求下列事件的概率。

（1）两粒种子都能发芽；

（2）至少有一粒种子能发芽；

（3）恰好有一粒种子能发芽。

解： 令 A={甲种子能发芽}，B={乙种子能发芽}。

则由题意可知，A、B 相互独立，且 $P(A)=0.8$，$P(B)=0.7$

（1）$P(AB)=P(A)P(B)=0.8\times0.7=0.56$。

（2）$P(A+B)=1-P(\overline{A+B})=1-P(\overline{A}\overline{B})=1-P(\overline{A})P(\overline{B})=1-0.2\times0.3=0.96$。

（3）$P(A\overline{B}+\overline{A}B)=P(A)P(\overline{B})+P(\overline{A})P(B)=0.8\times0.3+0.2\times0.7=0.38$。

现在利用事件的独立性来考察案例 2-3 的问题求解。

案例 2-3（续一）

解： 该现象是否正常，可通过计算十年来从未中过大奖的概率来解决。

每周买一张彩票且买了十年，每年 52 周，则共买了 520 张，现设

$$A_i=\{\text{第 } i \text{ 次买彩票中大奖}\},\ i=1,\ 2,\ \cdots,\ 520,$$

由题意可知 $P(A_i)=10^{-5}$，$P(\overline{A}_i)=1-10^{-5}$，$i=1$，2，…，520

由于每周开奖是相互独立的，故你十年从未中过大奖的概率为

$$P(\overline{A}_1\overline{A}_2\cdots\overline{A}_{520})=P(\overline{A}_1)P(\overline{A}_2)\cdots P(\overline{A}_{520})=(1-10^{-5})^{520}\approx0.9948$$

该概率很大，说明你十年从未中过大奖的可能性很大，该现象的出现是很正常的。

链 接 柯尔莫哥罗夫与概率的公理体系

柯尔莫哥罗夫（A.N.Kolmogrov，1903～1987）是公认的二十世纪最有影响的苏联杰出数学家和概率统计学家。1931 年任莫斯科大学教授，1939 年当选为苏联科学院院士。

1933 年他出版了《概率论的基础》一书，在世界上首次以测度论和积分论为基础建立了概率论的公理定义，从而使概率论建立在完全严格的数学基础之上，奠定了现代概率论的理论基础。《概率论的基础》是一部具有划时代意义的巨著，在数学科学的历史上写下了光辉的一页。

柯尔莫哥罗夫研究范围广泛，论著多达 230 多种，在数学基础论、集论、积分论、实变函数论、泛函分析、数理统计、测度论、动力系统、拓扑空间论等很多领域，特别是概率论和信息论领域做出了杰出的贡献。

第 2 节　随机变量及其分布

上节我们研究了事件及事件的概率，为了更好地研究随机事件及概率，本节将引入随机变量的概念，并讨论其分布情况。实际应用中，只要了解对应的分布模型，就可以求出相应的概率。

一、随 机 变 量

通过上一节对随机事件及其概率的研究，我们发现许多随机现象的试验结果即随机事件可以直接用数量来描述，如掷骰子出现的点数，对一批药品随机抽检时出现的次品数，等等。当然也有一些随机现象的试验结果不是数值形式，而表现为某种属性，但我们可以将其数量化。例如，掷一枚硬币的可能结果是“正面向上”和“反面向上”，我们可以用“0”“1”分别表示“正面向上”“反面向上”。一般来说，我们总可以建立起随机事件与数量之间的对应关系，由于试验结果的出现是随机的，所以对应的数量也是随机的。

定义 2-9　对于随机试验，若其试验结果可用一个取值带有随机性的变量来表示，且变量取这些值的概率是确定的，则称这种变量为随机变量（random variable），常用 X、Y 等表示。

引进随机变量后，随机事件就可用随机变量的取值来表示。例如在掷骰子试验中，取随机变量 X={掷骰子出现的点数}，则“掷出的点数不超过 3 点”的随机事件就可以用 $\{X\leqslant 3\}$ 来表示。这样通过随机变量的研究，就可以非常方便地研究随机现象的各种可能结果及其出现的概率。

定义 2-10　随机变量 X 的可能取值范围和它取这些值的概率称为 X 的概率分布（probability distribution）。

若随机变量的所有可能取值可以一一列举，即所有可能取值为有限个或无限可列个，则称为离散型随机变量（discrete random variable），一般的分类变量为离散型随机变量。例如，抛掷一枚硬币试验中表示掷出反面数的随机变量 X，$\{X=0\}$ 表示“出现正面”，$\{X=1\}$ 表示“出现反面”，其全部取值为 0，1；在药品随机抽检试验中表示抽得的次品数的随机变量 X，其所有可能取值也是有限个值，这些随机变量均为离散型随机变量。

若随机变量 X 的所有可能取值充满某一区间或整个实数域，则称 X 为连续型随机变量（continuous random variable），一般的定量变量都是连续型随机变量，如某药厂生产的葡萄糖重量，某药品中主要成分的含量等都是连续型随机变量。

定义 2-11　设 X 是任意随机变量，对任意实数 x，称函数

$$F(x)=P(X\leqslant x),\quad -\infty<x<+\infty$$

为随机变量 X 的分布函数（distribution function），记为 $X\sim F(x)$。

显然，分布函数 $F(x)$ 在 x 处的取值即为随机变量 X 落在 $(-\infty,\ x]$ 区间内的概率，故 $F(x)$ 是定义在整个实数轴上且在[0，1]区间上取值的普通函数。

下面我们将主要就常用的离散型和连续型随机变量这两大类来讨论考察随机变量的概率分布、常用的数字特征等。

二、离散型随机变量及其概率分布

定义 2-12　设离散型随机变量 X 的全部取值为 $x_1, x_2, \cdots, x_k, \cdots$，其相应取值的概率为 $p_1, p_2, \cdots, p_k, \cdots$，则将

$$P(X=x_k)=p_k,\quad k=1,\ 2,\ \cdots,$$

称为离散型随机变量 X 的概率分布律或分布律（distribution law）。

该分布律还可表示为以下分布列的形式（表 2-2）。

表 2-2　离散型随机变量 X 的概率分布列

X	x_1	x_2	$\cdots$	x_k	$\cdots$
P	p_1	p_2	$\cdots$	p_k	$\cdots$

易知，离散型随机变量 X 的概率分布律具有下列基本性质。

（1）$p_k \geqslant 0$，$k=1$，2，…；

（2）$\sum_{k=1}^{\infty} p_k = 1$。

例 2-7 投掷一枚骰子，设 X 表示出现的点数，则 X 是一个离散型随机变量，试求其概率分布律。

解：易知，X 的取值为 1，2，…，6，相应概率均为 1/6，则 X 的概率分布律为

$$P(X=k)=1/6，k=1，2，\cdots，6，$$

或表示为下表 2-3 所示的分布列

表 2-3 例 2-7 中 X 的概率分布列

X	1	2	3	4	5	6
P	1/6	1/6	1/6	1/6	1/6	1/6

例 2-8 设有 10 件药品，其中 3 件是次品，现从中任取 4 件，试求（1）抽样药品中次品数 X 的概率分布律；（2）$P(X \leqslant 1)$；（3）$P(0 < X \leqslant 2)$。

解：（1）易知，X 的取值为 0，1，2，3，相应概率为

$$P(X=k)=\frac{C_3^k C_7^{4-k}}{C_{10}^4},$$

故所求次品数 X 的概率分布律为

$$P(X=k)=\frac{C_3^k C_7^{4-k}}{C_{10}^4}，k=0，1，2，3$$

或用列表法：

$$P(X=0)=\frac{C_7^4}{C_{10}^4}=\frac{7\cdot 6\cdot 5\cdot 4/4!}{10\cdot 9\cdot 8\cdot 7/4!}=\frac{1}{6}$$

$$P(X=1)=\frac{C_3^1 C_7^3}{C_{10}^4}=\frac{3\times 7\cdot 6\cdot 5/3!}{10\cdot 9\cdot 8\cdot 7/4!}=\frac{1}{2}$$

$$P(X=2)=\frac{C_3^2 C_7^2}{C_{10}^4}=\frac{3\times 7\cdot 6/2!}{10\cdot 9\cdot 8\cdot 7/4!}=\frac{3}{10}$$

$$P(X=3)=\frac{C_3^3 C_7^1}{C_{10}^4}=\frac{1\times 7}{10\cdot 9\cdot 8\cdot 7/4!}=\frac{1}{30}$$

即所求次品数 X 的概率分布列为下表 2-4 所示。

表 2-4 例 2-8 中 X 的概率分布列

X	0	1	2	3
P	$\frac{1}{6}$	$\frac{1}{2}$	$\frac{3}{10}$	$\frac{1}{30}$

注意，利用

$$\frac{1}{6}+\frac{1}{2}+\frac{3}{10}+\frac{1}{30}=1$$

的验算可以验证离散型分布律的概率计算的正确性。

（2）$P(X \leqslant 1)= P(X=0)+P(X=1)=\frac{1}{6}+\frac{1}{2}=\frac{2}{3}$。

（3）$P(0 < X \leqslant 2)= P(X=1)+P(X=2)=\frac{1}{2}+\frac{3}{10}=\frac{4}{5}$。

三、连续型随机变量及其概率分布

定义 2-13　对于随机变量 X，如果存在一个非负可积函数 $f(x)$，使得对任意实数 a、$b(a<b)$ 都有

$$P(a<X\leqslant b)=\int_a^b f(x)\mathrm{d}x$$

则称 X 为连续型随机变量，$f(x)$称为 X 的概率密度函数（probability density function），简称密度（density）。

相应地，连续型随机变量 X 的分布函数为

$$F(x)=P(X\leqslant x)=\int_{-\infty}^{x} f(t)\mathrm{d}t\text{。}$$

根据定积分的几何意义，概率 $P\{a<X\leqslant b\}$ 就是概率密度 $f(x)$在(a, b)上的曲边梯形面积（见图 2-8）。

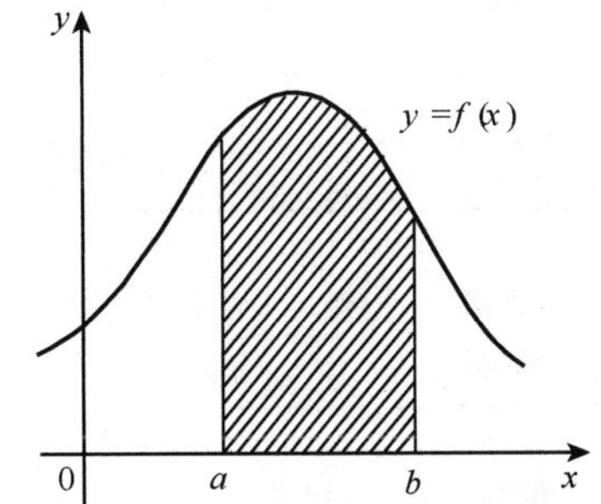

图 2-8　连续型随机变量定义的几何图示

由定义 2-13 可知，连续型随机变量的密度有下列基本性质。

（1）对任意实数 x，$f(x)\geqslant 0$；

（2）$\int_{-\infty}^{+\infty} f(x)\mathrm{d}x=1$。

反之，可以证明满足上述两条性质的可积函数 $f(x)$必为某个随机变量的密度。

由定积分几何意义可知，这两条性质表明密度曲线 $y=f(x)$ 位于 x 轴上方，且与 x 轴之间所夹面积为 1。

连续型随机变量 X 的分布函数和密度还具有下列性质[其中 $F(x)$、$f(x)$分别为 X 的分布函数和密度]。

（1）分布函数 $F(x)$为连续函数，且 $0\leqslant F(x)\leqslant 1$；

（2）$P(a<X\leqslant b)=F(b)-F(a)=\int_a^b f(x)\mathrm{d}x$；

（3）X 的密度是其分布函数的导数，即 $f(x)=F'(x)$；

（4）对任意确定的实数点 a，$P(X=a)=0$。

上述性质（4）表明连续型随机变量取个别值的概率等于零。于是对于连续型随机变量，下列等式成立：

$$P(a<X<b)=P(a\leqslant X\leqslant b)=P(a\leqslant X<b)=P(a<X\leqslant b)=\int_a^b f(x)\mathrm{d}x$$

注意：概率密度函数 $f(x)$不是 $X=x$ 时的概率，对于连续型随机变量，只能求落在区间上的概率。

例 2-9　设某种电器的使用寿命 X (单位：年)的密度函数为

$$f(x)=\begin{cases} A\mathrm{e}^{-\frac{x}{10}}, & x\geqslant 0 \\ 0, & x<0 \end{cases}$$

（1）试确定常数 A；（2）求 $P(0<X\leqslant 1)$。

解：（1）因为 $\int_{-\infty}^{+\infty} f(x)\mathrm{d}x=1$，故 $\int_0^{+\infty} A\mathrm{e}^{-\frac{x}{10}}\mathrm{d}x=1$，解之得 $A=\frac{1}{10}$。

（2）$P(0<X\leqslant 1)=\frac{1}{10}\int_0^1 \mathrm{e}^{-\frac{x}{10}}\mathrm{d}x=1-\mathrm{e}^{-\frac{1}{10}}\approx 0.095$。

上述使用寿命 X 服从分布称为参数 $\lambda=1/10$ 的指数分布。指数分布常用来作为“寿命”的分布，如动物寿命、电子元件的寿命等的概率分布模型。

四、数 字 特 征

概率分布完整描述了随机变量的统计规律性，但在实际应用中，确定随机变量的分布往往不容易，而且有时我们并不需要对随机变量作全面描述，而只需了解随机变量的某些重要特征，如随机变量取

值的平均大小和集中程度等。这些特征通常是要用数值来刻画，这种刻画随机变量某些方面概率特征的数值称为随机变量的数字特征。常用的随机变量数字特征有数学期望（均值）和方差、标准差等。

（一）数学期望（均值）

数学期望（mathematical expectation），又称均值（mean），是随机变量所有可能取值的平均水平，记为 $E(X)$或 μ。它是随机变量最重要的数字特征，测定了随机变量的平均程度和集中趋势。

对于取值为有限或可列个数值的离散型随机变量，当给定其概率分布律后，如何去求其平均取值即数学期望呢？我们先考察一个有关彩票回报的实例。

例 2-10 考察发行量很大的彩票平均回报问题。现发行彩票 10 万张，每张 1 元。设置奖金共分五个等级，金额由 10000 元至 10 元不等，如表 2-5 所示。

表 2-5 例 2-10 的奖金等级设置与频率

获奖等级	头奖	二等奖	三等奖	四等奖	五等奖	无奖
奖金（元）	10000	5000	1000	100	10	0
个数	1	2	10	100	1000	98887
频率	$1/10^5$	$2/10^5$	$10/10^5$	$100/10^5$	$1000/10^5$	$98887/10^5$

问题： 如何计算每张彩票的平均获奖金额？

解： 所求每张彩票平均的获奖金额为

$$\frac{10000\times1+5000\times2+1000\times10+100\times100+10\times1000+0\times98887}{10^5}=\frac{50000}{10^5}=0.5$$

即每张彩票的平均获奖金额为 0.5 元，平均回报为一半。

上式还可表示为

$$10000\times\frac{1}{10^5}+5000\times\frac{2}{10^5}+1000\times\frac{10}{10^5}+100\times\frac{100}{10^5}+10\times\frac{1000}{10^5}+0\times\frac{98887}{10^5}=0.5$$

即为各等级获奖金额值与其频率的乘积之和。

类似地，对于给定概率分布律的离散型随机变量，求其平均取值时，只需用更稳定的概率取代上式中的频率，由此即可得到下列数学期望的定义。

定义 2-14 设离散型随机变量 X 的概率分布律为

$$P(X=x_k)=p_k,\ k=1，2，\cdots$$

若级数 $\sum_{k=1}^{+\infty}x_k p_k$ 绝对收敛，则称 $\sum_{k=1}^{+\infty}x_k p_k$ 为离散型随机变量 X 的数学期望，记为 $E(X)$。即

$$E(X)=\sum_{k=1}^{+\infty}x_k p_k。$$

数学期望是随机变量取值关于其概率的加权平均值，它反映了随机变量 X 取值的真正“平均”，故也称为均值。

例 2-11 现有甲、乙两种药物对每 8 人一组的患者进行治疗，假定被治疗对象的病情等基本状况大致相同，以 X、Y 分别表示这两种药物治疗的有效例数，根据临床治疗资料所得 X、Y 概率分布表如表 2-6、表 2-7 所示。

表 2-6 例 2-11 的 X 概率分布表

X	0	1	2	3	4	5	6	7	8
P	0.01	0.02	0.04	0.07	0.11	0.18	0.25	0.21	0.11

表 2-7 例 2-11 的 Y 概率分布表

Y	0	1	2	3	4	5	6	7	8
P	0.05	0.08	0.09	0.14	0.23	0.19	0.12	0.07	0.03

问题：如何比较这两种药物的治疗效果？

解：该问题归结为甲、乙两种药物治疗的平均有效例数即数学期望值之比较，其值分别为

$$E(X)=0\times0.01+1\times0.02+\cdots+7\times0.21+8\times0.11=5.50$$

$$E(Y)=0\times0.05+1\times0.08+\cdots+7\times0.07+8\times0.03=4.00$$

因为 $E(X)>E(Y)$，即药物甲治疗的平均有效例数高于药物乙，说明药物甲的治疗效果较好。

定义 2-15　设连续型随机变量 X 的概率密度为 $f(x)$，且积分 $\int_{-\infty}^{+\infty}|x|f(x)\mathrm{d}x$ 收敛，则称积分 $\int_{-\infty}^{+\infty}xf(x)\mathrm{d}x$ 为连续型随机变量 X 的数学期望或均值，记为 $E(X)$，即

$$E(X)=\int_{-\infty}^{+\infty}xf(x)\mathrm{d}x\text{。}$$

例 2-12　设随机变量 X 服从的概率密度为

$$f(x)=\begin{cases}\dfrac{1}{b-a}, & a\leqslant x\leqslant b\\ 0, & \text{其他}\end{cases}$$

则称 X 在区间$[a，b]$上服从均匀分布（uniform distribution），记为$U(a，b)$。试求其数学期望 $E(X)$。

解：$E(X)=\int_{-\infty}^{+\infty}xf(x)\mathrm{d}x=\int_{-\infty}^{a}x\cdot0\mathrm{d}x+\int_{a}^{b}x\cdot\dfrac{1}{b-a}\mathrm{d}x+\int_{b}^{+\infty}x\cdot0\mathrm{d}x=\dfrac{1}{b-a}\int_{a}^{b}x\mathrm{d}x$

$$=\frac{1}{b-a}\left[\frac{x^2}{2}\right]_a^b=\frac{1}{2}\frac{b^2-a^2}{b-a}=\frac{1}{2}(b+a)$$

即 $E(X)$恰为区间$[a，b]$的中点。

可以证明，随机变量的数学期望具有以下重要性质。

（1）设 C 为常数，则 $E(C)=C$；

（2）设 X 是随机变量，C 为常数，则 $E(CX)=C\cdot E(X)$；

（3）对任意随机变量 X、Y，$E(X+Y)=E(X)+E(Y)$，

一般地，对任意 n 个随机变量 X_1，X_2，…，X_n，有

$$E(X_1+X_2+\cdots+X_n)=E(X_1)+E(X_2)+\cdots+E(X_n)$$

恰当应用这些性质可以简化有关数学期望的计算。

例 2-13　某地区流行某种传染病，患者约占 3%，为此该地区的某校决定对全校 5000 名师生进行抽血化验。现有两个方案：（1）逐个化验；（2）按 5 人一组分组，并将血液混在一起化验，若发现有问题再对 5 人逐个化验。

问题：试比较哪种方案更好？

解：第（1）种方案要化验 5000 次。

对第（2）种方案，用 X_i 表示第 i 组化验的次数（i=1，2，…，1000），则 X_i 是一个随机变量，且 X_i(i=1，2，…，1000)均服从相同的分布，其分布律如表 2-8 所示。

表 2-8　例 2-13 中 X 的概率分布列

X	1	6
P	$(1-0.03)^5$	$1-(1-0.03)^5$

各组化验次数 X_i 的数学期望（即平均化验次数）为

$$E(X_i)=1\times(1-0.03)^5+6\times[1-(1-0.03)^5]=1\times0.859+6\times0.141=1.705$$

所以，对于方案（2），利用数学期望的性质（4），其化验总次数 X 的数学期望（平均化验次数）为

$$E(X)=E(X_1+X_2+\cdots+X_{1000})=E(X_1)+E(X_2)+\cdots+E(X_{1000})=1000\times1.705=1705$$

可见方案（2）显著优于方案（1），平均而言仅需化验 1705 次，与方案（1）5000 次化验相比，大致可以减少 2/3 的工作量。

（二）方差和标准差

定义 2-16 设 X 为随机变量，其数学期望 $E(X)$ 存在，如果 $E[(X-E(X))^2]$ 存在，则称 $E[(X-E(X))^2]$ 为 X 的方差，记为 $D(X)$，即

$$D(X)=E[(X-E(X))^2]\text{。}$$

而称

$$\sigma(X)=\sqrt{D(X)}$$

为 X 的标准差或均方差。

（1）若 X 是离散型随机变量，其分布律为 $P(X=x_k)=p_k$，k=1，2，…，则

$$D(X)=\sum_{k=1}^{+\infty}[x_k-E(X)]^2 p_k$$

（2）若 X 是连续型随机变量，其密度为 $f(x)$，则

$$D(X)=\int_{-\infty}^{+\infty}[x-E(X)]^2 f(x)\mathrm{d}x\text{。}$$

显然，方差是一个非负常数，其大小刻画了随机变量 X 的取值偏离其均值的分散程度。方差越大，X 的取值越分散；方差越小，则 X 的取值越集中。但方差的量纲与 X 的量纲不同，如果希望量纲一致，则可用标准差来反映 X 取值的分散程度。

例 2-14 某药厂甲、乙两名工人在一天中生产的次品数分别是两个随机变量 X、Y，假定两人日产量相等，其次品数的概率分布表如表 2-9 和表 2-10 所示。

表 2-9 X 的概率分布

X	0	1	2	3
P	0.4	0.3	0.2	0.1

表 2-10 Y 的概率分布

Y	0	1	2
P	0.3	0.5	0.2

问题：如何评价甲、乙两人技术的好坏？

解：问题归结为比较他们两人生产的次品数的均值和方差。

由 $E(X)=\sum_{k=1}^{\infty}x_k p_k$，有

$$E(X)=0\times0.4+1\times0.3+2\times0.2+3\times0.1=1,$$
$$E(Y)=0\times0.3+1\times0.5+2\times0.2=0.9\text{。}$$

由 $D(X)=\sum_{k=1}^{+\infty}(x_k-E(X))^2 p_k$，有

$$D(X)=(0-1)^2\times0.4+(1-1)^2\times0.3+(2-1)^2\times0.2+(3-1)^2\times0.1=1,$$
$$D(Y)=(0-0.9)^2\times0.3+(1-0.9)^2\times0.5+(2-0.9)^2\times0.2=0.49\text{。}$$

计算结果说明：甲平均每天的次品数高，且稳定性差；乙平均每天的次品数低，且稳定性好。显然，工人乙的技术较好。

定理 2-4（方差重要公式） 对于任意随机变量 X，有

$$D(X)=E(X^2)-[E(X)]^2$$

证明：利用数学期望的性质可得

$$D(X)=E[(X-E(X))^2]=E[X^2-2X\cdot E(X)+(E(X))^2]$$
$$=E(X^2)-2E(X)\cdot E(X)+[E(X)]^2=E(X^2)-[E(X)]^2\text{。}$$

方差重要公式中，$E(X^2)$称为 X 的二阶矩，其计算公式为：

（1）对离散型随机变量 X，其概率分布为 $P(X=x_k)=p_k$，k=1，2，…，则

$$E(X^2)=\sum_{k=1}^{+\infty}x_k^2 p_k$$

（2）对连续型随机变量 X，其密度为 $f(x)$，则

$$E(X^2)=\int_{-\infty}^{+\infty}x^2 f(x)\mathrm{d}x \text{。}$$

例 2-15　设随机变量 X 服从$[a，b]$上的均匀分布：

$$f(x)=\begin{cases}\dfrac{1}{b-a} & a\leqslant x\leqslant b\\ 0, & \text{其他}\end{cases}$$

试求 X 的方差 $D(X)$。

解：由例 2-12 知，$E(X)=\dfrac{a+b}{2}$，而

$$E(X^2)=\int_{-\infty}^{+\infty}x^2 f(x)\mathrm{d}x=\int_a^b x^2\frac{1}{b-a}\mathrm{d}x=\frac{1}{b-a}[\frac{x^3}{3}]_a^b=\frac{1}{b-a}\frac{b^3-a^3}{3}=\frac{1}{3}(b^2+ab+a^2)$$

再由方差的重要公式得

$$D(X)=E(X^2)-[E(X)]^2=\frac{1}{3}(b^2+ab+a^2)-\left(\frac{a+b}{2}\right)^2=\frac{1}{12}(b-a)^2 \text{。}$$

方差具有以下重要性质（设下列等式右边的方差均存在）。

（1）对任意常数 C，$D(C)=0$；

（2）设 X 是随机变量，C 为常数，则 $D(CX)=C^2D(X)$；

（3）若随机变量 X 与 Y 相互独立，则 $D(X\pm Y)=D(X)+D(Y)$。

随机变量数字特征除了最常用的数学期望（均值）和方差、标准差外，还有矩、变异系数、协方差、相关系数等多种，此处不予讨论，需要时可以查阅有关参考书籍。

【SPSS 软件应用基础】

SPSS 函数概述

SPSS 函数是 SPSS 软件中事先编好的并能实现某些特定计算任务的一段计算机程序。执行这些程序段得到的计算结果称为函数值。使用时只需选用 SPSS 的具体函数形式：函数名（参数），SPSS 便会自动计算函数值。其中，函数名是 SPSS 已经规定好的。圆括号中的参数可以是常量（字符型常量应用引号引起来），也可以是变量或算术表达式。参数可有多个，各参数之间用逗号分隔。

SPSS 函数大致可以分成算术函数、统计函数、分布相关函数、查找函数、字符函数、缺失值函数、日期函数等类别。SPSS 的算术函数名主要有 Sqrt（平方根）、Sin（正弦）、Cos（余弦）、Exp（指数）、Ln（自然对数）等；统计函数名有 Mean（平均值）、Sd（标准差）、Variance（方差）、Sum（总和）、Cfvar（变异系数）、Max（最大值）、Min（最小值）等。

SPSS 的分布类函数是用来生成一个服从某种统计分布的随机数序列或计算特定的函数值，函数值为数值型，可以通过【转换】→【计算变量】找到各种函数。SPSS 的主要的分布类函数如表 2-11 所示。

表 2-11　SPSS 的主要的分布类函数

函数名	表达式	功能
随机变量函数	Normal(x)	产生服从正态分布的随机数序列
	Uniform(x)	产生服从均匀分布的随机数序列
	RV.分布名（参数，…）	产生服从指定统计分布的随机数序列
概率密度函数	PDF.分布名（x，参数，…）	计算 x 取特定值的指定分布的概率或密度
累积概率分布函数	CDF.分布名（x，参数，…）	计算 x 对应的指定分布的累积概率
分位数（临界值）函数	PROBIT(p)	计算标准正态分布中累积概率为 p 的分位数
	IDF.分布名（p，参数，…）	计算指定统计分布中累积概率为 p 的分位数

链 接 伯努利——数学统计学家的显赫家族

伯努利（Bernoulli）是17世纪瑞士巴塞尔的堪称盛产数学家和自然科学家的大家族。祖孙三代，在欧洲历史上曾留下11位数学家，雅科布和丹尼尔是其中最为杰出的代表。

雅科布·伯努利（Jacob Bernoulli，1654～1705），创立了最早的大数定理——伯努利定理，建立了描述独立重复试验序列的“伯努利概型”，并撰写了最早的概率论专著——《猜度术》，从而将概率理论系统化，并加以发展。雅科布在数学上的重要贡献涉及微积分、解析几何、概率论以及变分法等多个领域。

丹尼尔·伯努利（Daniel Bernoulli，1700～1782），雅科布的侄子，巴塞尔大学医学博士。他在代数学、概率论和微分方程等方面都有重要成果，在概率论中引入正态分布误差理论，发表了第一个正态分布表。由于在数学和物理学方面的杰出成就，他曾十次获得法兰西科学院的嘉奖。

伯努利家族在欧洲享有盛誉，传说年轻的丹尼尔·伯努利在一次穿越欧洲的旅行中与一个陌生人聊天，他自我介绍道：“我是丹尼尔·伯努利”。那个人当时就怒了，讽刺说：“我还是艾萨克·牛顿呢！”丹尼尔认为这是他听过的最衷心的赞扬。

第3节 常用随机变量的分布

前面我们介绍了随机变量及其分布的一般性质和数字特征等，本节我们将介绍常用随机变量的分布，主要有二项分布、泊松分布、正态分布、指数分布等。

一、常用离散型随机变量分布

（一）二项分布

定义2-17 若随机试验在相同条件下重复进行n次，而且各次试验结果互不影响，则称这n次试验是n重独立试验（independent trials）。在n重独立试验中，如果仅关心随机事件A是否发生，即只考虑A和$\overline{A}$两个试验结果，称这种试验为n重伯努利试验（Bernoulli trials）。

n重伯努利试验概型正是“在同样条件下进行重复试验和观察”的数学模型。

伯努利试验模型是历史上研究最早、应用最广泛的概率试验模型之一，只要我们在独立重复试验中仅对某事件是否发生感兴趣，就可用伯努利概型来处理。例如，多次重复掷同一枚硬币，观察是否正面向上；用某种药物对多个同类病人进行治疗，观察各个病人的治疗是否有效；在一批产品中进行有放回抽样，观察抽到的是否为次品等等，都属于伯努利试验的模型。

定义2-18 在n重伯努利试验中，如果每次试验中A事件发生的概率为p，则$\overline{A}$的概率为$1-p=q$。设X为n重伯努利试验中A事件发生的次数，则X为随机变量，其概率分布为

$$P(X=k)=C_n^k p^k q^{n-k}\text{，}k=0\text{，}1\text{，}\cdots\text{，}n$$

称X所服从的分布为二项分布（binomial distribution），记为$X\sim B(n, p)$。这里n、p为参数，$q=1-p$，C_n^k是组合数。

二项分布$B(n, p)$的数学期望$E(X)$、方差$D(X)$和标准差σ分别为

$$E(X)=np\text{，}D(X)=npq\text{，}\sigma=\sqrt{npq}\text{。}$$

计算二项分布的概率时，有时可利用二项分布表（见书后附表1）。

例2-16 据统计，服用某药的人中4%有胃肠道反应，为考察某批次该药的质量，现任选25人服用此药，试求：

（1）25人中有胃肠道反应的人数X的概率分布；

（2）有人有胃肠道反应的概率；

（3）25人中有胃肠道反应的平均人数。

解：（1）将每人服用此药后观察其是否有反应视为一次试验，由于试验的结果只有两个：“有反应”与“无反应”，而且每人是否有反应是相互独立的，故这可归结为伯努利试验概型问题。

因为 X 表示 25 人中有胃肠道反应的人数，则 X 服从 n=25，p=0.04 的二项分布 $B(25, 0.04)$。故所求 X 的概率分布为

$$P(X=k)=C_{25}^{k}0.04^{k}0.96^{25-k},\ k=0,1,\cdots,25$$

（2）因为“有人有胃肠道反应”就是事件（$X\geqslant 1$），故所求概率为

$$P(X\geqslant 1)=\sum_{k=1}^{25}C_{25}^{k}0.04^{k}0.96^{25-k}=1-P(X=0)=1-0.96^{25}=1-0.3604=0.6396$$

或对 n=25，p=0.04，直接查二项分布表（见书后附表 1）得：

$$P(X\geqslant 1)=0.6396。$$

（3）“25 人中有胃肠道反应的平均人数”就是 X 的数学期望值 $E(X)$：

$$E(X)=np=25\times 0.04=1。$$

例 2-17　据以往资料分析，某种动物感染某病的概率为 0.3，为评价一种血清的预防效果，现对 20 只健康的该种动物注射这种血清，经过传染期的观察，结果至多只有 1 只动物受感染。

问题：能否认为这种血清对该病有一定的预防效果？

解：假设这种血清毫无预防效果，则注射后的动物感染某病的概率仍为 0.3。20 只动物至多只有 1 只动物受感染的概率为

$$P(X\leqslant 1)=C_{20}^{1}\times 0.3\times 0.7^{19}+0.70^{20}=0.0068+0.0008=0.0076$$

这个概率相当小，换句话说，在上述假设下出现这种情况的可能性非常小，而现在这种情况确试发生了，说明假设不合理，我们不能认为这种血清毫无预防作用，即认为这种血清有一定的预防效果。

实际上通常约定概率不超过 0.05 的事件为小概率事件，因为概率很小，认为这种小概率事件在一次试验中几乎不可能发生，这就是“小概率事件原理”。一旦小概率事件发生，被视为反常，就有理由认为原来的假设或导致它发生的原因不成立，这就是上述判断的依据。

药学上利用这种原理进行药物筛选，在预试或以往经验的基础上，用少量动物对多种药物进行试验，从多种药物中筛选出合格的药物。

【SPSS 软件应用】　在 SPSS 中，用 SPSS 概率函数 PDF. BINOM 可计算二项分布的概率值 $P\{X=x\}$；用 SPSS 累积分布函数 CDF.BINOM 可计算二项分布的累积概率值 $P\{X\leqslant x\}$；即

$$P\{X=x\}=\text{PDF.BINOM}(x, n, p);\ P\{X\leqslant x\}=\text{CDF.BINOM}(x, n, p)$$

其中 n，p 分别为二项分布的参数。

下面用 SPSS 软件求例 2-17 中的概率值 $P(X\leqslant 1)$，例中二项分布为 $B(20, 0.3)$。在 SPSS 中，打开空白数据集，在首列输入 1，选择菜单【转换】→【计算变量】，在对话框【计算变量】中，如图 2-9

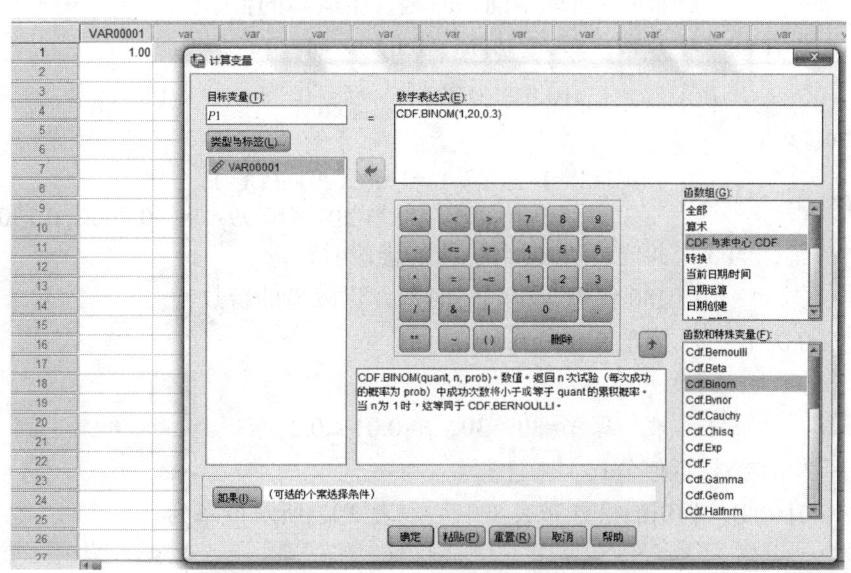

图 2-9　对话框【计算变量】计算概率值

所示，在【目标变量】中输入新变量名 P1，再在【函数组】中选定：CDF 与非中心 CDF，在【函数和特殊变量】中选定二项分布的累积概率函数 CDF.BINOM，点击[↑]，则在【数字表达式】中出现：CDF.BINOM（?，?，?），根据函数提示说明，依次输入参数值：1，20 和 0.3，点击确定，在数据集窗口即得概率 $P(X\leqslant 1)$值 $P1$ 为：0.00764。

（二）泊松分布

当 n 很大，p 较小时，二项分布的概率计算颇为繁琐。对此，法国数学家泊松（Poisson）提出了下列泊松近似公式。

定理 2-5（Poisson 近似公式） 当 n 很大，p 较小时（一般只要 $n\geqslant 30$，$p\leqslant 0.2$ 时），对任一确定的 k，有（其中$\lambda=np$）

$$C_n^k p^k q^{n-k} \approx \frac{\lambda^k}{k!}e^{-\lambda}$$

（证明略）

定义 2-19 我们称概率分布

$$P(X=k)=\frac{\lambda^k}{k!}e^{-\lambda}\text{，}k=0\text{，}1\text{，}2\text{，}\cdots$$

为参数是λ的泊松分布（Poisson distribution），记为 P（λ），其中$\lambda>0$ 是常数，e 是自然对数的底。

泊松分布是作为二项分布的近似提出来的，可作为稀疏现象（小概率事件）发生次数 $X(X=0，1，2，\cdots)$的概率分布模型。诸如生三胞胎数、某种少见病（如食管癌）的发病数以及一分钟内电话总机接到的呼叫数等现象都服从泊松分布。

泊松分布的数学期望和方差为：$E(X)=\lambda$，$D(X)=\lambda$。

计算泊松分布的概率问题时，一般利用泊松分布表（见附表 2）进行。

例 2-18 某车间有各自独立运行的机床若干台，设每台机床发生故障的概率为 0.01，每台机床的故障需要一名维修工来排除。现考虑两种维修实施方案。

（1）一人负责 15 台机床的维修；

（2）3 人共同负责 80 台机床的维修。

问题： 试求在这两种方案下机床发生故障而得不到及时维修的概率，从而比较两种方案的优劣。

解： 依题意，维修人员是否能及时维修机床，取决于同一时刻发生故障的机床数。

对第（1）种方案，设

$$X=\{15\text{ 台机床中同一时刻发生故障的台数}\}，$$

则 X 服从 $n=15$、$p=0.01$ 的二项分布，即 $X\sim B(15，0.01)$。而

$$P(X=k)=C_{15}^k(0.01)^k(0.99)^{15-k}，k=0，1，\cdots，15$$

故所求概率为

$$\begin{aligned}P(X\geqslant 2)&=1-P(X\leqslant 1)=1-P(X=0)-P(X=1)\\&=1-(0.99)^{15}-15\times 0.01\times(0.99)^{14}=1-0.8600-0.1303=0.0097\end{aligned}$$

对第（2）种方案，当 3 人共同负责 80 台机床的维修时，设

$$Y=\{80\text{ 台机床中同一时刻发生故障的台数}\}，$$

则 Y 服从 $n=80$、$p=0.01$ 的二项分布 $B(80，0.01)$。

此时因为

$$n=80>30，p=0.01<0.2$$

所以可以利用定理 2-5（泊松近似公式）来计算。

由$\lambda=np=80\times 0.01=0.8$，利用泊松分布表（书后附表 2），所求概率为

$$P(Y \geqslant 4)=\sum_{k=4}^{80} C_{80}^{k}(0.01)^{k}(0.99)^{80-k} \approx \sum_{k=4}^{80} \frac{(0.8)^{k}}{k!} \mathrm{e}^{-0.8}=0.0091$$

我们发现，虽然采用第（2）种方案平均每人需维修 27 台，比第（1）种方案增加了 80%的工作量，但是其管理质量反而提高了。显然，第（2）种方案更佳。该例也体现了概率统计的研究对于国民经济特别是生产管理等方面问题的解决所具有的重要意义。

二、常用连续型随机变量分布

（一）正态分布

正态分布是统计学中最重要的连续型随机变量概率分布，其应用极为广泛。常见的工厂产品的质量指标，人的身高、体重、红细胞数和胆固醇含量，农作物的产量等许多随机变量，都服从或近似服从正态分布。这些随机变量的共同特点是其数值多数集中在均值附近的中间状态，偏离均值较远的数值出现较少，即“中间多、两头少”的分布形态。实际上，如果影响某一数量指标有许多随机因素，而每个随机因素都不起主要的作用（作用微小）时，则该数量指标服从正态分布（可由中心极限定理证明）。同时有许多重要分布可以用正态分布近似（如二项分布等）或导出（如 t 分布、χ^2 分布等）。

定义 2-20 若随机变量 X 的概率密度为

$$f(x)=\frac{1}{\sqrt{2\pi}\sigma}\mathrm{e}^{-\frac{(x-\mu)^2}{2\sigma^2}}, \quad -\infty<x<+\infty$$

称 X 服从参数为 μ，σ^2 的正态分布（normal distribution），记为 $X \sim N(\mu,\sigma^2)$。其中参数 μ，σ^2 分别为正态随机变量 X 的均值和方差。

正态分布的密度 $f(x)$对应的图形称为正态曲线（normal curve），如图 2-10、图 2-11 所示，其重要特征概括如下。

（1）正态曲线为 x 轴上方的“钟形”光滑曲线，关于 $x=\mu$ 对称，其中心位置由均值 μ 确定，并在 $x=\mu$ 达到最大值；

（2）当 x 趋于无穷时，曲线以 x 轴为其渐近线，且在 $x=\mu+\sigma$ 和 $x=\mu-\sigma$ 处有拐点；

（3）标准差 σ 值决定了曲线的陡缓程度，即 σ 越大，曲线越平坦；σ 越小，曲线越陡峭。

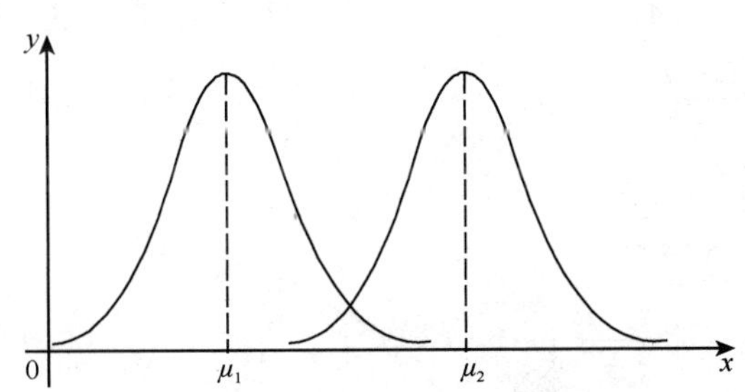

图 2-10 正态分布的不同 μ 的密度曲线图

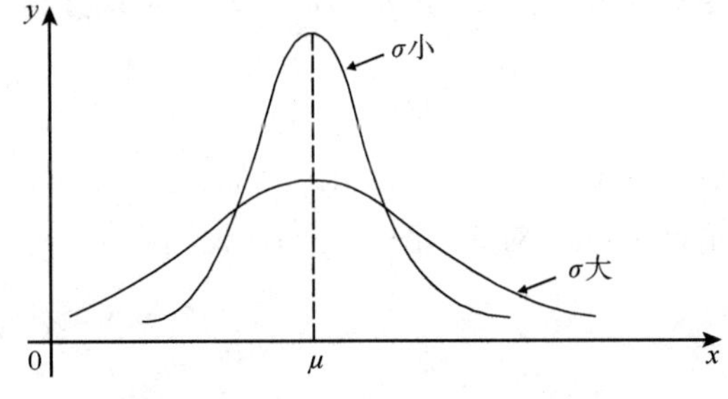

图 2-11 正态分布的不同 σ 的密度曲线图

正态分布的分布函数为

$$F(x)=P(X \leqslant x)=\frac{1}{\sqrt{2\pi}\sigma}\int_{-\infty}^{x}\mathrm{e}^{-\frac{(t-\mu)^2}{2\sigma^2}}\mathrm{d}t$$

它是介于[0，1]之间且单调递增的连续函数（图 2-12），并有 $F(\mu)=0.5$。

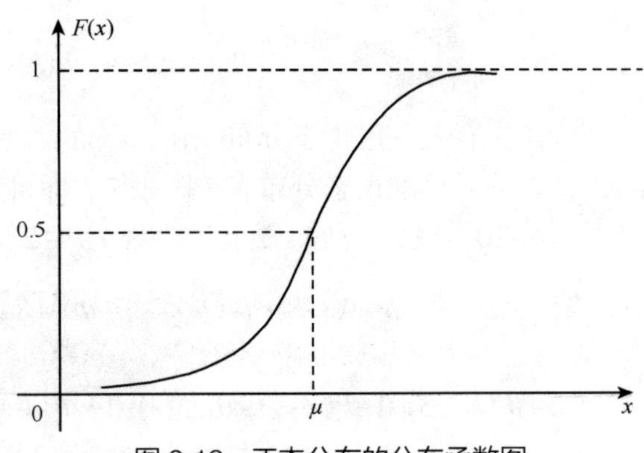

图 2-12 正态分布的分布函数图

正态分布的数学期望和方差为：$E(X)=\mu$，$D(X)=\sigma^2$。

特别地，当 $\mu=0$、$\sigma=1$ 时，称 X 服从标准正态分布，记为 $X \sim N(0, 1)$。对标准正态分布，通常用 $\varphi(x)$表示其密度，用 $\Phi(x)$表示分布函数，即

$$\varphi(x)=\frac{1}{\sqrt{2\pi}}\mathrm{e}^{-\frac{x^2}{2}},\ -\infty<x<+\infty$$

$$\Phi(x)=\int_{-\infty}^{x}\frac{1}{\sqrt{2\pi}}\mathrm{e}^{-\frac{t^2}{2}}\mathrm{d}t,\ -\infty<x<+\infty$$

标准正态分布的密度曲线是关于 y 轴对称、形态适中的对称“钟形”曲线，其密度曲线图参见图 2-13。

由于正态分布的广泛应用，为计算方便，人们编制了标准正态分布 $N(0,\ 1)$的分布函数值$\Phi\ (x)$表（附表 3）。

若随机变量 X 服从标准正态分布，即 $X\sim N(0,\ 1)$，需求

$$P(a<X\leqslant b)=\Phi(b)-\Phi(a)$$

则利用 $N(0,\ 1)$分布函数表（附表 3）直接查$\Phi(b)$、$\Phi(a)$的值即可得到。

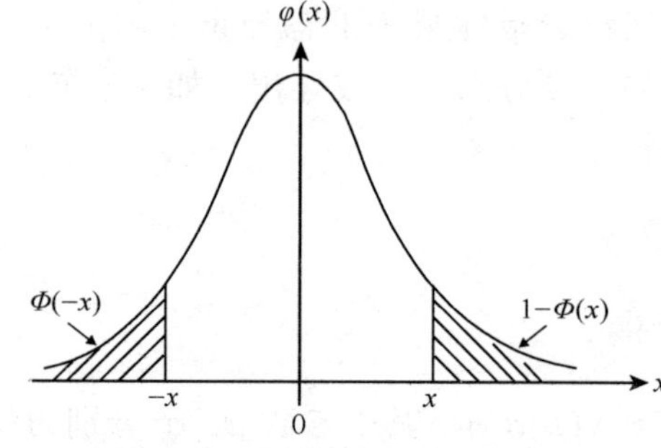

图 2-13　$\Phi(-x)=1-\Phi(x)$ 图示

对于负的 x 值，利用其密度$\varphi\ (x)$的对称性及密度曲线与 x 轴所围面积是常数 1（图 2-13），可得

$$\Phi(-x)=1-\Phi(x)。$$

由此即可转化为 x 的正值问题，查标准正态分布表（附表 3）即得。

例 2-19　设 $X\sim N(0,\ 1)$，求（1）$P(0.32<X<1.58)$；（2）$P(-1\leqslant X\leqslant 1)$。

解：（1）$P(0.32<X<1.58)=\Phi(1.58)-\Phi(0.32)=0.9430-0.6255=0.3175$

（2）$P(-1\leqslant X\leqslant 1)=\Phi(1)-\Phi(-1)=\Phi(1)-[1-\Phi(1)]=2\Phi(1)-1=2\times 0.84135-1=0.6827$。

若随机变量 X 服从一般正态分布，即 $X\sim N(\mu,\ \sigma^2)$，对于给定的 μ 和σ，只要将 X 转化为其标准化随机变量 Z，就有

$$Z=\frac{X-\mu}{\sigma}\sim N(0,\ 1)$$

就可转化为服从标准正态分布 $N(0,\ 1)$的随机变量问题。对应地，我们有下列重要结果。

定理 2-6　若 $X\sim N(\mu,\ \sigma^2)$，$F(x)$为其分布函数，则有

$$F(x)=\Phi\left(\frac{x-\mu}{\sigma}\right)$$

其中$\Phi(x)$为标准正态分布 $N(0,\ 1)$的分布函数。（证明略）

由该公式，对 $X\sim N(\mu,\ \sigma^2)$，我们有

$$P(X\leqslant x)=F(x)=\Phi\left(\frac{x-\mu}{\sigma}\right)$$

$$P(X>x)=1-F(x)=1-\Phi\left(\frac{x-\mu}{\sigma}\right)$$

$$P(a<X\leqslant b)=F(b)-F(a)=\Phi\left(\frac{b-\mu}{\sigma}\right)-\Phi\left(\frac{a-\mu}{\sigma}\right)$$

这样，有关一般正态分布 $N(\mu,\ \sigma^2)$的概率计算问题就可转化为服从标准正态分布 $N(0,\ 1)$的概率问题，查书后标准正态分布表（附表 3）即可解决。

例 2-20　设 $X\sim N(3,\ 2^2)$，求（1）$P(-2<X<8)$；（2）$P(X>3)$；（3）$P(|X|>2)$。

解：（1）$P(-2<X<8)=\Phi\left(\frac{8-3}{2}\right)-\Phi\left(\frac{-2-3}{2}\right)=2\Phi(2.5)-1=0.9876$

（2）$P(X>3)=1-P(X\leqslant 3)=1-F(3)=1-\Phi\left(\frac{3-3}{2}\right)=1-\Phi(0)=0.5$

（3）$P(|X|>2)=P(X>2)+P(X<-2)=[1-P(X\leqslant 2)]+P(X<-2)$

$$=1-\Phi\left(\frac{2-3}{2}\right)+\Phi\left(\frac{-2-3}{2}\right)=1-\Phi(2.5)+\Phi(0.5)=0.6977$$

例 2-21　设 $X\sim N(\mu,\ \sigma^2)$求 $P(\mu-k\sigma\leqslant X\leqslant\mu+k\sigma)$，$k=1,\ 2,\ 3$。

解：$P(\mu-k\sigma\leqslant X\leqslant\mu+k\sigma)=\Phi\left(\dfrac{\mu+k\sigma-\mu}{\sigma}\right)-\Phi\left(\dfrac{\mu-k\sigma-\mu}{\sigma}\right)=\Phi(k)-\Phi(-k)$

$$=\Phi(k)-\Phi(-k)=\Phi(k)-(1-\Phi(k))=2\Phi(k)-1$$

$k=1$ 时，$P(\mu-\sigma\leqslant X\leqslant\mu+\sigma)=2\Phi(1)-1=0.6827=68.27\%$；

$k=2$ 时，$P(\mu-2\sigma\leqslant X\leqslant\mu+2\sigma)=2\Phi(2)-1=0.9545=95.45\%$；

$k=3$ 时，$P(\mu-3\sigma\leqslant X\leqslant\mu+3\sigma)=2\Phi(3)-1=0.9973=99.73\%$。

这表明，当 $X\sim N(\mu,\ \sigma^2)$时，随机变量 X 基本上只在区间$[\mu-2\sigma,\ \mu+2\sigma]$内取值，而 X 的值落在$[\mu-3\sigma,\ \mu+3\sigma]$之外的概率很小，不到 0.3%，即 X 的值几乎全部落在区间$[\mu-3\sigma,\ \mu+3\sigma]$内（图 2-14），这称为“3$\sigma$-原则”。该原则在实际问题的统计推断中，特别是在产品的质量检测中有着重要作用。在质量检测中应用该原理，将 $\bar{x}\pm 2S$ 作为上下警戒值，$\bar{x}\pm 3S$ 作为上下控制值，其中 $\bar{x}$ 是 μ 的估计值——样本均值，S 是σ的估计值——样本标准差。

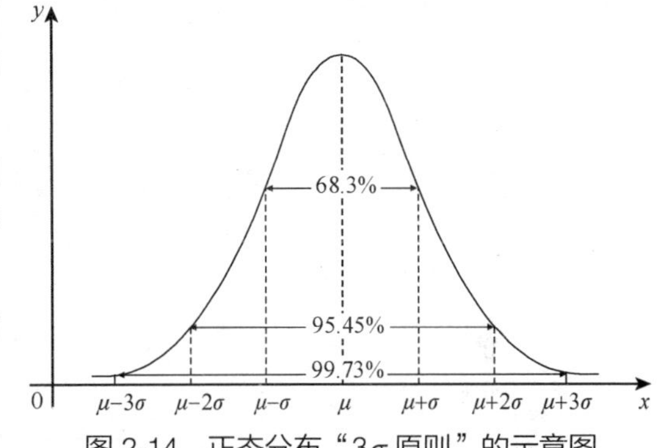

图 2-14　正态分布“3σ-原则”的示意图

我们还可以计算出 $P(\mu-1.96\sigma\leqslant X\leqslant\mu+1.96\sigma)=95\%$，医学上把 95%对应的区间称为正常范围，从而对一些身体指标如血压、胆固醇等确定其正常值范围。

例 2-22　已知某种药片的片重 X 服从正态分布 $N(\mu,\ \sigma^2)$，其中 $\mu=150$（mg）。

问题：（1）若已知$\sigma=5$，如何求药片片重 X 在 140 与 155 之间的概率？

（2）标准差σ为何值时，$P(145\leqslant X\leqslant 155)=0.8$？

解：（1）因药片的片重 $X\sim N(150,\ 5^2)$，则所求概率为

$$P(140\leqslant X\leqslant 155)=\Phi\left(\frac{155-150}{5}\right)-\Phi\left(\frac{140-150}{5}\right)=\Phi(1)-\Phi(-2)$$

$$=\Phi(1)-(1-\Phi(2))=0.84135-1+0.97725=0.8186$$

（2）由 $P(145\leqslant X\leqslant 155)=\Phi\left(\dfrac{155\quad 150}{\sigma}\right)-\Phi\left(\dfrac{145\quad 150}{\sigma}\right)$

$$=\Phi\left(\frac{5}{\sigma}\right)-\Phi\left(-\frac{5}{\sigma}\right)=2\Phi\left(\frac{5}{\sigma}\right)-1=0.8$$

即

$$\Phi\left(\frac{5}{\sigma}\right)=\frac{1+0.8}{2}=0.9,$$

查附表 3，得 $\dfrac{5}{\sigma}=1.28$，故$\sigma=3.906$。

【SPSS 软件应用】　在 SPSS 中，用 SPSS 累积分布函数 CDF.NORMAL 可计算正态分布 $N(\mu,\ \sigma^2)$的累积概率值 $P\{X\leqslant x\}$；即 $P\{X\leqslant x\}=$ CDF. NORMAL(x，μ，σ)，其中 μ、σ为正态分布 $N(\mu,\ \sigma^2)$的参数。

下面用 SPSS 软件来求解例 2-22 的（1）。例中药片的片重 $X\sim N(150,\ 5^2)$，在 SPSS 的数据集中输入 155，选择菜单【转换】→【计算变量】，在【目标变量】中输入新变量名 P2，在其【数字表达式】中选定：

CDF. NORMAL(155，150，5)–CDF. NORMAL(140，150，5)

点击确定，即在数据编辑器窗口的 P2 变量下得所需的概率值：0.81859。即

$$P(145 \leqslant X \leqslant 155) = P(X \leqslant 155) - P(X \leqslant 140) = 0.81859。$$

（二）指数分布

定义 2-21 若连续型随机变量 X 的密度为

$$f(x)=\begin{cases}\lambda e^{-\lambda x}, & x \geqslant 0 \\ 0, & x<0\end{cases}$$

其中 $\lambda>0$ 为常数，则称 X 服从参数为 λ 的指数分布（exponential distribution）。

指数分布的分布函数为

$$F(x)=\begin{cases}1-e^{-\lambda x}, & x \geqslant 0 \\ 0, & x<0\end{cases}$$

指数分布的密度曲线图和分布函数曲线图分别见图 2-15、图 2-16。

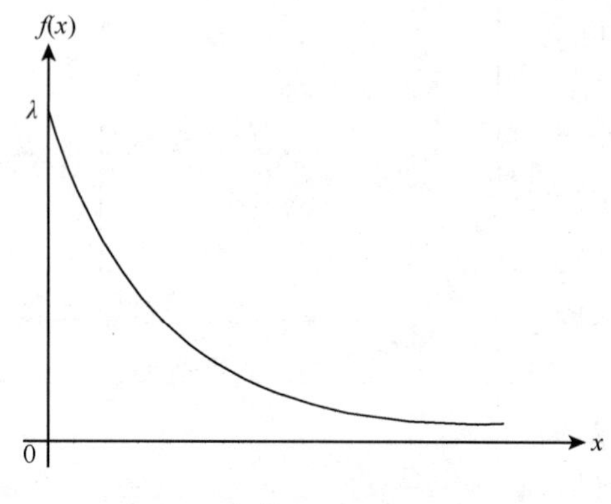

图 2-15 指数分布的密度曲线图

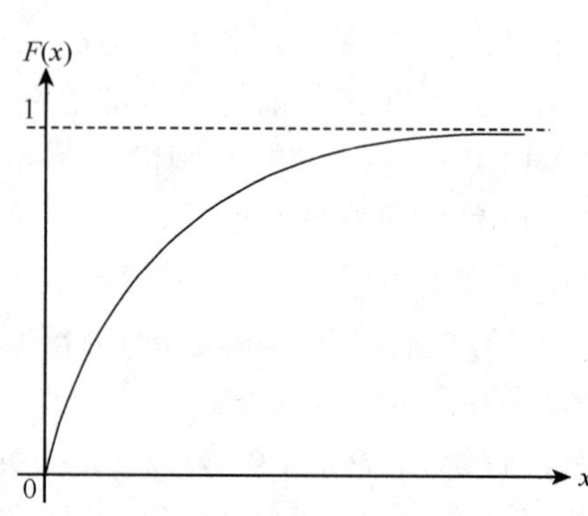

图 2-16 指数分布的分布函数图

指数分布的数学期望和方差：$E(X)=1/\lambda$，$D(X)=1/\lambda^2$。

指数分布常用来作为“寿命”的分布，如动物寿命、电子元件的寿命等的概率分布模型。

例 2-23 已知某批灯泡的使用寿命 X 服从参数是 λ 的指数分布，且其平均寿命为 1000 小时，现从中任意取一只灯泡，求它能正常使用 1000 小时以上的概率。

解： 已知灯泡使用寿命 X 服从指数分布，且平均寿命是 1000 小时，即

$$E(X)=1/\lambda=1000,$$

则 $\lambda=1/1000$。

因此 X 服从的概率分布密度为

$$f(x)=\begin{cases}\dfrac{1}{1000}e^{-\frac{x}{1000}}, & x \geqslant 0 \\ 0, & \text{其他}\end{cases}$$

故所求概率为

$$P(X>1000)=\int_{1000}^{+\infty}\frac{1}{1000}e^{-\frac{x}{1000}}dx=e^{-1}\approx 0.368。$$

【SPSS 软件应用】 在 SPSS 中，用 SPSS 累积分布函数 CDF. EXP 可计算指数分布的累积概率值 $P\{X \leqslant x\}$：$P\{X \leqslant x\}$= CDF. EXP(x，λ)。

下面用 SPSS 软件来求解例 2-23 的概率值，此时，例中灯泡使用寿命 X 服从指数分布为 $E(\lambda)$，$\lambda=1/1000=0.001$。在 SPSS 中，与前面计算累积概率函数值类似，选择菜单【转换】→【计算变量】，在【数字表达式】中选定：CDF. EXP(1000，0.001)，即可得指数分布的累积概率 $P(X \leqslant 1000)$的值为：0.6321。即

$$P(X \geqslant 1000)=1-P(X<1000)=1-0.6321=0.3679。$$

最后我们将本章介绍的 SPSS 软件中常用统计类 SPSS 函数汇总如下，见表 2-12。

表 2-12 本章 SPSS 软件中统计类函数应用一览表

统计内容			SPSS 软件应用实现的菜单选项
统计分布的概率值、累积概率值或临界值（分位数）			【转换】→【计算变量】（SPSS 函数计算）
SPSS 函数计算	二项分布	概率值	$P\{X=x\}=$ PDF.BINOM(x，n，p)
		累积概率值	$P\{X\leqslant x\}=$ CDF.BINOM(x，n，p)
	泊松分布	概率值	$P\{X=x\}=$ PDF. POISSON(x，λ)
		累积概率值	$P\{X\leqslant x\}=$ CDF. POISSON(x，λ)
	正态分布	累积概率值	$P\{X\leqslant x\}=$ CDF. NORMAL(x，μ，σ)
		临界值（分位数）	$x_\alpha=$ IDF. NORMAL($1-\alpha$，μ，σ)
	指数分布	累积概率值	$P\{X\leqslant x\}=$ CDF. EXP(x，λ)
		临界值（分位数）	$x_\alpha=$ IDF. EXP($1-\alpha$，λ)

链接 “数学王子”高斯与正态分布

德国著名数学家、天文学家高斯（C.F.Gauss，1777～1855）被认为是历史上最伟大的数学家之一，并有“数学王子”的美誉。

1792 年，高斯进入卡罗琳学院学习。在那里，他独立发现了二项式定理的一般形式，将其成功地运用在无穷级数，并发展了数学分析理论。另外，他还发现了质数分布定理和最小二乘法。通过对足够多的测量数据的处理后，成功得到高斯钟形曲线即正态分布曲线，该函数被命名为标准正态分布（或高斯分布），并在概率计算中大量使用。

1795 年 18 岁的高斯转入哥廷根大学学习，期间他又发明了用圆规和直尺绘制正 17 边形的尺规作图法。其后，他在谷神星运行轨迹的测定、代数学基本定理的证明、非欧几何的创立、微分几何及大地测量学等方面研究都有重大贡献。

作为一个伟大的数学家，高斯对科学的贡献不胜枚举。现今，德国 10 马克的印有高斯头像的钞票上还印有正态分布的密度曲线。这是否意味着在高斯的科学贡献中，对人类文明影响最大的便是源于测量数据误差的正态分布呢?

本章小结

（一）随机事件及关系

名目	内容
概念	（随机）试验、样本空间Ω、基本事件（样本点）ω、 （随机）事件、事件的发生、必然事件 Ω、不可能事件∅
事件间关系	包含 $B\supset A$、相等 $A=B$ 对立事件 $\bar{A}$：$A\bar{A}=\varnothing$，$A+\bar{A}=\Omega$ 互不相容：$AB=\varnothing$ 相互独立：$P(AB)=P(A)P(B)$
事件间运算	和（或并）：$A+B$(或 $A\cup B$) 积（或交）：AB(或 $A\cap B$) 差：$A-B$
运算规则	交换律：$A+B=B+A$；$AB=BA$ 结合律：$(A+B)+C=A+(B+C)$；$(AB)C=A(BC)$ 分配律：$(A+B)C=AB+BC$；$A+(BC)=(A+B)(A+C)$ 德·摩根对偶律：$\overline{A+B}=\bar{A}\bar{B}$，$\overline{AB}=\bar{A}+\bar{B}$ 差积转换律：$A-B=A\bar{B}=A-AB$

（二）概率的定义

类型	定义公式
古典概率	$P(A)=\frac{m}{n}=\frac{A\text{所含的基本事件数}}{\text{基本事件总数}}$
统计概率	$P(A)=p$（$\approx f_n(A)=\frac{n_A}{n}$）
公理化定义（基本性质）	对样本空间中任意事件 A 对应的一个实数 $P(A)$，满足 公理 1（非负性）：$0\leqslant P(A)\leqslant 1$ 公理 2（规范性）：$P(\Omega)=1$，$P(\varnothing)=0$ 公理 3（可加性）：若 A_1，A_2，…，A_n，…，两两互不相容， $P(A_1+A_2+\cdots+A_n+\cdots)=P(A_1)+P(A_2)+\cdots+P(A_n)+\cdots$ 则称 $P(A)$ 为随机事件 A 的概率。

（三）概率的计算公式

名称	计算公式
加法公式	$P(A+B)=P(A)+P(B)-P(AB)$ 若 A、B 互不相容（$AB=\varnothing$）：$P(A+B)=P(A)+P(B)$
对立事件公式	$P(A)=1-P(\bar{A})$；$P(\bar{A})=1-P(A)$
事件之差公式	$P(A-B)=P(A)-P(AB)$ 若 $B\subset A$：$P(A-B)=P(A)-P(B)$
条件概率公式	$P(B\mid A)=\frac{P(AB)}{P(A)}$，$(P(A)>0)$
乘法公式	若 $P(A)>0$，$P(AB)=P(A)P(B\mid A)$ 若 $P(B)>0$，$P(AB)=P(B)P(A\mid B)$
独立事件公式	A、B 相互独立：$P(AB)=P(A)P(B)$ A_1，A_2，…，A_n 相互独立：$P(A_1A_2\cdots A_n)=P(A_1)P(A_2)\cdots P(A_n)$

（四）随机变量及分布

名称	定义	性质
分布函数	$F(x)=P(X\leqslant x)$，$-\infty<x<+\infty$	1. $0\leqslant F(x)\leqslant 1$； 2. $P(a<X\leqslant b)=F(b)-F(a)$
离散型：分布律	$P(X=x_k)=p_k$，$k=1，2，\cdots$ 或 X: x_1 x_2 … x_k … P: p_1 p_2 … p_k …	1. $p_k\geqslant 0$，$k=1，2，\cdots$ 2. $\sum_{k=1}^{\infty}p_k=1$
连续型：密度函数 $f(x)$	对任意 $a<b$ 有 $P(a<X\leqslant b)=\int_a^b f(x)\mathrm{d}x$ 或：对 X 的分布函数 $F(x)=\int_{-\infty}^{x}f(t)\mathrm{d}t$，$-\infty<x<+\infty$	1. $f(x)\geqslant 0$ 2. $\int_{-\infty}^{+\infty}f(x)\mathrm{d}x=1$ 3. X 的分布函数 $F(x)$ 连续 4. X 的密度：$f(x)=F'(x)$ 5. 对常数 a，$P(X=a)=0$

（五）随机变量的数字特征

类型	定义	性质	备注
数学期望 $E(X)$	离散型 $E(X)=\sum_{k=1}^{+\infty}x_kp_k$ 连续型 $E(X)=\int_{-\infty}^{+\infty}xf(x)\mathrm{d}x$	1. $E(C)=C$（C 为常数） 2. $E(CX)=C\cdot E(X)$ 3. $E(X\pm Y)=E(X)\pm E(Y)$	描述随机变量所有可能取值的平均水平
方差 $D(X)$ 标准差 $\sigma(X)$	$D(X)=E[(X-E(X))^2]$ $\sigma(X)=\sqrt{D(X)}=\sqrt{E[(X-E(X))^2]}$	1. $D(C)=0$（C 为常数） 2. $D(CX)=C^2\cdot D(X)$ 3. 若 X、Y 相互独立，则 $D(X\pm Y)=D(X)+D(Y)$ 4. $D(X)=E(X^2)-(E(X))^2$	描述随机变量取值相对于均值的平均离散程度

（六）常用分布及其数字特征

分布名称	概率分布（或密度函数）	数学期望	方差
二项分布 $B(n,p)$	$P(X=k)=C_n^k p^k q^{n-k}$，$k=0,1,\cdots,n$	np	npq
泊松分布 $P(\lambda)$	$P(X=k)=\dfrac{\lambda^k}{k!}e^{-\lambda}$，$k=0,1,2,\cdots$	λ	λ
均匀分布 $U(a,b)$	$f(x)=\begin{cases}\dfrac{1}{b-a} & a\leqslant x\leqslant b\\ 0, & 其他\end{cases}$	$\dfrac{a+b}{2}$	$\dfrac{(b-a)^2}{12}$
正态分布 $N(\mu,\sigma^2)$	$f(x)=\dfrac{1}{\sqrt{2\pi}\sigma}e^{-\frac{(x-\mu)^2}{2\sigma^2}}$，$-\infty<x<+\infty$	μ	σ^2
标准正态分布 $N(0,1)$	$\varphi(x)=\dfrac{1}{\sqrt{2\pi}}e^{-\frac{x^2}{2}}$，$-\infty<x<+\infty$	0	1
指数分布 $E(\lambda)$	$f(x)=\begin{cases}\lambda e^{-\lambda x}, & x\geqslant 0\\ 0, & x<0\end{cases}$ $(\lambda>0)$	$\dfrac{1}{\lambda}$	$\dfrac{1}{\lambda^2}$

自测题

一、名词解释

随机试验（试验），样本空间，随机事件（事件），古典概型，随机变量，概率分布，数学期望，方差。

二、填空题

1. 若 $P(A)=0.3$，$P(B)=0.6$，则

（1）若 A 和 B 独立，则 $P(A+B)=$ ________；$P(B-A)=$ ________；

（2）若 A 和 B 互不相容，则 $P(A+B)=$ ________；$P(B-A)=$ ________；

（3）若 $A\subset B$，则 $P(A+B)=$ ________；$P(B-A)=$ ________。

2. 已知 X 服从二项分布 $B(n,p)$，且 $E(X)=6$，$D(X)=4.2$，则 $n=$ ________，$p=$ ________。

3. 设随机变量 X 的密度函数为 $f(x)$，则 $P(a\leqslant X\leqslant b)=$ ________，$\int_{-\infty}^{+\infty}f(x)\mathrm{d}x=$ ________。

4. 设 X、Y 相互独立，且 $D(X)=6$，$D(Y)=3$，则 $D(2X-Y)=$ ________。

5. 设 $X\sim N(\mu,\sigma^2)$，对常数 a，b 有：$E(aX+b)=$ ________；$D(aX+b)=$ ________。

三、单选题

1. 正态分布有两个参数 μ 与 σ，（　　），相应的正态曲线的形状越扁平。

A. μ 越大　　B. μ 越小

C. σ 越大　　D. σ 越小

2. 下列说法正确的是（　　）。

A. 任一事件的概率总在（0，1）之内

B. 不可能事件的概率不一定为 0

C. 必然事件的概率一定为 1

D. 以上均不对

3. 甲、乙两人独立地向目标射击，射中目标的概率分别为：0.7、0.8，两人中恰好有一人射中目标的概率为（　　）。

A. 0.56　　B. 0.44

C. 0.38　　D. 0.5

4. 某人打靶的命中率为 0.8，现独立地射击 5 次，则 5 次中有 2 次命中的概率为（　　）。

A. $0.8^2\times0.2^3$　　B. 0.8^2

C. $\dfrac{2}{5}\times0.8^2$　　D. $C_5^2\times0.8^2\times0.2^3$

5. 设 $X\sim N(0,1)$，$\Phi(x)$ 为 X 的分布函数，则 $P(|X|\leqslant3)=$（　　）。

A. $\Phi(3)$　　B. $2\Phi(3)$

C. $\Phi(3)+\Phi(-3)$　　D. $2\Phi(3)-1$

四、应用分析题

1. 设 $\Omega=\{1,2,3,4,5,6,7\}$，$A=\{2,3,4\}$，$B=\{3,4,5\}$。

试求下列事件：（1）$\overline{A}\overline{B}$；（2）$\overline{A}+B$。

2. 在一标准英语词典共有 55 个由两个不同字母组成的单词，现从 26 个英文字母中任取两个字母来排成一个字母对，求它恰是上述字典中的单词的概率。

3. 五个身高不同的人随机站成一排，问恰好按身高顺序排列的概率是多少？

4. 甲、乙、丙三人各自独立地去破译一密码，他们能译出该密码的概率分别是 1/5、2/3、1/4，求该密码被破译的概率。

5. 电路由电池 A 与两个并联的电池 B、C 串联而成，设电池 A、B、C 是否损坏相互独立，且它们损坏的概率依次为 0.3，0.2，0.2，求电路发生间断的概率。

6. 在某地供应的某种药品中，甲、乙两药厂的产品各占 65%、35%，且甲、乙两厂的该药品合格率分别为 90%、80%，现用 A_1、A_2 分别表示甲、乙两药厂的产品，B 表示合格品，试求：$P(A_1)$、$P(A_2)$、$P(B|A_1)$、$P(B|A_2)$ 和 $P(A_1B)$。

7. 已知离散型随机变量 X 的概率分布为

X	0	1	2	3
P	0.4	C	2C	3C

试求：（1）C 值；（2）累积概率 $P(X\leqslant 2)$；（3）X 的数学期望 $E(X)$。

8. 设连续型随机变量 X 的密度函数为

$$f(x)=\begin{cases}Cx, & 0\leqslant x\leqslant 1\\ 0, & 其他\end{cases}$$

试求：（1）常数 C；（2）$P(0.3<X<1.5)$；（3）数学期望 $E(X)$。

9. 某药治愈某病的概率为 80%，今用该药治病 20 例。试求：

（1）有人未治愈的概率；

（2）恰有 2 例未治愈的概率；

（3）20 人中治愈人数的概率分布；

（4）20 人中已治愈的平均人数。

10. 已知 $X\sim N(1.5，2^2)$，试求：（1）$P(2<X\leqslant 2.5)$；（2）$P(X<5)$；（3）$P(|X-1.5|>2)$；（4）$E(X)$；（5）$D(3X+6)$。

11. 某高校男生身高（cm）X 服从正态分布 $N(173，5^2)$，现任选一名男生，试求

（1）该男生身高在 170～178（cm）之间的概率；

（2）该男生身高超过 182（cm）的概率；

（3）该高校男生的平均身高值。

五、上机实训题

1. 对本章上列应用分析题第 9 题的（1）（2）问题用 SPSS 中的统计函数来求解。
2. 对本章上列应用分析题第 11 题（1）（2）的概率计算问题用 SPSS 中的统计函数来求解。

第3章 抽样分布

统计研究的目的在于探索说明总体的数量特征即统计规律性。如果我们掌握的统计数据是研究对象的全体即总体的全面调查资料，则可直接计算总体的特征指标（如总体的均值、方差、标准差、总体率等）等来描述总体的相应数量特征和规律。但现实情况比较复杂，有些现象的范围很广，不可能也没有必要对总体中的每个个体都进行一一测定。这就需要从总体中抽取部分个体进行调查，再利用从样本中所获得的信息来估计和推断总体的数量特征即统计规律性，这称为统计推断（statistical inference）。

案例 3-1

要检验一批灯泡的使用寿命，由于测试是破坏性的，不可能对每一只灯泡进行测试。只能抽取一部分灯泡作测试，据此来推断该批灯泡的平均使用寿命。

案例 3-2

某公司研制了一种治疗冠心病的新药，现要考察该新药对冠心病病人治疗的有效率是多少。显然不可能对所有的冠心病病人用该药进行一一治疗，而只能抽取一部分冠心病病人作为样本进行临床治疗，进而根据该药对该部分冠心病病人治疗有效的比例来推断该药对全体冠心病病人治疗的有效率。

上列案例表明，当总体的个体数很多时，或者总体的范围难以确定时，或者对于破坏性试验，我们只能从中抽取一部分个体进行调查，以此来推断所研究的总体的状况和规律，即进行由样本的部分信息来推断总体的统计规律性的统计推断。统计推断是统计研究的基本内容，包括抽样分布、参数估计和假设检验等内容。本章我们首先介绍一些数理统计的基本概念，再介绍有关抽样分布等知识。

第 1 节　总体、样本和统计量

一、总体与样本

总体（population）是统计所要研究对象的全体，是根据研究目的确定的、具有共同性质的观察单元的全体。组成总体的每个观察单元称为个体（individual），个体是统计研究中最基本的单位。总体的参数（parameter）是指总体的数字特征即总体指标，一般用小写的希腊字母如 μ、σ等来表示。例如，调查某地在校大学生的身高，该地所有在校大学生的身高值就构成总体，而该地每一个在校大学生的身高就是个体，该地所有在校大学生的平均身高值即总体均值就是总体的一个重要参数。在该调查中，我们能够做到对该地区所有在校大学生的身高值进行调查，这种总体明确规定了空间、时间、人群范围内有限个观察单元，称为有限总体（finite population）。但是如果我们要调查某条河流的污染情况，我们不可能把这条河流的水全部取来进行检测，这种总体即观察单元的全体数只是理论上存在的，因而可视为“无限”，称为无限总体（infinite population）。有时我们还将个体数相当多的有限总体作为无限总体来处理。

在实际应用中，由于种种微小的偶然因素的影响，每个个体不尽相同而具有随机性，但也有确定的概率分布，因此研究对象的数量指标就是一个随机变量 X，总体是这个随机变量 X 可能取值的全体，就可用随机变量 X 来代表总体，例如服从正态分布的总体称为正态总体；个体则是随机变量的一个可能取值。

在概率论研究中，我们总是已知总体（即随机变量）所服从的分布及其参数，研究随机试验出现各种结果可能性的大小。而在实际问题中，随机试验的总体情况包括参数往往是未知的，反而需要通过研究对其进行估计推断。此时我们一般采用抽样的方法：从总体中抽取部分个体进行观察试验，得到抽样数据，再应用概率论原理，对总体情况作出估计推断。

定义 3-1 为推断总体的有关统计特征，从总体中随机抽取的部分个体称为样本（sample）；抽取过程称为抽样（sampling）；样本中所含个体的个数称为样本容量（sample size），一般用 n 表示。

对于一个样本，当 $n \geqslant 30$ 时，称为大样本，否则称为小样本。本书以后所讨论的抽样均指简单随机抽样（simple random sampling），即总体中每个个体被抽取的可能性是均等的，而且每抽取一个个体时总体分布不变，由此得到的样本都是简单随机样本。例如在研究某地在校大学生的身高时，随机抽取该地区在校大学生 50 名来进行调查，分别测其身高，这 50 名在校大学生的身高就构成一个样本，样本容量就是 50。

在总体 X 中抽取 n 个个体得到一个样本容量是 n 的样本，用 $X_1, X_2, \cdots, X_n$ 表示，由于 $X_1, X_2, \cdots, X_n$ 是从总体 X 中随机抽取的可能结果，因而是 n 个随机变量；而在一次抽样后，则是一组具体的数值，称为一组样本值，记为 x_1，x_2，$\cdots$，x_n，样本值就是表示样本的随机变量的取值。由于抽样是简单随机抽样，则样本 X_1，X_2，$\cdots$，X_n 应具有以下特性。

（1）独立性：X_1，X_2，$\cdots$，X_n 相互独立；

（2）代表性：X_1，X_2，$\cdots$，X_n 与总体 X 具有相同的概率分布；

即表示样本的随机变量 X_1，X_2，$\cdots$，X_n 是独立同分布的。

二、统 计 量

样本是总体的代表与反映，是对总体进行统计推断的基本依据。但在抽取样本后，一般不直接利用样本进行估计推断，而是对样本进行处理，即针对不同问题构造样本的不同函数来进行统计处理。

定义 3-2 我们将样本 X_1，X_2，$\cdots$，X_n 的不含任何未知参数的函数 $\varphi(X_1, X_2, \cdots, X_n)$ 称为统计量（statistic）。

根据定义 3-2，统计量完全依赖于样本，不应含有分布的任何未知参数。例如对总体 X 的一个样本 $X_1, X_2, \cdots, X_n$，若当总体均值 μ 未知，而总体方差 σ^2 已知时，$\frac{1}{\sigma^2}\sum_{i=1}^{n} X_i^2$ 是统计量，而 $\sum_{i=1}^{n}(X_i-\mu)^2$ 因为含有未知参数 μ 就不是统计量。

设 X_1，X_2，$\cdots$，X_n 是总体 X 的一个样本，则常用的样本统计量主要有：

样本均值：$\overline{X}=\frac{1}{n}\sum_{i=1}^{n} X_i$

样本方差：$S^2=\frac{1}{n-1}\sum_{i=1}^{n}(X_i-\overline{X})^2=\frac{1}{n-1}(\sum_{i=1}^{n} X_i^2-n(\overline{X})^2)$

样本标准差：$S=\sqrt{S^2}=\sqrt{\frac{1}{n-1}\sum_{i=1}^{n}(X_i-\overline{X})^2}$

样本变异系数：$\mathrm{CV}=\frac{S}{|\overline{X}|}\times 100\%$

样本标准误：$S_{\bar{x}}=\frac{S}{\sqrt{n}}$

它们分别刻画了样本的位置（集中）特征和离散（变异）特征，并可分别用于估计总体的均值 μ、方差 σ^2、标准差 σ、变异系数 CV 和标准误。

由于样本是随机变量，故统计量也是随机变量。当泛指一次抽样结果时，样本 X_1，X_2，$\cdots$，X_n 是 n 个随机变量，则样本均值 $\overline{X}$ 与样本方差 S^2 等也都是随机变量；当特指一次具体的抽样结果时，样本

值 x_1，x_2，…，x_n 是 n 个具体的数值，从而其样本均值 $\bar{x}$ 与样本方差 s^2

$$\bar{x}=\frac{1}{n}\sum_{i=1}^{n}x_i \text{，} s^2=\frac{1}{n-1}\sum_{i=1}^{n}(x_i-\bar{x})^2$$

等也都是具体的数值，这即我们在前面第 1 章第 2 节中介绍的样本均值、样本方差等，其特征意义也相同。如标准差反映了每个样本数据偏离其样本均值的绝对偏差，变异系数反映了样本数据偏离其样本均值的相对偏差，而标准误是用来衡量以样本均值来推断估计总体均值时的平均误差。

后面在不引起混淆的情况下，我们对样本和统计量赋予双重意义：泛指时为随机变量，特指时为相应数值。

对于总体、参数与样本、统计量等数理统计的基本概念，我们可以通过下列图 3-1 来理解它们之间的关系。

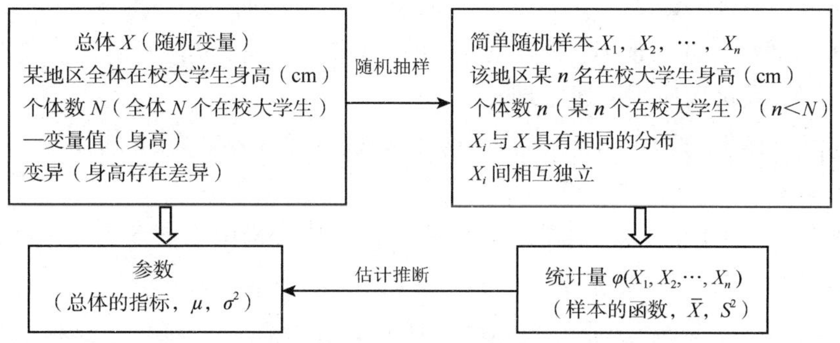

图 3-1 总体、参数、样本与统计量之间的关系图

第 2 节 抽样分布

抽样分布（sampling distribution）是指统计量作为随机变量所服从的概率分布。抽样分布是统计推断的基础。这里我们主要讨论与常用统计量样本均值与样本方差相关的常用抽样分布。在大多数情形，统计量服从正态分布或以正态分布为渐近分布，所以正态分布是最常用的抽样分布。此外，本节将介绍的 χ^2 分布、t 分布、F 分布等抽样分布也起着重要作用。

一、样本均值的分布

设从总体 X 中随机抽取一个样本 X_1，X_2，…，X_n，则 X_1，X_2，…，X_n 是 n 个相互独立且服从与总体相同的分布。由于正态分布是最常见的分布之一，故我们先考虑在总体 X 服从正态分布 $N(\mu, \sigma^2)$时，样本均值 $\overline{X}$ 的抽样分布。

定理 3-1 设 X_1，X_2，…，X_n 是来自正态总体 $N(\mu, \sigma^2)$的样本，则对其样本均值 $\overline{X}$ 有

$$\overline{X}=\frac{1}{n}\sum_{i=1}^{n}X_i \sim N\left(\mu,\frac{\sigma^2}{n}\right),$$

即样本均值 $\overline{X}$ 的抽样分布仍为正态分布，且

$$E(\overline{X})=\mu,\ D(\overline{X})=\frac{\sigma^2}{n}。$$

（证明略）。

样本均值 $\overline{X}$ 的标准差为 $\frac{\sigma}{\sqrt{n}}$，称为标准误，记为

$$\sigma(\overline{X})=\frac{\sigma}{\sqrt{n}}。$$

将样本均值 $\overline{X}$ 标准化后，定理结果即转化为

$$Z=\frac{\overline{X}-\mu}{\sigma(\overline{X})}=\frac{\overline{X}-\mu}{\sigma/\sqrt{n}} \sim N(0,\ 1)$$

当总体的分布不是正态分布和近似正态分布时，只要抽样个数 n 比较大时，由中心极限定理知，样本均值 $\overline{X}$ 的渐近分布仍为正态分布 $N\left(\mu,\dfrac{\sigma^2}{n}\right)$，这即

定理 3-2（中心极限定理） 若总体 X 的均值 μ 和方差 σ^2 有限，则当样本容量 n 充分大时，不管总体服从什么分布，其样本均值 $\overline{X}$ 近似服从均值是 μ、方差为 $\dfrac{\sigma}{\sqrt{n}}$ 的正态分布，即

$$\overline{X}=\frac{1}{n}\sum_{i=1}^{n}X_i \sim N\left(\mu,\frac{\sigma^2}{n}\right)\text{（近似）。}$$

（证明略）。

上述定理表明若用样本均值 $\overline{X}$ 去估计总体均值 μ 时，平均而言是没有偏差（无偏性），而且当 n 越来越大时，$\overline{X}$ 的离散程度越来越小，即用 $\overline{X}$ 估计 μ 越来越准确。实际计算时，当总分布未知时，对大样本情形（$n\geqslant 30$），就可以应用上述定理。

例 3-1 从均值 μ=18 和方差 σ^2=16 的总体中随机抽取一样本容量为 64 的样本，求其样本均值 $\overline{X}$ 落在 17 到 19 之间的概率。

解：因为样本容量 n=64（＞30）为大样本情形，则由中心极限定理 3-2，不论总体是何分布，样本均值 $\overline{X}$ 近似服从均值是 μ=18、方差是

$$\frac{\sigma^2}{n}=\frac{16}{64}=\frac{1}{4}$$

的正态分布，即

$$\overline{X}\sim N(18,\ 1/4)\text{（近似）}$$

故所求概率为

$$P(17\leqslant \overline{X}\leqslant 19)=F(19)-F(17)=\Phi\left(\frac{19-18}{1/2}\right)-\Phi\left(\frac{17-18}{1/2}\right)$$

$$=\Phi(2)-\Phi(-2)=2\Phi(2)-1=0.9545\text{。}$$

定义 3-3 对于标准正态随机变量 X 和给定的 $\alpha\ (0<\alpha<1)$，我们称满足

$$P(X>Z_\alpha)=\int_{Z_\alpha}^{+\infty}\frac{1}{\sqrt{2\pi}}\mathrm{e}^{-\frac{x^2}{2}}\mathrm{d}x=\alpha$$

的点 Z_α 为标准正态分布的上侧 α 分位数或临界值（图 3-2）。

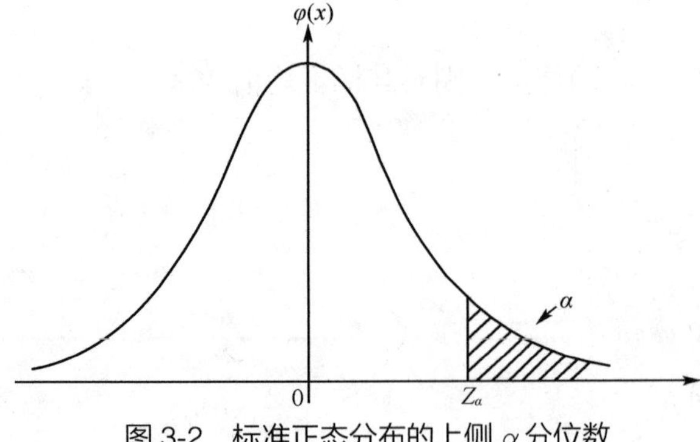

图 3-2 标准正态分布的上侧 α 分位数

对于给定的 α，由定义 3-3 的分位数公式得

$$P(X>Z_\alpha)=1-P(X\leqslant Z_\alpha)=1-\Phi(Z_\alpha)=\alpha$$

从而 $$\Phi(Z_\alpha)=1-\alpha$$

查附表 3 即可以得到分位数 Z_α 之值。

例如，给定 α=0.05，计算得

$$\Phi(Z_{0.05})=1-0.05=0.95$$

查书后附表 3 中概率为 0.95 的分位数，即得 $Z_{0.05}$=1.645。

二、χ^2 分布

对于样本方差

$$S^2=\frac{1}{n-1}\sum_{i=1}^{n}(X_i-\overline{X})^2$$

的抽样分布，当总体服从正态分布 $N(\mu,\ \sigma^2)$时，有：

定理 3-3 设 X_1，X_2，…，X_n 是来自正态总体 $N(\mu, \sigma^2)$的样本，则对于其样本方差 S^2，有

$$\frac{(n-1)S^2}{\sigma^2} \sim \chi^2(n-1)$$

而且样本均值 $\overline{X}$ 与样本方差 S^2 相互独立。

（证明略）。

我们将所服从的分布 $\chi^2(n-1)$称为自由度是$(n-1)$的 χ^2 分布或卡方分布（chi-square distribution），并将服从 χ^2 分布的随机变量记为 χ^2。

定义 3-4 设随机变量 X_1，X_2，…，X_n 相互独立，且都服从标准正态分布 $N(0, 1)$，则称

$$\chi^2 = X_1^2 + X_2^2 + \cdots + X_n^2$$

服从 $\chi^2(n)$分布，并记为 $\chi^2 \sim \chi^2(n)$。其中 n 称为自由度（degree of freedom，df），表示相互独立的标准正态变量的个数。

$\chi^2(n)$分布密度函数较为复杂，此处从略。$\chi^2(n)$分布的图形如图 3-3 所示。

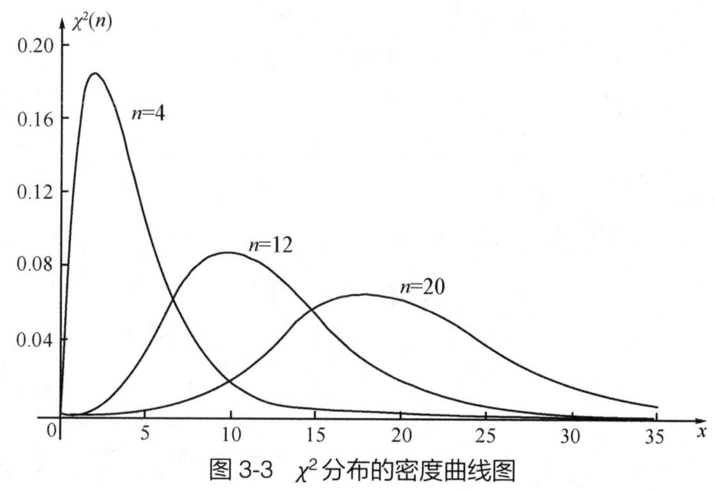

图 3-3 χ^2 分布的密度曲线图

从图 3-3 中可看到，$\chi^2(n)$分布是不对称偏态分布，而且只在第一象限取值，并随 n 的增大逐渐趋于对称。实际上当 $n \to \infty$时，χ^2 分布的极限分布为正态分布。

对服从 $\chi^2(n)$分布的 χ^2，其均值和方差分别为

$$E(\chi^2)=n，D(\chi^2)=2n。$$

定义 3-5 对于给定的 $\alpha(0<\alpha<1)$，我们称满足

$$P(\chi^2 > \chi^2_\alpha(n))=\alpha \text{ 或 } \int_{\chi^2_\alpha(n)}^{+\infty} f(x)\mathrm{d}x=\alpha$$

的点 $\chi^2_\alpha(n)$称为 χ^2 分布的上侧 α 分位数或临界值（图 3-4）。

对于不同的自由度 n 和 α，书后附表 5 中编制的 χ^2 分布表列出了相应的 $\chi^2_\alpha(n)$的值，可用于有关 χ^2 分布的概率计算问题。

例如，$\alpha=0.05$，$n=10$ 时，查附表 5（χ^2 分布表）得：$\chi^2_{0.05}(10)=18.307$。

对 χ^2 分布，当自由度 n 很大时，有

$$\sqrt{2\chi^2} \sim N(\sqrt{2n-1}, 1)，（近似）$$

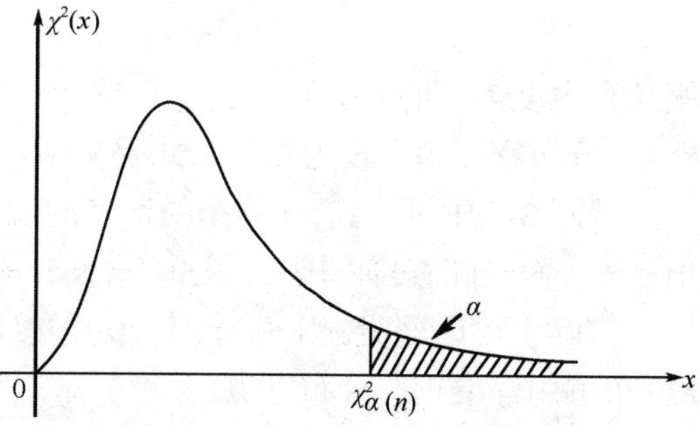

图 3-4 χ^2 分布的上侧 α 分位数

故附表 5 中编制的 $\chi^2_\alpha(n)$表仅列出 $n \leqslant 45$ 相应的值，对 $n>45$，有

$$\chi^2_\alpha(n) \approx \frac{1}{2}(Z_\alpha + \sqrt{2n-1})^2$$

式中 Z_α 是标准正态分布 $N(0, 1)$的上侧 α 分位数，满足 $P(Z>Z_\alpha)=\alpha$，其值可由标准正态分布分位数表

（附表4）查得。

例如，α=0.05，n=50时，有

$$\chi^2_{0.05}(50) \approx \frac{1}{2}(Z_{0.05}+\sqrt{2\times 50-1})^2=\frac{1}{2}(1.64+\sqrt{99})^2=67.163\text{。}$$

【SPSS软件应用】 在SPSS中，用SPSS累积分布函数CDF.CHISQ可计算χ^2分布的累积概率值$P\{\chi^2\leqslant x\}$；用SPSS分位数函数IDF.CHISQ可计算χ^2分布的α分位数$\chi^2_\alpha(n)$。即

$$P\{\chi^2(n)\leqslant x\}=\text{CDF.CHISQ}(x,\ n);\ \chi^2_\alpha(n)=\text{IDF.CHISQ}(1-\alpha,\ n),$$

其中n为χ^2分布的自由度。

下面用SPSS软件求概率$P\{\chi^2(10)>25\}$和分位数$\chi^2_{0.05}(50)$的值。

在SPSS中，打开空白数据集，在首列输入25，选择菜单【转换】→【计算变量】，在【目标变量】中输入新变量名P1，再在【函数组】中选定：CDF与非中心CDF，在【函数和特殊变量】中选定χ^2分布的概率函数：Cdf.Chisq，点击[↑]，则在【数字表达式】设定：CDF.CHISQ(25，10)，点击[确定]，在数据集窗口即可得概率$P\{\chi^2(10)\leqslant 25\}$的值P为：0.9946。

因此，$P\{\chi^2(10)>25\}=1-P\{\chi^2(10)\leqslant 25\}=1-0.9946=0.0054$。

为计算分位数$\chi^2_{0.05}(50)$的值，可执行上述类似的操作，选择菜单【转换】→【计算变量】，在【目标变量】中输入新变量名I1，再在【函数组】中选定：逆DF，在【函数和特殊变量】中选定χ^2分布分位数函数：Idf.Chisq，点击[↑]，在【数字表达式】设定：IDF.CHISQ(0.95，50)，点击[确定]，即可在数据编辑器窗口中得到$\chi^2_{0.05}(50)$的值：67.50。

三、t分布

前面我们讨论了总体方差已知时，样本均值的抽样分布。但在实际应用中，总体的方差（及标准差）往往是未知的，此时需用样本方差S^2代替总体方差σ^2，或用样本标准差S代替总体标准差σ，对此，有：

定理3-4 设X_1，X_2，…，X_n是来自正态总体$N(\mu,\ \sigma^2)$的样本，$\overline{X}$与S^2分别是样本均值与样本方差，则

$$\frac{\overline{X}-\mu}{S/\sqrt{n}} \sim t(n-1)\text{。}$$

（证明略）。

我们将所服从的分布$t(n-1)$称为自由度是（$n-1$）的t分布（t distribution）或学生分布（Student distribution），并将服从t分布的随机变量记为T（或t）。

定义3-6 设随机变量X服从标准正态分布$N(0,\ 1)$，Y服从$\chi^2(n)$分布，且X与Y相互独立，则有

$$T=\frac{X}{\sqrt{Y/n}}$$

服从自由度为n的t分布，记为$T\sim t(n)$。

t分布密度函数较为复杂，此处从略。其t分布密度曲线图形如图3-5所示。

从图3-5中可看到，t分布的密度曲线与标准正态曲线类似，是关于Y轴对称的“钟形”曲线，均值是0，而且随着自由度n的逐渐增大，$t(n)$逐渐接近于标准正态分布$N(0,\ 1)$的图形。

实际上可以证明，当$n\to\infty$时，$t(n)$的极限分布为标准正态分布$N(0,1)$。因此，对大样本情形$n\geqslant 30$，t分布可用标准正态分布近似。

在研究两个正态总体均值的统计推断时，我们需要考察分别来自两个正态总体的样本均值之差的分布。对此，我们有

定理3-5 设$X_1,\cdots,X_{n_1}$和$Y_1,\cdots,Y_{n_2}$分别是来自同方差的正态总体$X\sim N(\mu_1,\ \sigma^2)$和$Y\sim N(\mu_2,\ \sigma^2)$的两个相互独立样本，其样本均值和样本方差分别为$\overline{X}$、$\overline{Y}$和$S_x^2$、$S_y^2$，则

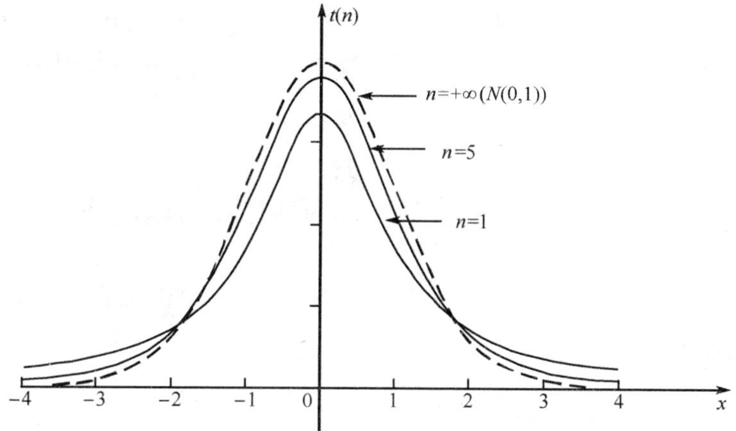

图 3-5 t分布的密度曲线图

$$\frac{(\overline{X}-\overline{Y})-(\mu_1-\mu_2)}{S\sqrt{\frac{1}{n_1}+\frac{1}{n_2}}} \sim t(n_1+n_2-2)$$

其中
$$S^2=\frac{(n_1-1)S_x^2+(n_2-1)S_y^2}{n_1+n_2-2},$$

$$S_x{}^2=\frac{1}{n_1-1}\sum_{i=1}^{n_1}(X_i-\overline{X})^2,\quad S_y{}^2=\frac{1}{n_2-1}\sum_{i=1}^{n_2}(Y_i-\overline{Y})^2$$

（证明略）。

定义 3-7 对于给定的 $\alpha(0<\alpha<1)$，我们称满足

$$P(t(n)>t_\alpha(n))=\alpha \text{ 或 } \int_{t_\alpha(n)}^{+\infty} f(x)\mathrm{d}x=\alpha$$

的点 $t_\alpha(n)$为 $t(n)$分布的上侧 α 分位数或临界值(图 3-6)。

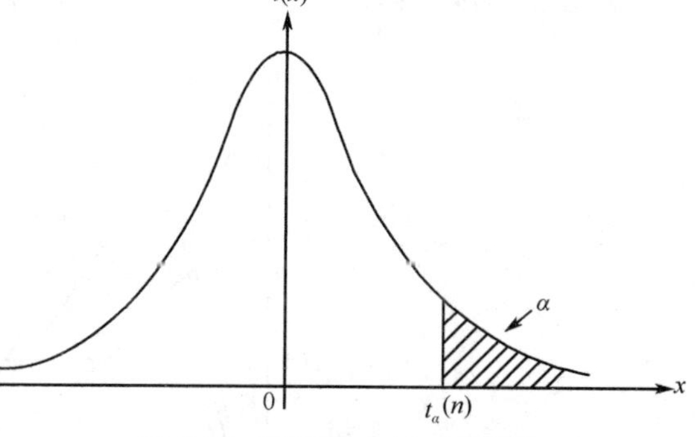

图 3-6 t分布的上侧 α 分位数

为方便有关 t 分布的计算，书后附表 6 中编制了 t 分布表，对于自由度 $n(n\leqslant 45)$和较小的 α 值，列出了相应的 $t_\alpha(n)$的值。对较大的 α 值，可由 t 分布的对称性得：

$$t_\alpha(n)=-t_{1-\alpha}(n);$$

而当 $n>45$ 时，$t_\alpha(n)$可用标准正态分布 $N(0,1)$的分位数 Z_α 来近似：

$$t_\alpha(n)\approx Z_\alpha。$$

例如，对 $\alpha=0.05$，$n=10$ 时，直接查 t 分布表（附表 6）得：$t_{0.05}(10)=1.812$。

对 $\alpha=0.95$，$n=10$ 时，$t_{0.95}(10)=t_{1-0.05}(10)=-t_{0.05}(10)=-1.812$。

对 $\alpha=0.05$，$n=50$ 时，$t_{0.05}(50)\approx Z_{0.05}=1.64$。

【SPSS 软件应用】 在 SPSS 中，用 SPSS 函数 CDF.T 可计算 t 分布的累积概率值 $P\{T\leqslant x\}$；用 SPSS 函数 IDF.CHISQ 可计算 t 分布的 α 分位数 $t_\alpha(n)$，即

$$P\{t(n)\leqslant x\}=\text{CDF.T}(x, n);\ t_\alpha(n)=\text{IDF.T}(1-\alpha, n)$$

其中 n 为 t 分布的自由度。

下面用 SPSS 软件求概率 $P\{t(50)>2\}$和分位数 $t_{0.025}(10)$的值。

在 SPSS 的数据集中输入 2，选择菜单【转换】→【计算变量】，在【目标变量】中输入 P2，在【数字表达式】中选定：CDF.T(2，50)，点击确定，在数据集窗口得概率 $P\{t(50)\leqslant 2\}$值 P2 为：0.9745。故 $P\{t(50)>2\}=1-P\{t(50)\leqslant 2\}=1-0.9745=0.0255$。

考虑用 SPSS 来求分位数 $t_{0.025}(10)$的值，其对应的累积概率为 1–0.025=0.975。与上述操作类似，选择菜单【转换】→【计算变量】，在【目标变量】中输入 I2，【数字表达式】中选定：IDF.T(0.975，10)，点击确定，在数据集窗口即得分位数 $t_{0.025}(10)$值 I2 为：2.228。

四、F 分 布

在将要介绍的假设检验、方差分析等重要章节中，我们需要考虑分别来自正态总体的两个样本方差比的分布，对此，我们有

定理 3-6 设 $X_1,\cdots,X_{n_1}$ 与 $Y_1,\cdots,Y_{n_2}$ 是分别来自正态 $N(\mu_1，\sigma_1^2)$和 $N(\mu_2，\sigma_2^2)$的两个相互独立样本，S_x^2、S_y^2 分别是它们的样本方差：

$$S_x^2=\frac{1}{n_1-1}\sum_{i=1}^{n_1}(X_i-\overline{X})^2,\quad \overline{X}=\frac{1}{n_1}\sum_{i=1}^{n_1}X_i$$

$$S_y^2=\frac{1}{n_2-1}\sum_{i=1}^{n_2}(Y_i-\overline{Y})^2,\quad \overline{Y}=\frac{1}{n_2}\sum_{i=1}^{n_2}Y_i$$

则

$$F=\frac{S_x^2/\sigma_1^2}{S_y^2/\sigma_2^2}\sim F(n_1-1，n_2-1)。$$

（证明略）。

我们将所服从的分布 $F(n_1-1，n_2-1)$称为自由度是$(n_1-1，n_2-1)$的 F 分布（F distribution），并将服从 F 分布的随机变量记为 F。

定义 3-8 设随机变量 $X_1\sim\chi^2(n_1)$，$X_2\sim\chi^2(n_2)$，且 X_1 与 X_2 相互独立，则称

$$F=\frac{X_1/n_1}{X_2/n_2}$$

服从 $F(n_1，n_2)$分布，并记为 $F\sim F(n_1，n_2)$。其中 n_1，n_2 分别称为 F 分布的第一（分子）自由度、第二（分母）自由度。

F 分布密度函数较为复杂，此处从略。F 分布的密度曲线图形如图 3-7 所示。

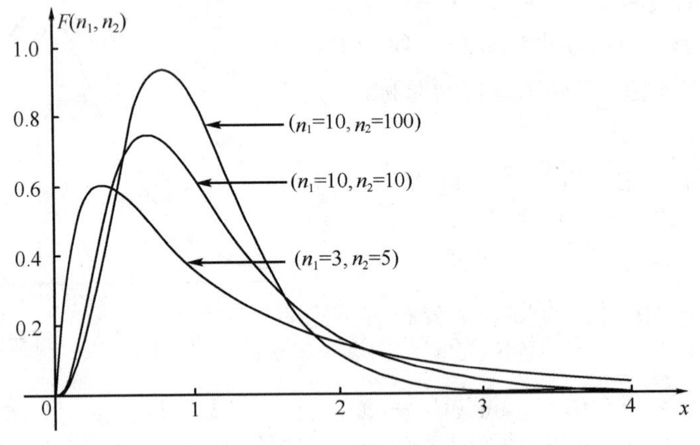

图 3-7 F分布的密度曲线图

从图 3-7 中可看到，F 分布的密度曲线随自由度$(n_1，n_2)$的取值不同而对应相应曲线，且只在第一象限取值。注意，F 分布总是不对称的正偏态分布，而且不以正态分布为其极限分布。

定义 3-9 对于给定的 $\alpha(0<\alpha<1)$，我们称满足

$$P(F>F_\alpha(n_1，n_2))=\alpha \text{ 或} \int_{F_\alpha(n_1,n_2)}^{+\infty}f(x)\mathrm{d}x=\alpha$$

的点 $F_\alpha(n_1，n_2)$为 $F(n_1，n_2)$分布的上侧 α 分位数或临界值（图 3-8）。

利用书后附表 7 中 $F(n_1，n_2)$分布表，我们就可得到对于常用的 $\alpha(\alpha=0.10，0.05，\cdots)$和不同自由度$(n_1，n_2)$的相应 $F_\alpha(n_1，n_2)$值。

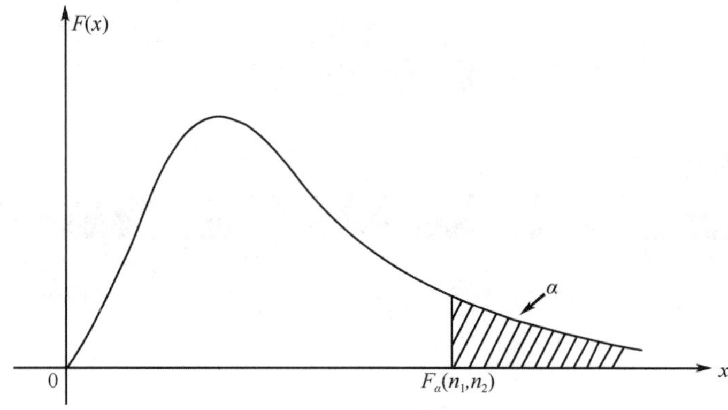

图 3-8 F分布的上侧 α 分位数

注意，F 分布中的两个自由度 n_1 与 n_2 不可倒置。实际上，对于 F 分布，我们有

定理 3-7 如果随机变量 $X \sim F(n_1, n_2)$，则有

$$1/X \sim F(n_2, n_1)。$$

（证明略）。

利用该性质，我们有

$$F_{1-\alpha}(n_1, n_2)=\frac{1}{F_\alpha(n_2, n_1)}$$

由此，我们就可以利用 F 分布表中对应于 α=0.10，0.05，0.025，…的 F 分布的上侧 α 分位数 $F_\alpha(n_1, n_2)$ 来得到相应于 α=0.90，0.95，0.975，…的 F 分布的上侧 α 分位数。

例如，查表得 $F_{0.05}(10, 5)=4.74$，$F_{0.05}(5, 10)=3.33$。而

$$F_{0.95}(10, 5)=F_{1-0.05}(10, 5)=\frac{1}{F_{0.05}(5, 10)}=\frac{1}{3.33}=0.30。$$

【SPSS 软件应用】 在 SPSS 中，用 SPSS 累积分布函数 CDF.F 可计算 F 分布的累积概率值 $P\{F \leqslant x\}$；用 SPSS 函数 IDF.F 可计算 F 分布的 α 分位数 $F_\alpha(n_1, n_2)$，即

$$P\{F(n_1, n_2) \leqslant x\}=\text{CDF.F}(x, n_1, n_2);\ F_\alpha(n_1, n_2)=\text{IDF.F}(1-\alpha, n_1, n_2)$$

其中 n_1，n_2 为 F 分布的自由度。

下面用 SPSS 软件求概率 $P(F(10, 5)<0.3)$和分位数 $F_{0.95}(10, 5)$的值。

在 SPSS 的数据集中输入 0.3，与前面计算概率函数值类似，选择菜单【转换】→【计算变量】，在【目标变量】中输入 P3，在【数字表达式】中选定：CDF.F(0.3，10，5)，点击确定，在数据编辑器窗口即可得概率 $P(F(10, 5)<0.3)$值 P3 为：0.0497。

考虑用 SPSS 来求分位数 $F_{0.95}(10, 5)$的值，其对应的累积概率为 1−0.95=0.05。与上述操作类似，选择菜单【转换】→【计算变量】，在【目标变量】中输入 I3，在【数字表达式】中设定：IDF.F(0.05，10，3)，点击确定，在数据编辑器窗口即可得分位数 $F_{0.95}(10, 5)$值为：0.3007。

最后我们将本章介绍的 SPSS 软件中常用统计类 SPSS 函数汇总如下，见表 3-1。

表 3-1 本章 SPSS 软件中统计类函数应用一览表

统计内容			SPSS 软件应用实现的菜单选项
统计分布的概率值和临界值（分位数）计算			【转换】→【计算变量】（SPSS 函数计算）
SPSS 函数计算	χ^2 分布	概率分布值	$P(\chi^2(n) \leqslant x)$=CDF.CHISQ(x，n)
		临界值（分位数）	$\chi^2_\alpha(n)$= IDF.CHISQ($1-\alpha$，n)
	t 分布	概率分布值	$P(t(n) \leqslant x)$=CDF.T(x，n)
		临界值（分位数）	$t_\alpha(n)$= IDF.T($1-\alpha$，n)
	F 分布	概率分布值	$P(F(n_1, n_2) \leqslant x)$=CDF.F($x$，$n_1$，$n_2$)
		临界值（分位数）	$F_\alpha(n_1, n_2)$= IDF.F($1-\alpha$，n_1，n_2)

本章小结

（一）数理统计的基本概念

名称	定义	意义
总体 X	研究对象的全体 X	利用随机变量 X 的性质来研究总体
样本 $X_1,X_2,\cdots,X_n$	X_1，X_2，…，X_n 满足： 1.（独立性）相互独立； 2.（代表性）与总体 X 同分布	样本是从总体中随机抽取部分个体组成，用于推断总体有关统计特征
统计量 $\varphi(X_1, X_2, \cdots, X_n)$	样本 X_1，X_2，…，X_n 的不含任何未知参数的函数	对样本所含信息进行加工提炼，用于估计推断总体参数

（二）常用统计量

名称	定义	意义
样本均值 $\overline{X}$	$\overline{X}=\frac{1}{n}\sum_{i=1}^{n}X_i$	刻画了样本的位置（集中）特征，反映样本观察值的平均水平
样本方差 S^2	$S^2=\frac{1}{n-1}\sum_{i=1}^{n}(X_i-\overline{X})^2=\frac{1}{n-1}\left[\sum_{i=1}^{n}X_i^2-n(\overline{X})^2\right]$	刻画了样本的离散特征，反映样本观察值偏离样本均值的分散程度
样本标准差 S	$S=\sqrt{S^2}$	刻画样本观察值偏离样本均值的绝对偏差，且与取值数据的量纲一致
变异系数 CV	$\mathrm{CV}=\frac{S}{\lvert\overline{X}\rvert}\times 100\%$	刻画样本观察值偏离样本均值的相对偏差，可用于比较不同均值样本相对变异程度
标准误 $S_{\overline{X}}$	$S_{\overline{X}}=\frac{S}{\sqrt{n}}$	用来衡量以样本均值来推断估计总体均值时的平均误差

（三）统计三大常用分布

名称	定义	性质
χ^2 分布 $\chi^2(n)$	设 X_1，X_2，…，X_n 相互独立，均服从 $N(0,1)$，则 $\chi^2=\sum_{i=1}^{n}X_i^2\sim\chi^2(n)$ 其中 n 为 χ^2 分布的自由度	1. $X\sim\chi^2(n)$，则 $E(X)=n$，$D(X)=2n$ 2. $X\sim\chi^2(n_1)$，$Y\sim\chi^2(n_2)$且 X 与 Y 独立，则 $X+Y\sim\chi^2(n_1+n_2)$
t 分布 $t(n)$	设 $X\sim N(0,1)$，$Y\sim\chi^2(n)$，且 X 与 Y 相互独立，则 $T=\frac{X}{\sqrt{Y/n}}\sim t(n)$ 其中 n 为 χ^2 分布的自由度	1. $t_{1-\alpha}(n)=-t_\alpha(n)$ 2. 当 $n\to\infty$时，$t(n)$的极限分布就是标准正态分布 $N(0,1)$
F 分布 $F(n_1, n_2)$	设 $X_1\sim\chi^2(n_1)$，$X_2\sim\chi^2(n_2)$，且 X_1 与 X_2 独立，则 $F=\frac{X_1/n_1}{X_2/n_2}\sim F(n_1,n_2)$ 其中 n_1，n_2 为 χ^2 分布的自由度	1. 设 $T\sim t(n)$，则 $T^2\sim F(1,n)$ 2. 设 $F\sim F(n_1,n_2)$，则 $1/F\sim F(n_2,n_1)$ 3. $F_{1-\alpha}(n_1,n_2)=\frac{1}{F_\alpha(n_2,n_1)}$

（四）正态总体的抽样分布

总体	类型	抽样分布	说明
单个正态总体	样本均值 $\overline{X}$ 的抽样分布	$\overline{X}\sim N\left(\mu,\frac{\sigma^2}{n}\right)$	$\overline{X}$ 作为正态变量的线性组合仍服从正态分布
		$Z=\frac{\overline{X}-\mu}{\sigma/\sqrt{n}}\sim N(0,1)$	$\overline{X}$ 的标准化变量服从标准正态分布
		$T=\frac{\overline{X}-\mu}{S/\sqrt{n}}\sim t(n-1)$	将 $\frac{\overline{X}-\mu}{\sigma/\sqrt{n}}$ 中的 σ 换成 S，相应分布由 $N(0,1)$修正为 $t(n-1)$
	样本方差 S^2 相关抽样分布	$\chi^2=\frac{(n-1)S^2}{\sigma^2}\sim\chi^2(n-1)$	S^2 与 $\overline{X}$ 还是相互独立的

续表

总体	类型	抽样分布	说明
两个正态总体	样本方差之比的抽样分布	$F=\frac{S_x^2/\sigma_1^2}{S_y^2/\sigma_2^2}\sim F(n_1-1,n_2-1)$	用于两个总体方差的统计推断
	样本均值之差的抽样分布	当$\sigma_1^2=\sigma_2^2$时 $T=\frac{(\overline{X}-\overline{Y})-(\mu_1-\mu_2)}{S\sqrt{\frac{1}{n_1}+\frac{1}{n_2}}}\sim t(df)$ $df=n_1+n_2-2$	用于两个总体均值的统计推断，其中 $S^2=\frac{(n_1-1)S_x^2+(n_2-1)S_y^2}{n_1+n_2-2}$

自测题

一、名词解释

总体，样本，参数，统计量，统计推断，抽样。

二、填空题

1. 已知总体$X\sim N(\mu,\ \sigma^2)$，其中μ未知，$\sigma^2=\sigma_0^2$为已知参数，X_1，X_2，…，X_n是从总体抽取的一组样本，则下列各式中属于统计量的是________。

（1）$\sum_{i=1}^{n}(X_i-\sigma_0)^2$；

（2）$\sum_{i=1}^{n}(X_i-\mu)$；

（3）$\sum_{i=1}^{n}(X_i-\overline{X})^2$；

（4）$\frac{1}{n}(X_1^2+X_2^2+\cdots+X_n^2)$；

（5）$\mu^2+\frac{1}{3}(X_1+X_2+X_3)$；

（6）$\frac{1}{\sigma_0^2}\sum_{i=1}^{n}X_i^2$。

2. 设总体$X\sim N(\mu,\sigma^2)$，其中μ，σ^2为已知数，X_1，X_2，…，X_n是来自X的一个样本，$\overline{X}$，S^2分别是样本均值和样本方差，且相互独立，则样本均值$\overline{X}\sim$________分布，而统计量$\frac{\overline{X}-\mu}{\sigma/\sqrt{n}}\sim$______分布，统计量$\frac{\overline{X}-\mu}{S/\sqrt{n}}\sim$____分布，统计量$\frac{(n-1)S^2}{\sigma^2}\sim$________分布。

3. 设X_1，X_2，…，X_{20}是来自$N(10,\ 1)$的简单样本，$\overline{X}$是容量为20的样本均值，则$\overline{X}$服从________分布，$E(\overline{X})$=________，$D(\overline{X})$=________；$P(\overline{X}>10)$=________。

三、单选题

1. 关于随机抽样，下列哪一项说法是正确的（　　）。
   A. 抽样时应使得总体的每一个个体都有同等的机会被抽取
   B. 研究者在抽样时应精心挑选个体，以使样本更能代表总体
   C. 随机抽样即随意抽取个体
   D. 为确保样本具有更好的代表性，样本量应比较大

2. 抽样的目的是（　　）。
   A. 研究样本统计量
   B. 由样本信息推断总体的统计规律
   C. 研究典型案例研究误差
   D. 研究总体统计量

3. 参数是指（　　）。
   A. 参与个体数　　B. 总体的统计指标
   C. 样本的统计指标　　D. 样本的总和

四、应用分析题

1. 查表求下列各分位数：
（1）$\chi^2_{0.99}(10)$，$\chi^2_{0.05}(16)$；
（2）$t_{0.90}(4)$，$t_{0.025}(60)$；
（3）$F_{0.01}(10,\ 9)$，$F_{0.90}(28,\ 2)$。

2. 在总体$N(52,6.3^2)$中随机地抽取一个容量为36的样本，求样本平均值$\overline{X}$落在50.8到53.8之间的概率。

五、上机实训题

对本章上列医药应用题第1题的分位数利用SPSS软件中的统计函数来计算其结果。

第4章

参数估计

在医药生产与科研中，有时总体的分布类型已知，但总体分布中经常含有未知参数。为了获取总体的未知参数，我们往往需要通过样本观测值来统计推断总体中的未知参数，这类问题我们称为参数估计，如下列案例所示。

案例 4-1

（小鼠体重）在某动物中心随机挑选了 10 只 5 周龄的 ICR 种小鼠，体重分别为（单位：g）:

20，21，20，20，22，19，18，20，21，22

问题：能否根据该组样本观测值来推断该动物中心 5 周龄 ICR 种小鼠体重的均值 μ 和方差 σ^2？

参数估计（parameter estimation）是统计推断的基本问题之一，是指当总体的分布形式已知，但其所含参数的真值未知时，根据样本提供的信息，构造样本的函数即统计量，对总体未知参数所作的估计或推断。用来估计总体参数的样本统计量称为估计量（estimate）。参数估计可分为点估计和区间估计两类，下面我们分别进行讨论。

第 1 节　点　估　计

一、点　估　计

定义 4-1　参数的点估计（point estimate）就是直接用一个样本估计量

$$\hat{\theta}=\hat{\theta}(X_1，X_2,\cdots，X_n)$$

对总体未知参数 θ 所作的一个数值点的估计。

注意：估计量作为样本统计量是一个随机变量。而对应于样本的一组具体取值 x_1，$x_2,\cdots,x_n$，估计量 $\hat{\theta}$ 的相应取值 $\hat{\theta}(x_1,x_2,\cdots,x_n)$ 称为总体参数 θ 的一个估计值。同一个估计量，当样本取不同值时所得到的估计值往往是不相同的。以后在不致混淆的情况下，估计量 $\hat{\theta}=\hat{\theta}(X_1, X_2,\cdots,X_n)$ 与估计值 $\hat{\theta}(x_1, x_2,\cdots, x_n)$ 都称为 θ 的估计，并都简记为 $\hat{\theta}$ 。

用于求参数点估计的方法有矩估计法、最大似然估计法、顺序统计量估计法和最小二乘法等。这里我们只介绍最常用的矩估计法，最小二乘法将在相关与回归分析一章（第 8 章）中介绍。

矩估计法是由英国统计学家 K.皮尔逊（Karl Pearson）于 1894 年提出的。在统计学中，矩（moment）是以均值为基础而定义的数字特征，其中均值是一阶矩，方差是二阶中心矩。矩估计法即用样本矩作为相应总体矩的估计，用样本矩的函数作为相应总体矩的函数的估计。

根据矩估计法，样本均值 $\overline{X}$ 是总体均值 μ 的点估计量，样本方差 S^2 是总体方差 σ^2 的点估计量，样本标准差 S 是总体标准差 σ 的点估计量，即有：

$$\hat{\mu}=\overline{X}=\frac{1}{n}\sum_{i=1}^{n}X_i，\ \hat{\sigma}^2=S^2=\frac{1}{n-1}\sum_{i=1}^{n}(X_i-\overline{X})^2，\ \hat{\sigma}=S=\sqrt{\frac{1}{n-1}\sum_{i=1}^{n}(X_i-\overline{X})^2}$$

利用上述公式就可解决案例 4-1 的小鼠体重的均值和方差的点估计值问题。

案例 4-1（续一）

解：由 10 只小鼠体重计算得

$$\hat{\mu}=\overline{x}=\frac{1}{n}\sum_{i=1}^{n}x_i=20.3;\quad \hat{\sigma}^2=S^2=\frac{1}{n-1}\sum_{i=1}^{n}(x_i-\overline{x})^2=1.57$$

故该动物中心 5 周龄 ICR 种小鼠体重 μ 的矩估计值是 20.3，方差 σ^2 的矩估计值是 1.57。

【SPSS 软件应用】 首先建立对应的 SPSS 数据集<小鼠体重数据>，包括一个数值变量：小鼠体重。

在 SPSS 中，打开该数据集，选择菜单【分析】→【描述统计】→【描述】，在对话框【描述统计】中选定：小鼠体重→变量（V）；点击【选项】，保留已选项，再选定：☑方差，点击继续，再点击确定。即可得如图 4-1 所示的小鼠体重数据的常用样本统计量，包括均值、方差、标准差等估计值。

描述统计

	数字	最小值（M）	最大值（X）	平均值（E）	标准差	方差
小鼠体重	10	18.00	22.00	20.3000	1.25167	1.567
有效 N（成列）	10					

图 4-1　案例 4-1 的【描述统计】输出结果

故样本均值为 20.30，样本方差为 1.567，分别为小鼠体重的均值、方差的点估计值。

例 4-1　已知某药品的质量指标 X 服从指数分布，其密度为

$$f(x)=\begin{cases}\lambda e^{-\lambda x}, & x\geqslant 0\\ 0, & x<0\end{cases}$$

试用矩估计法求未知参数 λ 的点估计量。

解：先求 X 的总体均值

$$\mu=E(X)=\int_{-\infty}^{+\infty}xf(x,\lambda)\mathrm{d}x=\int_{0}^{+\infty}x\lambda e^{-\lambda x}\mathrm{d}x=\frac{1}{\lambda}$$

则

$$\lambda=\frac{1}{E(X)}=\frac{1}{\mu},$$

它是总体均值 μ 的函数，故用样本均值 $\overline{X}$ 替代总体均值 μ 即可得 λ 的矩估计量：

$$\hat{\lambda}=\frac{1}{\hat{\mu}}=\frac{1}{\overline{X}}。$$

二、估计量的判别标准

为了估计同一总体参数，不同的估计法可以得到不同的估计量，由此产生了如何评判估计量是否优良的判别标准问题。

（一）无偏性

定义4-2　设 $\hat{\theta}$ 是未知参数 θ 的估计量，如果 $E(\hat{\theta})=\theta$，则称 $\hat{\theta}$ 为 θ 的无偏估计量（unbiased estimate）。

同一个估计量对于不同的样本有不同的估计值，无偏性则表示无偏估计量的所有可能估计值的均值等于被估计参数的真值，即平均而言，估计是无偏的。

例 4-2　设 $X_1,X_2,\cdots,X_n$ 是来自总体 X 的一个样本，证明样本均值 $\overline{X}=\frac{1}{n}\sum_{i=1}^{n}X_i$ 是总体均值 μ 的无偏估计量。

证：利用数学期望的性质，有

$$E(\overline{X})=E\left(\frac{1}{n}\sum_{i=1}^{n}X_i\right)=\frac{1}{n}E\left(\sum_{i=1}^{n}X_i\right)=\frac{1}{n}\sum_{i=1}^{n}E(X_i)=\frac{1}{n}\sum_{i=1}^{n}E(X)=E(X)=\mu$$

即$\overline{X}$是总体均值μ的无偏估计量。

我们还可以证明：样本方差S^2是总体方差σ^2的无偏估计量。

（二）有效性

在实际应用中，我们不仅希望估计量是无偏的，更希望估计量$\hat{\theta}$与被估计的总体参数θ间的偏差尽可能小，通常我们用均方误差（mean square error）

$$E[(\hat{\theta}-\theta)^2]$$

来表示估计量偏差的大小，当估计量$\hat{\theta}$是总体参数θ的无偏估计，即$E(\hat{\theta})=\theta$时，

$$E[(\hat{\theta}-\theta)^2]=E[(\hat{\theta}-E(\hat{\theta}))^2]=D(\hat{\theta}),$$

此时方差$D(\hat{\theta})$越小，估计量$\hat{\theta}$的可能值就越可能集中在被估计的总体参数θ的附近，对总体参数的估计和推断也就越有效。

定义 4-3 设$\hat{\theta}_1$、$\hat{\theta}_2$为总体的未知参数θ的两个无偏估计量，若

$$D(\hat{\theta}_1)<D(\hat{\theta}_2)$$

则称$\hat{\theta}_1$比$\hat{\theta}_2$有效。

例 4-3 设$X_1,X_2,\cdots X_n$是来自总体X的一个样本，证明样本均值

$$\overline{X}=\frac{1}{n}\sum_{i=1}^{n}X_i$$

比总体均值μ的另一无偏估计量X_1有效。

证：由于X_1与总体X服从同一分布，则

$$E(X_1)=\mu,\quad D(X_1)=\sigma^2$$

即X_1是μ的无偏估计量；

再由前面例4-1知，$\overline{X}$也是μ的无偏估计量，而由第3章定理3-1可知

$$D(\overline{X})=\frac{\sigma^2}{n},$$

故只要$n>1$，就有

$$D(\overline{X})=\frac{\sigma^2}{n}<D(X_1)=\sigma^2$$

因此$\overline{X}$比X_1有效。

第2节 区 间 估 计

点估计是用一个估计量明确估计总体参数，在实际中使用较广，但是由于样本的随机性，由样本算得的点估计不一定恰好是所要估计的参数真值，而且无法知道它与真值的误差及估计的可靠性。

案例 4-2

设某药厂生产的某种药片直径X是一随机变量，服从方差为0.8^2的正态分布。现从某日生产的药片中随机抽取9片，测得其直径分别为（单位：mm）

14.1，14.7，14.7，14.4，14.6，14.5，14.5，14.8，14.2

由样本观测值计算得$\bar{x}=14.5$，则可求得μ的点估计是

$$\hat{\mu}=\bar{x}=14.5。$$

问题：用矩估计法可以很简单求得总体未知参数θ的估计值$\hat{\theta}$，但$\hat{\theta}$的精确性和可靠性无从得知。如何估计参数θ所在的范围以及这个范围包含参数θ的可靠程度呢？

为解决上述问题，本节将介绍另一种应用更广泛的参数估计法——参数的区间估计（interval estimate），就是用区间形式估计出未知参数θ所在范围，以及该区间包含参数θ真值的概率，同时解决了参数估计的精度和可靠度问题。

一、区间估计的概念

定义 4-4 设θ是总体X的一个待估计参数，现由样本观测值x_1，x_2，…，x_n确定两个统计量

$$\hat{\theta}_1(x_1, x_2, \cdots, x_n) \text{和} \hat{\theta}_2(x_1, x_2, \cdots, x_n)$$

如果对于给定的α $(0<\alpha<1)$，有

$$P(\hat{\theta}_1 < \theta < \hat{\theta}_2) = 1-\alpha$$

则称（$\hat{\theta}_1$，$\hat{\theta}_2$）为θ的置信度为（1–α）（或 100（1–α）%）的置信区间（confidence interval），区间端点$\hat{\theta}_1$、$\hat{\theta}_2$分别称为置信下限（confidence lower limit）、置信上限（confidence upper limit），α称为显著性水平（significance level），（1–α）则称为置信度或置信水平（confidence level）。

置信度（1–α）表示区间估计的可靠程度，即置信区间（$\hat{\theta}_1$，$\hat{\theta}_2$）包含参数θ的真值的可能性（概率）。置信度是（1–α）的置信区间（$\hat{\theta}_1$，$\hat{\theta}_2$）表示以概率（1–α）包含未知参数θ真值的随机区间，其直观意义是：当反复抽样多次时（样本容量都相同），将得到多个具体的置信区间，其中有的区间包含参数θ的真值，有的则不包含。平均而言，包含θ真值的区间约占 100（1–α）%。

例如通常α取 0.05，此时置信度为（1–α）即 0.95，由此作的区间中，100 次同样抽样中大约有 95 个区间包含θ真值，约有 5 个区间不包含θ真值。

二、正态总体均值的区间估计

正态总体均值的置信区间有两种情形：一是正态总体的方差σ^2已知，另一是σ^2未知。

（一）方差已知时总体均值的区间估计

设总体X服从正态分布$N(\mu,\sigma^2)$，$X_1,X_2,\cdots,X_n$是来自正态总体X的一个样本。考察总体均值μ的无偏估计——样本均值$\overline{X}=\frac{1}{n}\sum_{i=1}^{n}X_i$，由第 3 章定理 3-1 知，

$$\bar{X} \sim N\left(\mu, \frac{\sigma^2}{n}\right)$$

当总体方差σ^2已知时，建立置信区间的统计量为Z统计量：

$$Z=\frac{X-\mu}{\sigma/\sqrt{n}} \sim N(0,1)$$

对于给定的置信度$1-\alpha$，查标准正态分布分位数表（见附表 4），得到分位数$Z_{\alpha/2}$，使得

$$P\left(\left|\frac{\bar{X}-\mu}{\sigma/\sqrt{n}}\right| < Z_{\alpha/2}\right) = 1-\alpha \text{（见图 4-2），}$$

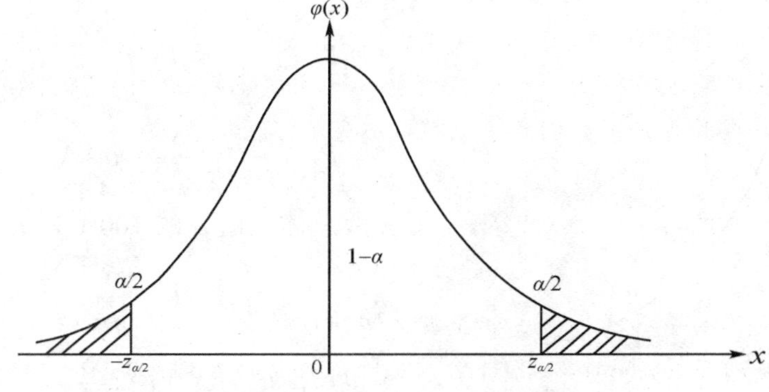

图 4-2 正态分布的双侧分位数

即 $$P\left(-Z_{\alpha/2}<\frac{\bar{X}-\mu}{\sigma/\sqrt{n}}<Z_{\alpha/2}\right)=P\left(\bar{X}-Z_{\alpha/2}\frac{\sigma}{\sqrt{n}}<\mu<\bar{X}+Z_{\alpha/2}\frac{\sigma}{\sqrt{n}}\right)=1-\alpha$$

故总体均值 μ 的 100（$1-\alpha$）%置信区间为

$$\left(\bar{X}-Z_{\alpha/2}\frac{\sigma}{\sqrt{n}},\ \bar{X}+Z_{\alpha/2}\frac{\sigma}{\sqrt{n}}\right)$$

也可简记为 $\bar{X}\pm Z_{\alpha/2}\frac{\sigma}{\sqrt{n}}$。

案例 4-2（续一）

考察案例 4-2，对其随机抽取的 9 片药片的直径数据，试求该药片直径的均值 μ 的 95%置信区间。

解：对药片直径 X，已知 X 服从 $N(\mu,0.8^2)$。由样本观测值计算得 $\bar{x}=14.5$。

对于 $1-\alpha=0.95$，则 $\alpha=0.05$，查标准正态分布表（附表 4）得分位数：$Z_{\alpha/2}=Z_{0.025}=1.96$。

又已知 $\sigma=0.8$，$n=9$，故

$$\bar{x}\pm Z_{\alpha/2}\frac{\sigma}{\sqrt{n}}=14.5\pm1.96\frac{0.8}{\sqrt{9}}=14.5\pm0.52$$

故该药片直径的均值 μ 的 95%置信区间为（13.98，15.02）。

对非正态总体，当样本容量 n 足够大时，由中心极限定理（第 3 章 定理 3-2）知，样本均值 $\bar{X}$ 近似服从正态分布 $N(\mu,\frac{\sigma^2}{n})$，此时非正态总体均值的 100（$1-\alpha$）%置信区间仍然为

$$\left(\bar{X}-Z_{\alpha/2}\frac{\sigma}{\sqrt{n}},\ \bar{X}+Z_{\alpha/2}\frac{\sigma}{\sqrt{n}}\right)$$

实际应用时，$n\geqslant30$ 时即可认为样本容量足够大。

（二）方差未知时总体均值的区间估计

由于总体方差 σ^2 未知，用 σ^2 的无偏估计量——样本方差 S^2 代替 σ^2，得到 T 统计量：

$$T=\frac{\bar{X}-\mu}{S/\sqrt{n}}$$

由第 3 章定理 3-4 知，

$$T=\frac{\bar{X}-\mu}{S/\sqrt{n}}\sim t(n-1)$$

对于给定的置信度（$1-\alpha$）及自由度 $(n-1)$，查 t 分布表（见附表 6），得到分位数 $t_{\alpha/2}(n-1)$，使得

$$P\left(|T|<t_{\alpha/2}(n-1)\right)=1-\alpha \quad \text{（图 4-3）}$$

即 $$P\left(\left|\frac{\bar{X}-\mu}{S/\sqrt{n}}\right|<t_{\alpha/2}(n-1)\right)=1-\alpha$$

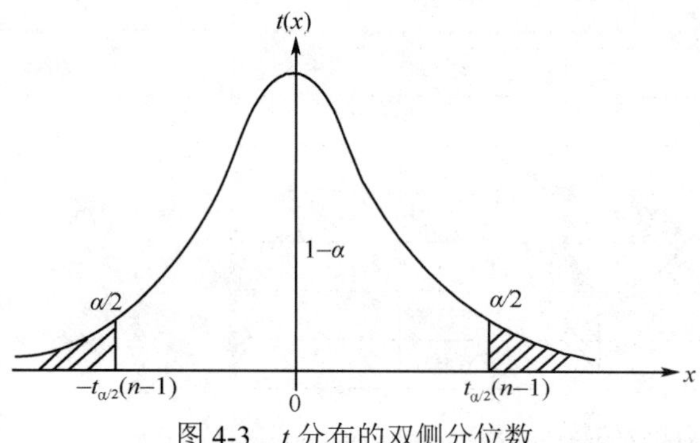

图 4-3 t 分布的双侧分位数

所以 $P(-t_{\alpha/2}<T<t_{\alpha/2})=P\left(-t_{\alpha/2}<\frac{\bar{X}-\mu}{S/\sqrt{n}}<t_{\alpha/2}\right)$

$$=P\left(\bar{X}-t_{\alpha/2}\frac{S}{\sqrt{n}}<\mu<\bar{X}+t_{\alpha/2}\frac{S}{\sqrt{n}}\right)=1-\alpha,$$

故总体均值 μ 的 100（$1-\alpha$）%置信区间为

$$\left(\bar{X}-t_{\alpha/2}\frac{S}{\sqrt{n}},\ \bar{X}+t_{\alpha/2}\frac{S}{\sqrt{n}}\right)$$

也可简记为 $\bar{X}\pm t_{\alpha/2}\frac{S}{\sqrt{n}}$。

例 4-4 设有 12 例儿童的 100 ml 血所含钙的实测数据为（单位：μg）：

54.8，72.3，53.6，64.7，43.6，58.3，63.0，49.6，66.2，52.5，61.2，69.9

已知该含钙量服从正态分布，试求该组儿童的每 100 ml 血平均含钙量的 90%置信区间。

解： 由实测数据的计算可得到：

$$\bar{x}=59.14，S^2=74.15，S=\sqrt{S^2}=8.61$$

又对于 $1-\alpha=0.90$，$\alpha=0.1$，而自由度 $n-1=11$，查 t 分布表得临界值

$$t_{\frac{\alpha}{2}}(n-1)=t_{0.05}(11)=1.796$$

则

$$\bar{x}\pm t_{\frac{\alpha}{2}}(n-1)\frac{S}{\sqrt{n}}=59.14\pm 1.796\times\frac{8.61}{\sqrt{12}}=59.14\pm 4.46$$

故所求平均含钙量的 90%置信区间为（54.68，63.6）。

【SPSS 软件应用】 首先建立对应的 SPSS 数据集<儿童血钙实测数据>，包括一个数值变量：血钙量。如图 4-4 所示。

在 SPSS 中，打开该数据集，选择菜单【分析】→【描述统计】→【探索】，在对话框【探索性】中选定：血钙量→因变量列表（D）；点击选项【统计量】，在【探索：统计量】对话框中，如图 4-5 所示，设定：

☑描述性　均值的置信区间（C）：90 %

	血钙量
1	54.8
2	72.3
3	53.6
4	64.7
5	43.6
6	58.3
7	63.0
8	49.6
9	66.2
10	52.5
11	61.2
12	69.9
13	

图 4-4 <儿童血钙实测数据 >

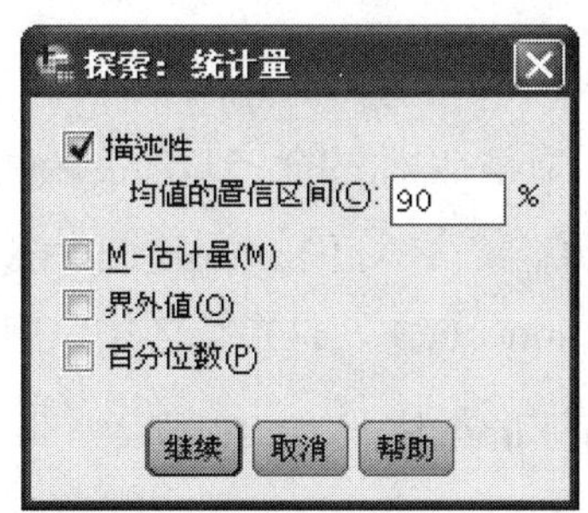

图 4-5 【探索：统计量】对话框

点击继续，最后点击确定。即可得如图 4-6 所示的儿童血钙含量的常用描述统计量，包括均值的 90%的置信区间下限和上限。

描述

			统计量	标准误
血钙量	均值		59.142	2.4859
	均值的 90% 置信区间	下限	54.677	
		上限	63.606	
	5% 修整均值		59.274	
	中值		59.750	
	方差		74.154	
	标准差		8.6112	
	极小值		43.6	
	极大值		72.3	
	范围		28.7	
	四分位距		13.1	
	偏度		–0.180	0.637
	峰度		–0.683	1.232

图 4-6 【探索：统计量】输出的常用描述统计量

由图 4-6 结果知，所求儿童血钙平均含量的 90%置信区间为（54.677，63.606）。

当 n 足够大时即大样本情形($n \geqslant 30$),由于 t 分布接近于标准正态分布,故总体均值的 100(1−α)%置信区间也可以由下列公式近似得到:

$$\left(\bar{X}-Z_{\alpha/2}\frac{S}{\sqrt{n}},\ \bar{X}+Z_{\alpha/2}\frac{S}{\sqrt{n}}\right)$$

对非正态总体而方差 σ^2 未知时，可以证明，只要样本容量 n 充分大（$n \geqslant 30$），近似有

$$Z=\frac{\bar{X}-\mu}{S/\sqrt{n}}\sim N(0,1)$$

由此即可得到非正态总体均值的 100（1−α）%置信区间

$$\left(\bar{X}-Z_{\alpha/2}\frac{S}{\sqrt{n}},\ \bar{X}+Z_{\alpha/2}\frac{S}{\sqrt{n}}\right)$$

也可简记为 $\bar{X}\pm Z_{\alpha/2}\frac{S}{\sqrt{n}}$。

例 4-5 对某地 144 名健康男子血清胆固醇进行测定，所得数据样本均值为 $\bar{X}$=181.46，样本标准差 S=32.82。试求该地区健康男子血清胆固醇的 95%置信区间。

解： 已知 $\bar{X}$=181.46，S=32.82，又 n=144 是大样本情形。

对于 $1-\alpha$=0.95，α=0.05，查 $N(0,1)$ 分位数表（见附表 4）得分位数：$Z_{\alpha/2}=Z_{0.025}$=1.96。

则所求置信区间是

$$\bar{X}\pm Z_{\alpha/2}\frac{S}{\sqrt{n}}=181.46\pm1.96\times\frac{32.82}{\sqrt{144}}=181.46\pm5.36$$

所以该地区健康男子血清胆固醇的 95%置信区间是（176.10，186.82）。

三、总体率的区间估计

总体率（population rate）P 是指总体中具有某种特征的个体占总体全部个体的比例。如果总体容量为 N，具有某种特征的个体数为 M，则 $P=\frac{M}{N}$。例如全部药品中合格品的比例、某地区人群中某种病的发病率等。

样本率（sample rate）p 是指在随机抽样得到的样本中具有该特征的个体占样本全部个体的比例。如果样本容量为 n，其中具有某种特征的个体数为 m 个，则 $p=\frac{m}{n}$。

在实际应用中，总体率通常是未知的。由于样本率 p 是总体率 P 的无偏估计量，所以一般需利用随机抽样得到的样本率 p，来估计总体率 P。

（一）大样本情形总体率的区间估计（正态近似法）

根据中心极限定理，对于大样本情形（$n \geqslant 30$ 且 $np>5$ 和 $n(1-p)>5$ 都成立时），对样本率 p 近似有

$$p\sim N\left(P,\frac{P(1-P)}{n}\right)$$

当 n 充分大时，由于总体率 P 是未知的，我们用样本率 p 代替 P 来计算 p 的总体标准差

$$\sigma(p)=\sqrt{\frac{P(1-P)}{n}}\approx\sqrt{\frac{p(1-p)}{n}}$$

则

$$Z=\frac{p-P}{\sqrt{\frac{p(1-p)}{n}}}\sim N(0,1)\text{（近似）}$$

对于给定的置信度$1-\alpha$，查标准正态分布分位数表（见附表4），得到分位数$Z_{\alpha/2}$，使得

$$P\left(-Z_{\alpha/2}<\frac{p-P}{\sqrt{\dfrac{p(1-p)}{n}}}<Z_{\alpha/2}\right)=1-\alpha$$

即
$$P\left(p-Z_{\alpha/2}\sqrt{\frac{p(1-p)}{n}}<P<p+Z_{\alpha/2}\sqrt{\frac{p(1-p)}{n}}\right)=1-\alpha$$

故大样本情形总体率P的100（$1-\alpha$）%置信区间是

$$\left(p-Z_{\alpha/2}\sqrt{\frac{p(1-p)}{n}},\ p+Z_{\alpha/2}\sqrt{\frac{p(1-p)}{n}}\right)$$

也可简记为$p\pm Z_{\alpha/2}\sqrt{\dfrac{p(1-p)}{n}}$。

例 4-6 从一批药品中随机抽取300个，其中测得一级品81个。试求这批药品的一级品率的95%置信区间。

解： 显然，该题属于大样本情形时总体率即一级品率的置信区间问题。

由题意，样本一级品率$p=\dfrac{81}{300}=0.27$。

对置信度$1-\alpha=0.95$，$\alpha=0.05$，查$N(0,1)$分位数表（见附表4），得到分位数

$$Z_{\alpha/2}=Z_{0.025}=1.96$$

则
$$p\pm Z_{\alpha/2}\sqrt{\frac{p(1-p)}{n}}=0.27\pm1.96\sqrt{\frac{0.27\times(1-0.27)}{300}}=0.27\pm0.05$$

即这批药品的一级品率的95%置信区间为（0.22，0.32）。

（二）小样本情形总体率的区间估计（查表法）

当样本容量n不够大时，不宜用上述正态近似法，而应用查表法。

当具有某种特性的个体的总体率为P时，在总体中随机抽取n个个体，其中具有该特性的个体数m作为随机变量服从二项分布，为求总体率P的置信区间，可根据二项分布的分布函数进行精确计算。实际应用时，人们已将计算结果制成二项分布P的置信区间（见附表8），只要给定$1-\alpha$，n，m，就可从表中查得总体率P的（$1-\alpha$）100%置信区间。

例 4-7 给10只同品系的动物分别注射某种药物，结果有4只死亡。试求总体死亡率的95%置信区间。

解： 因为$n=10$，$m=4$，$1-\alpha=0.95$，查附表8得$1-\alpha=0.95$的置信区间上、下限分别为：0.738和0.122，故所求总体死亡率P的95%的置信区间为（0.122，0.738）。

本章小结

（一）点估计法

点估计法	基本思想	估计的优良性
矩估计法	用样本矩估计相应的总体矩，从而得到总体未知参数的估计值 $\hat{\mu}=\overline{X}$，$\hat{\sigma}^2=S^2$，$\hat{\sigma}=S$	1. 无偏性：$E(\hat{\theta})=\theta$ 2. 有效性：设$\hat{\theta}_1,\hat{\theta}_2$均为$\theta$的无偏估计量，若$D(\hat{\theta}_1)<D(\hat{\theta}_2)$，则称$\hat{\theta}_1$比$\hat{\theta}_2$有效
应用	$\overline{X}$、S^2分别是μ、σ^2的无偏估计量	

（二）区间估计

总体分布	参数	条件	$100\times(1-\alpha)\%$ 置信区间
正态分布	均值 μ	σ^2 已知	$\left(\bar{X}-Z_{\alpha/2}\frac{\sigma}{\sqrt{n}},\ \bar{X}+Z_{\alpha/2}\frac{\sigma}{\sqrt{n}}\right)$
		σ^2 未知	$\left(\bar{X}-t_{\alpha/2}(n-1)\frac{S}{\sqrt{n}},\ \bar{X}+t_{\alpha/2}(n-1)\frac{S}{\sqrt{n}}\right)$
二项分布	总体率 P	大样本（$n\geqslant 30$）	$\left(p-Z_{\alpha/2}\sqrt{\frac{p(1-p)}{n}},\ p+Z_{\alpha/2}\sqrt{\frac{p(1-p)}{n}}\right)$
		小样本（$n<30$）	查附表 8

自测题

一、名词解释

参数估计，估计量，点估计，区间估计。

二、填空题

1. 估计量的评判标准是________性和________性。
2. 总体的数学期望和方差的点估计值分别是__________和________。
3. 用样本 $X_1,X_2,\cdots X_n$ 估计总体参数，总体均值的一个无偏估计量是__________，总体方差的无偏估计量是________。
4. 设总体 X 服从正态分布 $N(\mu,\sigma^2)$，μ 未知，$X_1,X_2,\cdots,X_n$ 是该总体 X 的一个样本，（1）如果 σ^2 未知，总体均值 μ 的 95%置信区间是________；（2）如果由经验已知 σ^2，总体均值 μ 的 95%置信区间是________。

三、单选题

1. σ^2 已知时，区间 $\bar{X}\pm 1.96\frac{\sigma}{\sqrt{n}}$ 的含义是（　　）。
   A. 95%的总体均值在此范围内
   B. 样本均值的 95%置信区间
   C. 95%的样本均值在此范围内
   D. 总体均值的 95%置信区间
2. 样本容量为 n，置信度为 $1-\alpha$ 的 t 分布分位数 λ_t 是（　　）。
   A. $\lambda_t=t_{1-\alpha/2}(n)$
   B. $\lambda_t=t_{\alpha/2}(n-1)$
   C. $\lambda_t=t_{\alpha/2}(n)$
   D. $\lambda_t=t_{1-\alpha/2}(n-1)$

四、应用分析题

1. 根据下列数据求总体均值和方差的无偏估计：
   5，−3，2，10，8，6。
2. 从一批片剂中随机抽检 10 片，测定含量，均值为 103mg，标准差为 2.22mg，假定片剂含量服从正态分布，求这批片剂平均含量的 95%置信区间。
3. 已知来自正态总体的样本值为
   7.0，8.0，7.8，9.2，6.4
   试求（1）$\sigma=1.2$ 时，总体均值 μ 的 90%置信区间；（2）σ^2 未知时总体均值 μ 的 90%置信区间。
4. 设正态总体的方差已知，问抽取的样本容量 n 应多大，才能使总体均值 μ 的置信度为 0.95 的置信区间长不大于 L。
5. 在一指定地区的选民中，随机挑选 300 名选民进行民意测验，结果有 182 人对某个指定的候选人是满意的，求在所有选民中，对该候选人满意率的 95%置信区间。
6. 从某批灯泡中随机抽查 12 个，其中 4 个是次品，试求该批灯泡次品率的 95%置信区间。

五、上机实训题

1. 对本章上列应用分析题第 1 题利用 SPSS 软件来计算。
2. 对本章上列应用分析题第 3 题（2）利用 SPSS 软件来计算相应总体均值的 90%置信区间。

第 5 章

参数假设检验

假设检验是统计推断的另一基本内容。假设检验（hypothesis testing），顾名思义就是先假设后检验，是事先对总体的参数或分布形式提出一个假设，再利用样本数据信息来判断原假设是否合理，从而决定应接受还是拒绝原假设。

假设检验可以分为两类：一类是总体参数的假设检验，简称参数检验（parameter）；另一类是非参数检验（nonparameter test），主要包括总体分布形式的假设检验、随机变量独立性的假设检验等。这里我们讨论有关总体参数（均值、方差）等的参数检验问题，非参数检验问题将在第 7 章讨论。

第 1 节 假设检验的基本概念

一、假设检验问题

为考察假设检验问题，我们先来看两个假设检验的案例。

案例 5-1

某药厂用自动包装机包装的葡萄糖重量服从正态分布 $N(\mu, \sigma^2)$，按规定的标准重量为 500 克，由以往标准知总体方差 $\sigma^2=6.5^2$，且保持不变，某日从生产线上随机抽取 6 袋，称得净重为（单位：克）：

498，516，507，492，502，512

问题：该日自动包装机包装的葡萄糖平均重量是否还是 500 克？

在案例 5-1 中，利用其样本值的计算可得其平均重量 $\bar{x}=504.5$（克），与标准重量 500 克相比差 4.5 克，但该差异究竟是因为自动包装机工作不正常造成的实质性差异，还是纯粹由于随机因素引起的随机误差？显然，该日生产的每袋葡萄糖的平均重量就是总体参数μ，该案例的问题要回答：μ是否等于 500？即$\mu=\mu_0$，像这样要回答总体参数是否等于某个数值的问题就是一个假设检验问题。

在假设检验中，通常将所要进行检验的假设称为原假设（或零假设 null hypothesis），用 H_0 表示；而将原假设的对立面称为备择假设（或对立假设 alternative hypothesis），用 H_1 表示。

例如对案例 5-1，有原假设 H_0：$\mu=500$；备择假设 H_1：$\mu\neq 500$。

二、假设检验的基本思想

假设检验的基本思想就是所谓概率性质的反证法，即为了检验原假设是否正确，首先假定原假设 H_0 成立，在原假设 H_0 成立的条件下根据抽样理论和样本信息进行推断，如果得到矛盾的结论，就推翻原假设，否则，则接受原假设。这里我们在概率性质的反证法中运用了小概率原理（small probability principle），即小概率事件在一次试验中几乎不可能发生。如果小概率事件在一次试验中发生，即认为导出矛盾，则判断原假设不成立。

例如对案例 5-1，应检验原假设 H_0：$\mu=500$（$=\mu_0$）是否成立。为此，首先假定原假设 H_0 成立，则总体 X 服从 N（μ_0，6.5^2），再用样本去检验 H_0 的真伪。由于样本所包含的信息较分散，一般需要构造一个检验统计量去进行判断。案例 5-1 是正态总体均值μ的参数检验问题，在方差 σ^2 已知和原假设 H_0

成立下，考虑μ的无偏估计量 $\bar{X}$ 的抽样分布，有

$$\bar{X} \sim N\left(\mu_0, \frac{\sigma^2}{n}\right)$$

故可以取

$$Z = \frac{\bar{X} - \mu_0}{\sigma/\sqrt{n}} \sim N(0,1)$$

作为检验统计量。

对于给定的一个小概率 $\alpha(0<\alpha<1)$，通常取 $\alpha=0.05$，根据一次抽样的样本值（实验观测值数据），计算统计量 Z 的观测值 z，并计算其对应概率 P 值

$$P = P(|Z| > z)$$

若 P 值$<\alpha$，则表明小概率事件在一次抽样试验中居然发生了，即可认为导出矛盾而拒绝原假设 H_0。否则，可认为没有导出矛盾而接受原假设 H_0。

由于该 P 值计算量较大，通常需要用统计软件来得到。实际应用时，若手工计算，可查本教材后的正态分布临界值表（附表 4）得到临界值 $Z_{\alpha/2}$，使得

$$P(|Z| > Z_{\alpha/2}) = \alpha \text{（对应地，有 } P(Z > Z_{\alpha/2}) = \alpha/2\text{）（参见图 5-1）}$$

此时，事件 $(|Z| > Z_{\alpha/2}) = \left(|\frac{\bar{X} - \mu_0}{\sigma/\sqrt{n}}| > Z_{\alpha/2}\right)$ 是个概率为 α 的小概率事件。对于一次抽样的样本值，计算统计量 Z 的观测值 z，如果 $|z| > Z_{\alpha/2}$，表明抽样结果落在上述小概率事件的范围内，也即对应概率的 P 值$<\alpha$，则表明小概率事件在一次抽样试验中居然发生了，即可认为导出矛盾而拒绝原假设 H_0。否则，可认为没有导出矛盾而接受原假设 H_0。

下面我们就可利用上述原理来解决案例 5-1 的问题。

案例 5-1（续一）

解：应检验

原假设 H_0：$\mu=500$；备择假设 H_1：$\mu\neq 500$。

由题中条件得 $\bar{x}=504.5$，$\mu_0=500$，$\sigma^2=6.5^2$。

则检验统计量 Z 的观测值为

$$z = \frac{\bar{x} - \mu_0}{\sigma/\sqrt{n}} = \frac{504.5 - 500}{6.5/\sqrt{6}} = 1.696$$

再由标准正态分布临界值表（附表 4）查得临界值：$Z_{\alpha/2}=Z_{0.025}=1.96$。

由于$|z|=1.696<Z_{\alpha/2}=1.96$，即小概率事件在一次抽样试验中没有发生，故没有导出矛盾，所以可接受原假设 H_0：$\mu=500$，即认为该日自动包装机包装的平均重量还是 500 克。

在假设检验中，我们将事先给定的小概率 α 称为显著性水平（significance level）；将拒绝 H_0 还是接受 H_0 的界限值称为临界值（critical value）；将拒绝原假设 H_0 的区域称为拒绝域（rejection region），而将接受 H_0 的区域称为接受域（acceptance region）。

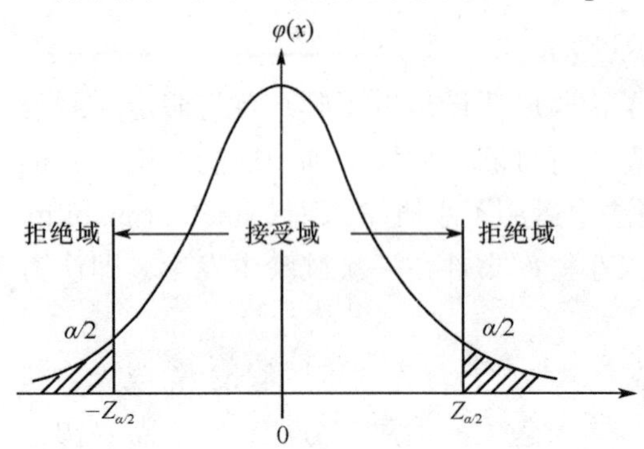

图 5-1 假设检验的拒绝域和接受域

在假设检验中，小概率即显著性水平 α 应该是接近 0 的一个正数。著名统计学家 R.A.费希尔把 1/20 即 0.05 作为其标准，从此 0.05 或小于 0.05 的概率被认为是小概率。

例如在案例 5-1 中，检验的显著性水平 $\alpha=0.05$，临界值 $Z_{\alpha/2}=1.96$，拒绝域为（$|Z|>1.96$）。

如图 5-1 所示，如果由样本值所得到的检验统计量的值落在拒绝域中，则认为原假设 H_0 不成立，则拒绝原假设 H_0；否则，则接受原假设 H_0。

上述通过比较统计量的值与临界值的大小来作出统计判断结论的假设检验方法称为临界值法，而在统计论文或专著中还常采用更直接的 P 值法。

P 值是指在 H_0 成立时从总体中抽样，抽到现有的样本以及更加极端情况出现的概率值（例如，在案例 5-1 中，P 值=$P(|Z|>z)= P(|Z|>1.696)=0.0898$）。$P$ 值法就是根据计算出来的 P 值与显著性水平 α 的比较进行统计判断的假设检验法，即当 $P<\alpha$ 时拒绝 H_0，当 $P>\alpha$ 时接受 H_0。P 值的大小由检验统计量的值决定，与显著性水平 α 无关，无需查统计表，但计算要求较高。一般统计软件如 SAS、SPSS 等都能计算 P 值，故可用 P 值法。而通常手工计算时则采用查统计教材后面附加的统计表的临界值法。

三、假设检验的两类错误

由于假设检验是根据小概率原理由样本信息推断总体特征，而抽样的随机性使得假设检验有可能发生以下两类错误（表 5-1）。

第一类错误：当原假设 H_0 为真时，拒绝 H_0，此类错误又称拒真错误。发生第一类错误的概率就是显著性水平 α。

第二类错误：当原假设 H_0 为假时，接受 H_0，此类错误又称取伪错误。发生第二类错误的概率一般记为 β。

表 5-1 统计判断所犯两类错误

检验结论	实际情况	
	H_0 为真	H_0 为假
接受 H_0	正确	第二类错误（取伪）
拒绝 H_0	第一类错误（拒真）	正确

我们总希望犯两类错误的概率 α、β 都很小，但在样本容量 n 确定时，同时使 α、β 都很小是不可能的。故在实际应用中，通常先限制犯第一类错误的概率 α，再适当增加样本容量来减少犯第二类错误的概率 β。一般选取 α=0.05 或 0.01、0.1。

四、假设检验的一般步骤

综上所述，我们可得到进行假设检验的一般步骤：

（1）建立原假设 H_0 和备择假设 H_1；

（2）确定检验统计量及其分布，并由给定样本值计算检验统计量的值，若用统计软件还可计算对应的概率 P 值；

（3）根据显著性水平 α，确定其临界值，从而得到拒绝域；

（4）作出统计判断，若统计量的值落在拒绝域内，或者 P 值$<\alpha$，则拒绝原假设 H_0，接受备择假设 H_1；否则，就接受原假设 H_0。

（5）对原问题给出相应结论。

链 接 内曼与假设检验理论

内曼（Jerzy Splawa Neyman，1894～1981）是美国统计学家、现代统计学的奠基人之一。原籍波兰，1938 年起为美国加州大学伯克利分校教授。

1925～1927 年，他在伦敦大学师从 K.皮尔逊，并与英国统计学家、K.皮尔逊之子 E. 皮尔逊展开了深入的合作研究。内曼和 E. 皮尔逊利用数学概念和逻辑推理发展了假设检验理论，并于 1928 到 1958 年间发表了多篇重要的相关文献，内容包括两类错误、备择假设、似然比检验、一致最优检验、功效函数、最佳临界域等概念和方法，奠定了假设检验的理论基础。他还发表了有关置信区间估计的理论成果。内曼和 E.皮尔逊因区间估计和假设检验的 Neyman-Pearson 理论而一起名垂数理统计发展史。

第2节　单样本的正态总体均值检验

正态总体 $N(\mu, \sigma^2)$ 中有两个参数：均值μ和方差 σ^2，其中有关总体均值μ的假设检验问题在实际应用中最为常见，下面分不同情形加以讨论。

一、方差已知时单样本的均值 Z 检验

设单个样本 $X_1, \cdots, X_n$ 来自正态总体 $N(\mu, \sigma^2)$，方差 σ^2 已知，需对单样本的总体均值μ进行检验。

（一）方差已知时单样本正态总体均值的双侧检验

应检验 H_0：$\mu=\mu_0$；H_1：$\mu\neq\mu_0$（双侧检验）。

检验步骤为：

（1）建立原假设 H_0：$\mu=\mu_0$；备择假设 H_1：$\mu\neq\mu_0$。

（2）在 H_0：$\mu=\mu_0$ 成立时，构造检验统计量

$$Z=\frac{\bar{X}-\mu_0}{\sigma/\sqrt{n}}\sim N(0,1)$$

并计算 Z 检验统计量的观测值 z，用统计软件还可求得其对应概率 P 值；

（3）对于给定的显著性水平 α，查 $N(0, 1)$临界值表（附表4），得到临界值 $Z_{\alpha/2}$，使得

$P(|Z|>Z_{\alpha/2})=\alpha$，（对应地，有 $P(Z>Z_{\alpha/2})=\alpha/2$）（见图 5-2）

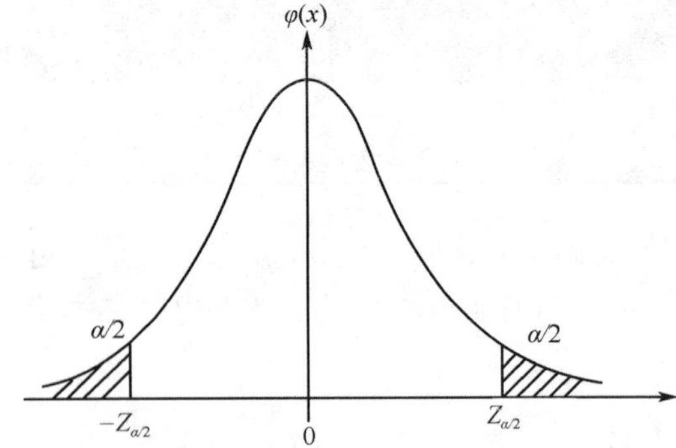

图 5-2　标准正态分布的双侧临界值

（4）统计判断：当$|z|>Z_{\alpha/2}$时，或者 P 值$<\alpha$，拒绝 H_0，接受 H_1，即认为μ与μ_0有显著差异；

当$|z|\leqslant Z_{\alpha/2}$时，或者 P 值$\geqslant\alpha$，接受 H_0，认为μ与μ_0无显著差异。

该检验运用服从标准正态分布 $N(0, 1)$的检验统计量 Z，故称为 Z 检验（Z test）或 U 检验（U test）。

在上述检验中，原假设是 H_0: $\mu=\mu_0$，而备择假设 H_1: $\mu\neq\mu_0$ 则等价于$\mu<\mu_0$ 或$\mu>\mu_0$，即不论$\mu<\mu_0$ 还是$\mu>\mu_0$ 均拒绝原假设$\mu=\mu_0$，相应的两个拒绝域为$\{z<-Z_{\alpha/2}\}$和$\{z>Z_{\alpha/2}\}$，这对应于图 5-2 中的两个拒绝域，分别在分布曲线区域两侧的尾部，每侧占$\alpha/2$，我们将这种检验称为双侧检验（2-tailed test）。

例 5-1　已知某药厂正常情况下的生产的某药膏含甘草酸量 X 服从 $N(4.5, 0.108^2)$。现随机抽查了5 支药膏，其甘草酸的含量分别为：

4.40，4.25，4.21，4.33，4.46

若已知总体方差保持不变。此时药膏的平均甘草酸含量是否有显著变化？（α=0.05）

解：应检验 H_0：$\mu=4.5$；H_1：$\mu\neq4.5$。

由题中条件和计算得：$\sigma^2=0.108^2$，$n=5$，$\mu_0=4.55$，$\bar{x}=4.33$。

则检验统计量 Z 的值为

$$z=\frac{\bar{x}-\mu_0}{\sigma/\sqrt{n}}=\frac{4.33-4.5}{0.108/\sqrt{5}}=-3.52$$

对于给定的显著性水平 $\alpha=0.05$，查 $N(0, 1)$临界值表（附表4），得到临界值：

$$Z_{\alpha/2}=Z_{0.025}=1.96,$$

因为$|z|=3.52>1.96$，所以拒绝 H_0，而接受 H_1，即在 0.05 的显著水平下，认为平均甘草酸含量有显著变化。

（二）方差已知时单样本正态总体均值的单侧检验

应检验 H_0：$\mu=\mu_0$；H_1：$\mu>\mu_0$（或 H_1：$\mu<\mu_0$）（单侧检验）。

检验步骤为

（1）建立原假设 H_0：$\mu=\mu_0$；备择假设 H_1：$\mu>\mu_0$（或 H_1：$\mu<\mu_0$）

（2）在 H_0：$\mu=\mu_0$ 成立时，构造检验统计量

$$Z=\frac{\overline{X}-\mu_0}{\sigma/\sqrt{n}}\sim N(0,1)$$

并由样本值计算 Z 检验统计量的值 z；

（3）对于给定的显著性水平 α，查 $N(0，1)$临界值表（附表4），得到临界值 Z_α，使得

$P(Z>Z_\alpha)=\alpha$，见图5-3 （或 $P(Z<-Z_\alpha)=\alpha$，见图5-4）

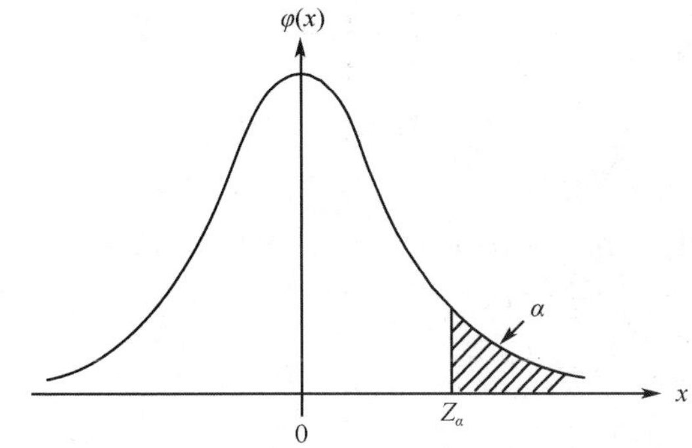

图5-3　标准正态分布的右侧临界值

图5-4　标准正态分布的左侧临界值

（4）统计判断：当 $z>Z_\alpha$ 时，或 P 值 $<\alpha$ 时，拒绝 H_0，接受 H_1，即认为μ显著大于μ_0；

当 $z\leqslant Z_\alpha$ 时，或 P 值 $\geqslant\alpha$ 时，接受 H_0，认为μ不显著大于μ_0。

（或当 $z<-Z_\alpha$ 时，或 P 值 $<\alpha$ 时，拒绝 H_0，接受 H_1，即认为μ显著小于μ_0；

当 $z\geqslant -Z_\alpha$ 时，或 P 值 $\geqslant\alpha$ 时，接受 H_0，认为μ不显著小于μ_0。）

由于上述检验的拒绝域为$\{z>Z_\alpha\}$（或$\{z<-Z_\alpha\}$），这对应于图5-3（或图5-4）中分布曲线区域单侧的尾部，我们将这类假设检验称为单侧检验（one-tailed test）。

显然，单侧检验与双侧检验的主要步骤类似，只是在备择假设、临界值和拒绝域上有差异，我们用下列表5-2加以比较。

表5-2　单个正态总体均值的 Z 检验（方差已知）

<table>
<tr><th>条件</th><th colspan="2">检验假设</th><th>统计量</th><th>临界值</th><th>拒绝域</th></tr>
<tr><td rowspan="2">σ^2已知</td><td rowspan="2">H_0：$\mu=\mu_0$</td><td>H_1：$\mu\neq\mu_0$</td><td rowspan="2">$Z=\frac{\overline{X}-\mu_0}{\sigma/\sqrt{n}}$</td><td>$Z_{\alpha/2}$</td><td>$|z|>Z_{\alpha/2}$</td></tr>
<tr><td>H_1：$\mu>\mu_0$
（或 H_1：$\mu<\mu_0$）</td><td>Z_α</td><td>$z>Z_\alpha$
（或 $z<-Z_\alpha$）</td></tr>
</table>

为便于应用，这里列出常用显著性水平 $\alpha=0.05$ 和 0.01 对应的 $N(0，1)$临界值，供查阅：

$\alpha=0.05$ 时，$Z_{\alpha/2}=Z_{0.025}=1.96$，$Z_\alpha=Z_{0.05}=1.64$；

$\alpha=0.01$ 时，$Z_{\alpha/2}=Z_{0.005}=2.58$，$Z_\alpha=Z_{0.01}=2.33$。

例5-2　一药厂生产的药品的某项指标服从正态分布 $N(80，4^2)$。经工艺革新后，其方差保持不变，现随机抽取容量为30的一组样本，算得其样本均值为84。能否认为工艺革新提高了药品该项指标的均值？（$\alpha=0.01$）

显然，本例需进行单侧检验。在单侧检验问题中，我们通常将题目中提问所倾向的情形作为备择假设 H_1。

解：应检验 H_0：$\mu=80$；H_1：$\mu>80$。（单侧检验）

由题中条件知：$\mu_0=80$，$\sigma^2=4^2$，$n=30$，$\overline{x}=84$。

则检验统计量 Z 的值为

$$z=\frac{\bar{x}-\mu_0}{\sigma/\sqrt{n}}=\frac{84-80}{4/\sqrt{30}}=5.48$$

对于给定的显著性水平 $\alpha=0.01$，查 $N(0, 1)$临界值表（附表 4），得到临界值 $Z_\alpha=Z_{0.01}=2.33$，

因为 $z=5.48>2.33$，所以拒绝 H_0，接受 H_1，即在 0.01 的显著水平下，认为工艺革新显著提高了药品该项指标的均值。

二、方差未知时单样本的均值 *T* 检验

实际应用时，对于单样本的总体均值检验问题，其总体方差 σ^2 通常是未知的。设单个样本 $X_1, \cdots, X_n$ 来自正态总体 $N(\mu, \sigma^2)$，其中 σ^2 未知。要检验原假设 H_0：$\mu=\mu_0$ 是否成立。

此时 $Z=\dfrac{\bar{X}-\mu_0}{\sigma/\sqrt{n}}$ 因为含有未知参数 σ，不能作为μ的检验统计量。由于样本方差

$$S^2=\frac{1}{n-1}\sum_{i=1}^{n}(X_i-\bar{X})^2$$

是总体方差 σ^2 的无偏估计，所以可用 S 代替 σ，在原假设 H_0：$\mu=\mu_0$ 成立时得到统计量 T，并由抽样分布理论（第 3 章定理 3-4）知，

$$T=\frac{\bar{X}-\mu_0}{S/\sqrt{n}}\sim t(n-1)$$

故用 T 代替 Z 作为检验统计量即可进行检验。

方差未知时单样本的总体均值 T 检验步骤为：

（1）建立原假设 H_0：$\mu=\mu_0$；备择假设 H_1：$\mu\neq\mu_0$。

（2）在 H_0：$\mu=\mu_0$ 成立时，构造检验统计量

$$T=\frac{\bar{X}-\mu_0}{S/\sqrt{n}}\sim t(n-1)$$

并由样本值计算 T 检验统计量的观测值 t，用统计软件还可求得其对应概率 P 值；

（3）对于给定的显著性水平 α，由 t 分布表（见附表 6）查得临界值 $t_{\alpha/2}(n-1)$，使得

$$P(|T|>t_{\alpha/2})=\alpha\text{，（见图 5-5）}$$

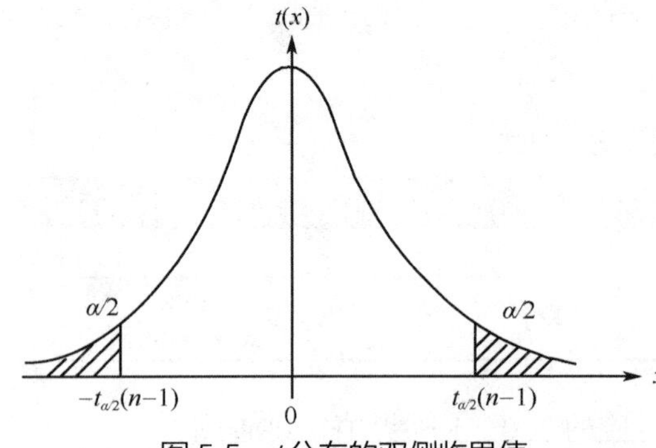

图 5-5　t分布的双侧临界值

（4）当$|t|>t_{\alpha/2}$，或 P 值$<\alpha$ 时，拒绝 H_0，接受 H_1，即认为μ与μ_0 有显著差异；

当$|t|\leqslant t_{\alpha/2}$，或 P 值$\geqslant\alpha$ 时，接受 H_0，认为μ与μ_0 无显著差异。

上述检验运用服从 t 分布的统计量 T，所以称为 T 检验（T test）。

上述过程为双侧检验步骤，单侧检验步骤与其相比异同之处见表 5-3。

表 5-3　单样本正态总体均值的 *T* 检验（方差未知）

检验假设			统计量	临界值	拒绝域
双侧	H_0：$\mu=\mu_0$	H_1：$\mu\neq\mu_0$	$T=\dfrac{\bar{X}-\mu}{S/\sqrt{n}}$	$t_{\alpha/2}$	$\lvert t\rvert\geqslant t_{\alpha/2}$
单侧		H_1：$\mu>\mu_0$（或 H_1：$\mu<\mu$）		t_α	$t\geqslant t_\alpha$（或 $t\leqslant -t_\alpha$）

在实际应用中，正态总体的方差通常是未知的，故我们常用 T 检验法来进行其总体均值的检验。

例 5-1（续）　在前面例 5-1 中，如果总体方差未知，其他不变。此时药膏的平均甘草酸含量是否仍为 4.5？（$\alpha=0.05$）

解：由于总体方差未知，故用 T 检验法来检验总体的均值。

应检验 H_0：μ=4.5；H_1：$\mu \neq 4.5$。

由题中已知：n=5，μ_0=4.5，再由题中样本值计算得 $\overline{x} = 4.33$

$$S^2 = \frac{1}{n-1}\sum_{i=1}^{n}(x_i - \overline{x})^2 = 0.01065\text{，}\quad S = \sqrt{S^2} = \sqrt{0.01065} = 0.103$$

则检验统计量 T 的值为

$$t = \frac{\overline{x} - \mu_0}{S/\sqrt{n}} = \frac{4.33 - 4.5}{0.103/\sqrt{5}} = -3.69$$

对于给定的 α=0.05 和自由度 n–1=4，查 t 分布表（附表 6），得到临界值

$$t_{\alpha/2}(n-1) = t_{0.025}(4) = 2.776$$

因为$|t|$=3.69＞ $t_{\alpha/2}$（4）=2.776，所以拒绝 H_0，接受 H_1，即认为药膏的平均甘草酸含量与 4.5 有显著差异。

【SPSS 软件应用】　在 SPSS 中，单样本的正态总体均值检验可通过菜单【分析】→【比较平均值】→【单样本 T 检验】的途径加以实现。

首先建立对应的 SPSS 数据集＜药膏的甘草酸量＞，包括一个数值变量：甘草酸量。如图 5-6 所示。

在 SPSS 中，打开该数据集，选择菜单【分析】→【比较平均值】→【单样本 T 检验】，在对话框【单样本 T 检验】中，如图 5-7 所示，选定：

甘草酸量→检验变量（T）；检验值（V）：4.5

	甘草酸量	变量
1	4.40	
2	4.25	
3	4.21	
4	4.33	
5	4.46	
6		
7		

图 5-6　数据集＜药膏的甘草酸量＞

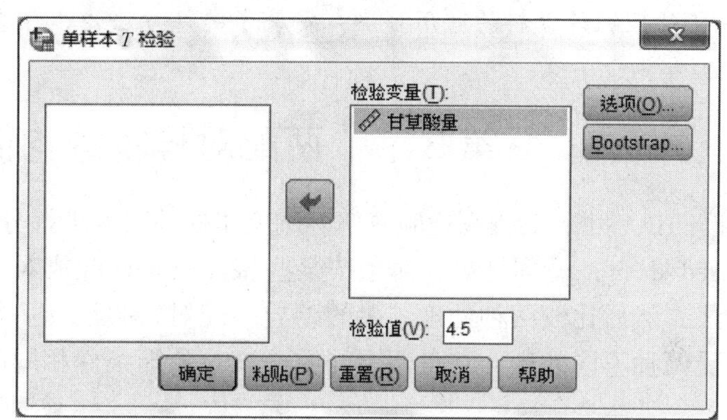

图 5-7　对话框【单样本 T 检验】

点击确定。即可得如图 5-8 所示的 t 检验的 SPSS 输出结果

单个样本统计量

	N	均值	标准差	均值的标准误
甘草酸量	5	4.3300	0.10320	0.04615

单样本检验

	检验值 = 4.5					
					差值的 95% 置信区间	
	t	自由度	显著性（双尾）	平均差	下限	上限
甘草酸量	–3.683	4	0.021	–0.17000	–0.2981	–0.0419

图 5-8　单样本 t 检验的 SPSS 输出结果

图 5-8 的 SPSS 输出结果中，在“单个样本统计量”表中给出了检测数据的样本均值 4.33、样本标准差 0.1032 和样本标准误 0.04615。在“单样本检验”表中，给出了 t 检验统计量的值 t=–3.683，而检验概率 P 值即“显著性（双尾）”=0.021。

因为对显著水平 α=0.05，P=0.021＜0.05，所以拒绝 H_0，即在 0.05 的显著水平上，认为药膏的平均含甘草酸量μ与 4.45 有显著差异。

t 检验法适用于总体方差未知时正态总体均值的检验。当样本容量 n 增大时，t 分布趋近于标准正态分布 $N(0，1)$，故大样本情形（$n\geqslant 30$）时，近似地有

$$Z=\frac{\bar{X}-\mu_0}{S/\sqrt{n}}\sim N(0,1) \quad \text{（渐近）}$$

此时总体方差未知时正态总体均值的检验也可用近似 Z 检验法即可。

另外利用中心极限定理原理，大样本情形（$n\geqslant 30$）时，其样本均值将近似服从正态分布，故非正态总体的均值检验也可用 T 检验或者近似 Z 检验法进行。

链 接 K. 皮尔逊——现代统计学的创立者

K.皮尔逊（Karl Pearson，1857～1936），英国著名统计学家和生物学家，现代统计学的奠基人。

K.皮尔逊首先探求处理数据方法，首创了频数分布表与图；提出了多种概率分布曲线及其表达式，推进了次数分布曲线理论的发展和应用。1900 年他独立地发现了卡方（χ^2）分布，提出了有名的卡方（χ^2）检验法；他还提出和研究了复相关、净相关、相关比等概念和方法，不仅发展了高尔顿的相关和回归理论，并为之建立了数学基础；同时他还推导出概差，并编制了各种概差计算表。统计学上的一些术语，如“总体”“众数”“标准差”“变差系数”等都出自 K.皮尔逊。

同时他还不断运用统计方法对生物学、遗传学、优生学做出新的贡献，并把生物统计方法提炼成为一般处理统计资料的通用方法，发展了统计方法论，被誉为“现代统计学之父”。

第 3 节　两配对样本的均值比较检验

在医药试验中，为提高检验效率，避免非处理因素干扰分析结果，在试验设计时，常采用配对设计（paired design），即把研究对象按某些特征或条件配成对子，每对研究对象分别施加两种不同的处理方法，然后比较两种处理结果的差异。配对试验设计一般可分为两种情况，一是同一受试对象分别接受两种不同处理，二是两个同质受试对象即条件相同的受试对象配成对子分别接受两种不同的处理。

在配对试验设计下所得的两组数据（两个样本）不是相互独立的，不能看作两个独立总体的样本进行统计处理。作配对比较时，将先求出配对对子数据的差值 d，并将这些差值 d 看成是一个新的总体的随机样本，而差值的变化可以理解为大量、微小、独立的随机因素综合作用的结果。如果此差值 d 服从正态分布 $N(\mu_d，\sigma_d^2)$，其中 μ_d 是差值 d 的总体均值，σ_d^2 是差值 d 的总体方差，那么在配对设计下，检验两种结果的差异是否有显著性，就相当于检验差值 d 的总体均值 μ_d 是否为零，即原假设为

$$H_0:\ \mu_d=0$$

从而把配对比较归结为当 σ_d^2 未知时各对数值的差值 d 的单样本的正态总体均值检验问题，这可用前面介绍的 t 检验来解决，其检验统计量为

$$T=\frac{\bar{d}-\mu_d}{S_d/\sqrt{n}}=\frac{\bar{d}}{S_d/\sqrt{n}}$$

式中，$\bar{d}$ 为差值 d 的样本均值，S_d 是差值 d 的样本标准差，n 为配对对子数。

两配对样本的均值比较检验步骤为：

（1）建立原假设 H_0：$\mu_d=0$；备择假设 H_1：$\mu_d\neq 0$。

（2）在 H_0：$\mu=\mu_0$ 成立时，构造检验统计量

$$T=\frac{\bar{d}}{S_d/\sqrt{n}}\sim t(n-1)$$

并由样本值计算其配对数据之差值$\{d_i\}$，再计算 T 检验统计量的值 t，用统计软件还可求得其对应概率 P 值。

（3）对于给定的显著性水平 α，由 t 分布表（见附表 6）查得临界值 $t_{\alpha/2}$（$n-1$）。

（4）当$|t|>t_{\alpha/2}$，或 P 值$<\alpha$ 时，拒绝 H_0，接受 H_1，认为两配对比较的总体均值间有显著差异；

当$|t|\leqslant t_{\alpha/2}$，或 P 值$\geqslant\alpha$ 时，接受 H_0，认为两配对比较的总体均值间无显著差异。

上述过程为双侧检验步骤，单侧检验步骤与其相比异同之处见表 5-4。

表 5-4　两配对样本的均值比较检验

条件	检验假设		统计量	临界值	拒绝域
配对样本	H_0：$\mu_d=0$	H_1：$\mu_d\neq 0$	$T=\frac{\bar{d}}{S_d/\sqrt{n}}$	$t_{\alpha/2}$	$\|t\|>t_{\alpha/2}$
		H_1：$\mu_d>0$（或 H_1：$\mu_d<0$）		t_α	$t>t_\alpha$（或 $t<-t_\alpha$）

例 5-3　为比较两种方法对乳酸饮料中脂肪含量测定结果是否不同，随机抽取了 10 份乳酸饮料制品，分别用甲、乙两种方法测定其结果如表 5-5 第（1）～（3）栏，问两法测定结果是否不同？（α=0.05）

解：本例属于配对设计的检验问题。应检验 H_0：$\mu_d=0$；H_1：$\mu_d\neq 0$。

由题意及计算得：

表 5-5　甲、乙两法脂肪含量的测定结果（%）及计算表

编号（1）	甲法（2）	乙法（3）	差值 d(4)=（2）-（3）
1	0.840	0.580	0.260
2	0.591	0.509	0.082
3	0.674	0.500	0.174
4	0.632	0.316	0.316
5	0.687	0.337	0.350
6	0.978	0.517	0.461
7	0.750	0.454	0.296
8	0.730	0.512	0.218
9	1.200	0.997	0.203
10	0.870	0.506	0.364
合计	—	—	2.724

$$n=10,\quad \sum_{i=1}^{10}d_i=2.724,\quad \sum_{i=1}^{10}d_i^2=0.8483,\quad \bar{d}=\frac{1}{n}\sum_{i=1}^{n}d_i=\frac{2.724}{10}=0.2724$$

$$S_d=\sqrt{\frac{1}{n-1}[\sum_{i=1}^{n}d_i^2-n(\bar{d})^2]}=\sqrt{\frac{0.8483-10\times 0.2724^2}{10-1}}=0.1087$$

则

$$t=\frac{\bar{d}}{S_d/\sqrt{n}}=\frac{0.2724}{0.1087/\sqrt{10}}=7.925$$

对于 α=0.05 和 $n-1$=9，查 t 分布表（附表 6），得到临界值 $t_{\alpha/2}$（$n-1$）=$t_{0.025}$（9）= 2.262。

因为$|t|$=7.925$>t_{\alpha/2}$（9）= 2.262，$P<0.05$，故拒绝 H_0，接受 H_1，即可以认为两法测定结果不同。

【SPSS 软件应用】　在 SPSS 中，两配对样本的均值比较检验可通过菜单【分析】→【比较平均值】→【配对样本 T 检验】的途径加以实现。

首先建立对应的 SPSS 数据集<两法测定脂肪含量>，包括两个配对的数值变量：甲法脂肪含量、乙法脂肪含量，如图 5-9 所示。

在 SPSS 中，打开该数据集，选择菜单【分析】→【比较平均值】→【配对样本 T 检验】，在对话框【配对样本 T 检验】中，如图 5-10 所示，选定：

甲法脂肪含量→成对变量（V）：Variable 1；乙法脂肪含量→成对变量（V）：Variable 2

	甲法脂肪含量	乙法脂肪含量
1	.840	.580
2	.591	.509
3	.674	.500
4	.632	.316
5	.687	.337
6	.978	.517
7	.750	.454
8	.730	.512
9	1.200	.997
10	.870	.506

图 5-9 数据集<两法测定脂肪含量>

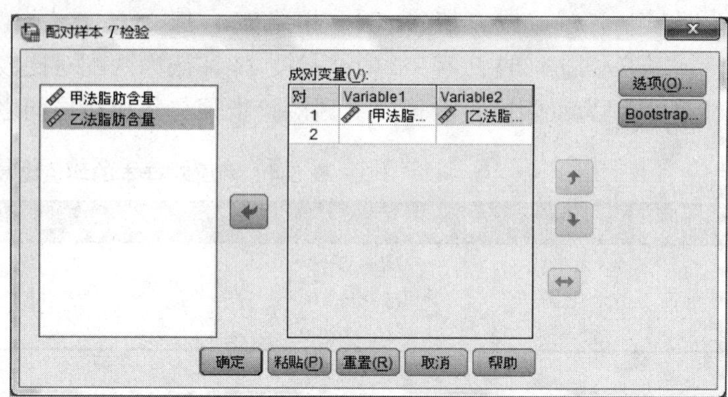

图 5-10 对话框【配对样本 T 检验】

点击确定。即可得如图 5-11 所示的配对样本 t 检验的 SPSS 主要输出结果。

配对样本检验

	配对差值					t	自由度	显著性（双尾）
	平均值	标准偏差	标准误差平均值	差值的 95%置信区间 下限	差值的 95%置信区间 上限			
配对 1 甲法脂肪含量–乙法脂肪含量	.272400	.108681	.034368	.194654	.350146	7.926	9	.000

图 5-11 配对样本 t 检验的 SPSS 主要输出结果

图 5-11 给出了 SPSS 主要输出结果。在其“配对样本检验”表中，给出了配对样本 t 检验统计量的值 t=7.926，对应检验概率 P 值即“显著性（双尾）”=0.000。

因为对显著水平 α=0.05，P=0.000<0.05，所以拒绝 H_0，接受 H_1，即在 0.05 的显著水平上，认为甲、乙两法测定的脂肪含量结果有显著差异。

第 4 节 两独立样本的均值比较检验

本节将研究两个相互独立的样本其对应的正态总体均值的比较检验问题。

设两个相互独立的样本 $X_1,\cdots,X_{n_1}$ 与 $Y_1,\cdots,Y_{n_2}$ 分别来自正态总体 $X\sim N(\mu_1,\sigma_1^2)$ 和 $Y\sim N(\mu_2,\sigma_2^2)$，$X$ 与 Y 相互独立，其样本均值、样本方差分别为 $\overline{X}$、S_1^2 和 $\overline{Y}$、S_2^2：

$$\overline{X}=\frac{1}{n_1}\sum_{i=1}^{n_1}X_i\text{，}\quad S_1^2=\frac{1}{n_1-1}\sum_{i=1}^{n_1}(X_i-\overline{X})^2\text{；}\quad \overline{Y}=\frac{1}{n_2}\sum_{j=1}^{n_2}Y_j\text{，}\quad S_2^2=\frac{1}{n_2-1}\sum_{j=1}^{n_2}(Y_j-\overline{Y})^2\text{。}$$

一、方差齐性检验

方差相等（或无显著差异）的总体称为具有方差齐性的总体，因此检验两个（或多个）总体方差是否相等的检验又称为方差齐性检验（homogeneity test for variance）。

（一）两个正态总体的方差齐性检验

现考察两个正态总体方差的齐性检验，即检验原假设

$$H_0\text{：}\sigma_1^2=\sigma_2^2$$

是否成立，对此，由抽样分布理论（见第 3 章定理 3-6）知，

$$F=\frac{S_1^2/\sigma_1^2}{S_2^2/\sigma_2^2}\sim F(n_1-1,n_2-1)$$

在原假设 H_0：$\sigma_1^2=\sigma_2^2$ 成立时，即可得到检验统计量

$$F=\frac{S_1^2}{S_2^2}\sim F(n_1-1,n_2-1)$$

由此即可进行两个正态总体的方差齐性检验。上述检验运用服从 F 分布的检验统计量 F，故称为 F 检验（F test）。

下面给出用 F 检验法进行两个正态总体的方差齐性检验步骤。

（1）建立原假设 H_0：$\sigma_1^2=\sigma_2^2$；备择假设 H_1：$\sigma_1^2\neq\sigma_2^2$。

（2）在原假设 H_0 成立时，构造检验统计量

$$F=\frac{S_1^2}{S_2^2}\sim F(n_1-1,n_2-1)$$

并由样本值计算 F 检验统计量的值，用统计软件还可求得其对应概率 P 值；

（3）对于给定显著性水平 α，由 F 分布表（附表 7）查得临界值

$$F_{1-\alpha/2}(n_1-1,\ n_2-1)\text{和}F_{\alpha/2}(n_1-1,\ n_2-1),$$

使得 $P(F<F_{1-\alpha/2})=\alpha/2$ 且 $P(F>F_{\alpha/2})=\alpha/2$，（参见图 5-12）

由 F 分布的特性，总有

$$F_{1-\alpha/2}(n_1-1,\ n_2-1)<1<F_{\alpha/2}(n_1-1,\ n_2-1)。$$

为简化计算，实际处理时，总取较大的样本方差作分子 S_1^{*2}，使得 $F=S_1^{*2}/S_2^{*2}>1$，此时只需查得右临界值 $F_{\alpha/2}(n_1-1,\ n_2-1)$即可。当 $F>F_{\alpha/2}(n_1-1,\ n_2-1)$，就可拒绝 H_0，否则，则接受 H_0。

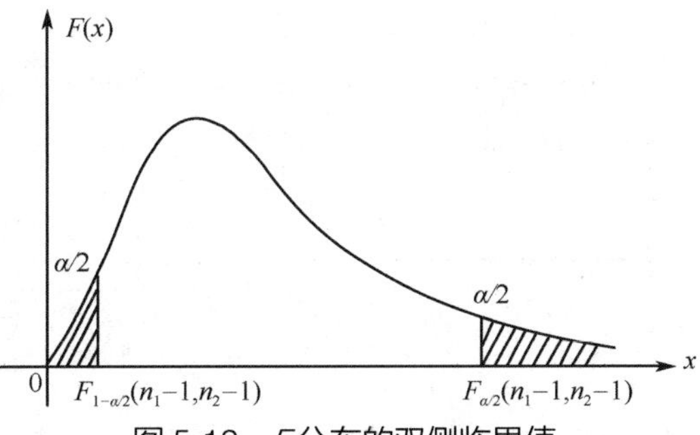

图 5-12 F分布的双侧临界值

（4）统计判断：当 $F\geqslant F_{\alpha/2}$ 时，或 P 值$<\alpha$ 时，拒绝 H_0，认为 σ_1^2 与 σ_2^2 的差异有显著性；当 $F<F_{\alpha/2}$ 时，或 P 值$>\alpha$ 时，接受 H_0，认为σ_1^2 与σ_2^2 的差异无显著性。

注意：在上述检验中，只需查右临界值 $F_{\alpha/2}(n_1-1,n_2-1)$就够了，而在书后附表 7 中也只能查到 $F_{\alpha/2}$（n_1-1，n_2-1）的值。有时如需计算左临界值 $F_{1-\alpha/2}(n_1-1,\ n_2-1)$，则可利用下列公式进行：

$$F_{1-\alpha/2}(n_1-1,\ n_2-1)=\frac{1}{F_{\alpha/2}(n_2-1,\ n_1-1)}$$

上述过程为双侧检验步骤，单侧检验步骤与其相比异同之处见表 5-6。

表 5-6 两个正态总体的方差齐性检验

检验假设		统计量	临界值	拒绝域
H_0：$\sigma_1^2=\sigma_2^2$	H_1：$\sigma_1^2\neq\sigma_2^2$	$F=\frac{S_1^2}{S_2^2}$（$S_1^2\geqslant S_2^2$）	$F_{\alpha/2}$	$F>F_{\alpha/2}$
	H_1：$\sigma_1^2>\sigma_2^2$		F_α	$F>F_\alpha$

例 5-4 用 24 只豚鼠均分成二组作支管灌流试验，记录流速如表 5-7 所示（滴数/分）：

表 5-7 二组豚鼠的支管灌流试验数据

对照组 x	46	30	38	48	60	46	26	58	46	48	44	48
用药组 y	54	46	50	52	52	58	64	56	54	54	58	36

假定豚鼠灌流试验的流速服从正态分布，试检验这两组灌流试验流速的方差是否有显著差异？（α=0.05）

解：根据题意，应检验 H_0：$\sigma_1^2=\sigma_2^2$，H_1：$\sigma_1^2\neq\sigma_2^2$（双侧）。

由题意及数据计算得：$n_1=n_2=12$，$\bar{x}=44.83$，$S_1^2=96.33$，$\bar{y}=52.83$，$S_2^2=48.33$。

则 F 检验统计量的值：

$$F=\frac{S_1^2}{S_2^2}=\frac{96.33}{48.33}=1.993>1$$

对显著性水平 α=0.05，查 F 分布表（附表 7）得

$$F_{\alpha/2}(n_1-1,\ n_2-1)=F_{0.025}(11,\ 11)\approx 3.45$$

因 $F=1.993<F_{0.025}(11,\ 11)\approx 3.45$，$P>0.05$，故接受 H_0，即认为这两组灌流试验流速的方差无显著性差异。

（二）多个总体的方差齐性检验

在 SPSS 等统计软件应用中，对于多个总体的方差齐性检验一般用下面介绍的列文（Levene）检验法，而且所检验的数据资料可以不要求具有正态性。

设有从 K 个总体中独立随机抽取的 K 个样本$\{x_{i1},\ x_{i2},\ \cdots,\ x_{in_i}\}$，其样本均值为 $\bar{X}_i$，$i=1,\ \cdots,\ K$。其中 n_i 为各样本的样本容量，且有 $n_1+n_2+\cdots+n_K=N$。

应检验的假设为：

H_0：$\sigma_1^2=\sigma_2^2=\cdots=\sigma_K^2=\sigma^2$，即各总体方差相等；$H_1$：各总体方差不全相等。

在 H_0 成立的条件下，列文（Levene）检验统计量

$$F=\frac{(N-K)\sum_{i=1}^{K}n_i(\bar{Z}_i-\bar{Z})^2}{(K-1)\sum_{i=1}^{K}\sum_{j=1}^{n_i}(Z_{ij}-\bar{Z}_i)^2}\sim F(K-1,\ N-K)$$

其中 $Z_{ij}=|x_{ij}-X^*|$（X^*可根据数据资料选择下列三者之一：第 i 个样本的样本均值 $\bar{X}_i$、中位数 M_{ei} 和截除 10%样本量后的样本均值 $\bar{X}_i'$），（$i=1,\ 2,\ \cdots,\ K$；$j=1,\ 2,\ \cdots,\ n_i$）。

列文（Levene）检验的计算量较大，一般都借助统计软件来计算 Levene 统计量的值和对应的概率 P 值。对给定的显著性水平 α，若 P 值$<\alpha$，就拒绝 H_0，接受 H_1，即认为多个总体的方差齐性成立；否则，则认为多个总体的方差齐性不成立。

二、方差已知时两独立样本的均值比较 Z 检验

对两独立样本的正态总体均值的假设检验，即检验原假设

$$H_0:\ \mu_1=\mu_2,$$

也就是检验 H_0：$\mu_1-\mu_2=0$ 是否成立。

当总体方差 σ_1^2、σ_2^2 已知时，由抽样分布理论知

$$Z=\frac{\bar{X}-\bar{Y}-(\mu_1-\mu_2)}{\sqrt{\dfrac{\sigma_1^2}{n_1}+\dfrac{\sigma_2^2}{n_2}}}\sim N(0,\ 1)$$

在原假设 H_0：$\mu_1=\mu_2$ 成立时，即得到检验统计量

$$Z=\frac{\bar{X}-\bar{Y}}{\sqrt{\dfrac{\sigma_1^2}{n_1}+\dfrac{\sigma_2^2}{n_2}}}\sim N(0,\ 1)$$

由此即可用 Z 检验法进行检验。

方差已知时两独立样本的均值比较的 Z 检验的步骤为

（1）建立原假设 H_0：$\mu_1=\mu_2$；备择假设 H_1：$\mu_1\neq\mu_2$。

（2）在 H_0：$\mu_1=\mu_2$ 成立时，构造检验统计量

$$Z=\frac{\overline{X}-\overline{Y}}{\sqrt{\frac{\sigma_1^2}{n_1}+\frac{\sigma_2^2}{n_2}}}\sim N(0,\ 1)$$

并由样本值计算 Z 检验统计量的观测值 z，用统计软件还可求得其对应概率 P 值；

（3）对于给定的 α，查 $N(0,\ 1)$临界值表（附表 4），得到临界值 $Z_{\alpha/2}$，使得

$$P(|Z|>Z_{\alpha/2})=\alpha$$

（4）统计判断：当$|z|>Z_{\alpha/2}$时，或 P 值$<\alpha$ 时，拒绝 H_0，接受 H_1，即认为μ_1与μ_2有显著差异；

当$|z|\leqslant Z_{\alpha/2}$时，或 P 值$\geqslant\alpha$ 时，接受 H_0，认为μ_1与μ_2无显著差异。

上述过程为双侧检验步骤，单侧检验步骤与其相比异同之处见表 5-8。

表 5-8　两独立样本的均值比较检验（方差已知）

条件	检验假设		统计量	临界值	拒绝域
σ_1^2、σ_2^2已知	H_0：$\mu_1=\mu_2$	H_1：$\mu_1\neq\mu_2$	$Z=\frac{\overline{X}-\overline{Y}}{\sqrt{\frac{\sigma_1^2}{n_1}+\frac{\sigma_2^2}{n_2}}}$	$Z_{\alpha/2}$	$\lvert z\rvert>Z_{\alpha/2}$
		H_1：$\mu_1>\mu_2$（或 H_1：$\mu_1<\mu_2$）		Z_α	$z>Z_\alpha$（或 $z<-Z_\alpha$）

例 5-5　设甲、乙两台机床生产同类型产品，其产品重量分别服从方差 $\sigma_1^2=70$ 与 $\sigma_2^2=90$ 的正态分布。现从甲、乙两台机床生产的产品中分别随机地取出 35 件、45 件样品，测得其平均重量分别为 $\overline{x}=137$（克）、$\overline{y}=130$（克）。试问这两台机床的产品就重量而言有无显著差异？（α=0.01）

解：设甲机床产品重量 $X\sim N(\mu_1,\ 70)$，乙机床产品重量 $Y\sim N(\mu_2,\ 90)$。

由题意应检验 H_0：$\mu_1=\mu_2$；H_1：$\mu_1\neq\mu_2$。

由题中条件知 n_1=35，$\overline{x}=137$，$\sigma_1^2=70$，n_2=45，$\overline{y}=130$，$\sigma_2^2=90$。

则

$$z=\frac{\overline{x}-\overline{y}}{\sqrt{\frac{\sigma_1^2}{n_1}+\frac{\sigma_2^2}{n_2}}}=\frac{137-130}{\sqrt{\frac{70}{35}+\frac{90}{45}}}=\frac{7}{\sqrt{4}}=3.5$$

对 α=0.01，查 $N(0,\ 1)$临界值表（附表 4），得到临界值 $Z_{\alpha/2}=Z_{0.005}=2.58$。

因 $|z|=3.5>Z_{\alpha/2}=2.58$，拒绝 H_0，接受 H_1，即认为这两台机床的产品就重量而言有显著差异（α=0.01）。

三、方差未知时两独立样本的均值比较 *T* 检验

在实际应用中，对于两独立样本的均值比较的检验问题，其总体方差 σ_1^2、σ_2^2 通常是未知的。此时通常需用下列两独立样本的均值比较的 T 检验或者 T'检验来进行。

（一）总体方差未知但方差齐性时，两独立样本的均值比较的 *T* 检验

对两个独立样本的正态总体均值的假设检验，当总体方差 σ_1^2、σ_2^2 未知但相等时（$\sigma_1^2=\sigma_2^2=\sigma^2$），为检验两个总体均值的差异，考虑由样本方差 S_1^2、S_2^2 得到的样本方差的合并估计 S^2：

$$S^2=\frac{(n_1-1)S_1^2+(n_2-1)S_2^2}{n_1+n_2-2}$$

特别地，当 $n_1=n_2$ 时，

$$S^2=\frac{S_1^2+S_2^2}{2}$$

由抽样分布理论（第 3 章定理 3-5）知，在原假设 H_0 成立时，

$$T=\frac{\overline{X}-\overline{Y}}{S\sqrt{\frac{1}{n_1}+\frac{1}{n_2}}}\sim t(n_1+n_2-2)$$

由此进行相应的 T 检验即可。

方差未知但方差齐性时，两独立样本的均值比较的 T 检验的步骤为

（1）建立原假设 H_0：$\mu_1=\mu_2$；备择假设 H_1：$\mu_1\neq\mu_2$。

（2）在 H_0：$\mu_1=\mu_2$ 成立时，构造检验统计量

$$T=\frac{\overline{X}-\overline{Y}}{S\sqrt{\dfrac{1}{n_1}+\dfrac{1}{n_2}}}\sim t(n_1+n_2-2)$$

并由样本值计算 T 检验统计量的观测值 t，用统计软件还可求得其对应概率 P 值；

（3）对于给定的 α，查 t 分布表（附表 6），得到临界值 $t_{\alpha/2}$（n_1+n_2-2），使得

$$P(|T|>t_{\alpha/2})=\alpha\text{；}$$

（4）统计判断：当 $|t|>t_{\alpha/2}$（n_1+n_2-2）时，或 P 值 $<\alpha$ 时，拒绝 H_0，即认为 μ_1 与 μ_2 有显著差异；当 $|t|\leqslant t_{\alpha/2}$（$n_1+n_2-2$）时，或 P 值 $\geqslant\alpha$ 时，接受 H_0，认为 μ_1 与 μ_2 无显著差异。

（二）总体方差未知且不相等时，两独立样本的均值比较的 T 检验

对两独立样本的正态总体均值的假设检验，若两个总体方差不等（$\sigma_1^2\neq\sigma_2^2$）的情况下，既不可用 T 检验，也不可用前述的 Z 检验。实际工作中有各种近似方法，这里介绍一种较简单的 T' 检验近似法，其检验步骤为

（1）建立原假设 H_0：$\mu_1=\mu_2$，备择假设 H_1：$\mu_1\neq\mu_2$；

（2）在 H_0：$\mu_1=\mu_2$ 成立时，构造检验统计量

$$T'=\frac{\overline{X}-\overline{Y}}{\sqrt{\dfrac{S_1^2}{n_1}+\dfrac{S_2^2}{n_2}}}\sim t(df)$$

其中 t 分布的自由度

$$df=(n_1+n_2-2)\left(\frac{1}{2}+\frac{S_1^2\cdot S_2^2}{S_1^4+S_2^4}\right)$$

由样本值计算 T' 检验统计量的观测值 t'，用统计软件还可求得其对应概率 P 值；

（3）对于给定的 α，查 t 分布表（附表 6），得到临界值 $t_{\alpha/2}$（df），使得 $P\{|T'|\geqslant t_{\alpha/2}\}=\alpha$。

（4）统计判断：当 $|t'|\geqslant t_{\alpha/2}$ 时，或 P 值 $<\alpha$ 时，拒绝 H_0，接受 H_1，即认为 μ_1 与 μ_2 有显著差异；当 $|t'|<t_{\alpha/2}$ 时，或 P 值 $>\alpha$ 时，接受 H_0，即认为 μ_1 与 μ_2 无显著差异。

该法称为近似 T' 检验法，必须指出的是，这种方法中用来检验的统计量 T' 与统计量 T 是不同的，但查临界值仍可用 t 分布表（附表 6）。

上述过程均为双侧检验步骤，单侧检验步骤与其相比异同之处见表 5-9。

表 5-9　两独立样本的均值比较检验（方差未知）

条件	检验假设		统计量	临界值	拒绝域
σ_1^2、σ_2^2 未知且相等 $\sigma_1^2=\sigma_2^2$	H_0：$\mu_1=\mu_2$	H_1：$\mu_1\neq\mu_2$	$T=\dfrac{\overline{X}-\overline{Y}}{S\sqrt{\dfrac{1}{n_1}+\dfrac{1}{n_2}}}$ $\left(S=\sqrt{\dfrac{(n_1-1)S_1^2+(n_2-1)S_2^2}{n_1+n_2-2}}\right)$	$t_{\alpha/2}$	$\|t\|>t_{\alpha/2}$
		H_1：$\mu_1>\mu_2$（或 H_1：$\mu_1<\mu_2$）		t_α	$t>t_\alpha$（或 $t<-t_\alpha$）
σ_1^2、σ_2^2 未知且不等 $\sigma_1^2\neq\sigma_2^2$	H_0：$\mu_1=\mu_2$	H_1：$\mu_1\neq\mu_2$	$T'=\dfrac{\overline{X}-\overline{Y}}{\sqrt{\dfrac{S_1^2}{n_1}+\dfrac{S_2^2}{n_2}}}\sim t(df)$ $df=(n_1+n_2-2)\left(\dfrac{1}{2}+\dfrac{S_1^2\cdot S_2^2}{S_1^4+S_2^4}\right)$	$t_{\alpha/2}$	$\|t\|>t_{\alpha/2}$
		H_1：$\mu_1>\mu_2$（或 H_1：$\mu_1<\mu_2$）		t_α	$t>t_\alpha$（或 $t<-t_\alpha$）

例 5-4（续一）　在前面例 5-4 中，已知条件不变，试检验这两组灌流试验流速的均值是否有显著差异？（α=0.05）

解：由题意，应检验 H_0：$\mu_1=\mu_2$；H_1：$\mu_1\neq\mu_2$。

由例 5-4 的解可知这两个总体的方差未知但相等，即方差齐性成立，故可用上述 T 检验法进行检验。

又已知 $n_1=n_2=12$，$\bar{x}=44.83$，$S_1^2=96.33$，$\bar{y}=52.83$，$S_2^2=48.33$。则

$$S^2=(S_1^2+S_2^2)/2=(96.33+48.33)/2=72.33,\quad S=\sqrt{72.33}=8.505$$

又检验统计量 T 的值

$$t=\frac{\bar{x}-\bar{y}}{S\sqrt{\dfrac{1}{n_1}+\dfrac{1}{n_2}}}=\frac{44.83-52.83}{8.505\sqrt{\dfrac{1}{12}+\dfrac{1}{12}}}=-2.304$$

对给定的 α=0.05，查 t 分布表（附表 6），得临界值

$$t_{\alpha/2}(n_1+n_2-2)=t_{0.025}(22)=1.717$$

因 $|t|=2.304>t_{0.025}(22)=1.717$，$P<0.05$，则拒绝 H_0，接受 H_1，即认为这两组灌流试验流速的均值有显著差异。

【SPSS 软件应用】　在 SPSS 中，两独立样本的均值比较检验可通过菜单【分析】→【比较平均值】→【独立样本 T 检验】的途径加以实现。

在 SPSS 中，对例 5-4 的数据，将两组豚鼠的支管灌流试验的流速数据录入同一观测变量“灌流流速”中，是数值变量；同时设置分组变量“组别”，输入 1 和 2，分别代表数据来自对照组和用药组，是名义变量；所建 SPSS 数据集＜豚鼠灌流试验流速＞见图 5-13。

	灌流流速	组别
1	46	1
2	30	1
3	38	1
4	48	1
5	60	1
6	46	1
7	26	1
8	58	1

图 5-13　数据集＜豚鼠灌流试验流速＞

在 SPSS 中，打开该数据集，选择菜单【分析】→【比较平均值】→【独立样本 T 检验】，在对话框【独立样本 T 检验】中，如图 5-14 所示，选定：

灌流流速→检验变量（T）；组别→分组变量（G）

点击选项【定义组（D）】，在对话框【定义组】中，如图 5-15 所示，设定两组在组别变量中的取值：

⊙使用指定值（U）/ 组 1：输入[1]；组 2：输入[2]

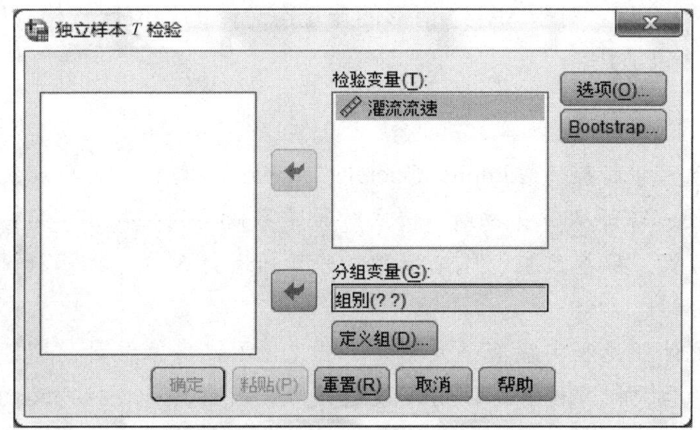

图 5-14　对话框【单样本 T检验】

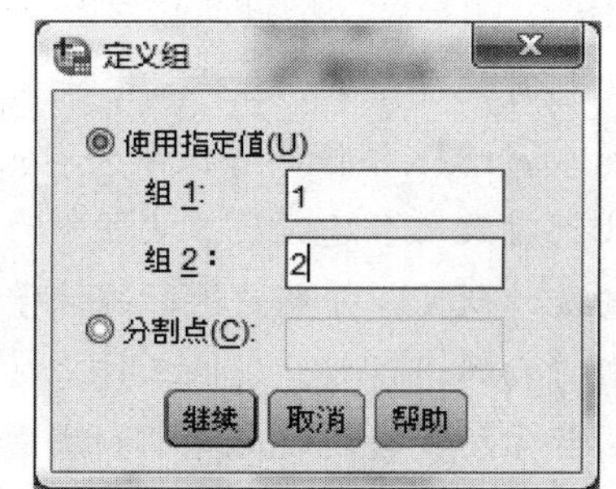

图 5-15　对话框【定义组】

点击[继续]，最后点击[确定]。即可得如图 5-16 所示的两独立样本 T 检验的 SPSS 输出结果。

组统计

	组别	数字	平均值（E）	标准差	标准误差平均值
灌流流速	1	12	44.83	9.815	2.833
	2	12	52.83	6.952	2.007

独立样本检验

		列文方差相等性检验		平均值相等性的 t 检验						
									差值 95% 置信区间	
		F	显著性	t	自由度	显著性（双尾）	平均差	标准误差差值	下限	上限
灌流流速	已假设方差齐性	.839	.370	−2.304	22	.031	−8.000	3.472	−15.201	−.799
	未假设方差齐性			−2.304	19.818	.032	−8.000	3.472	−15.247	−.753

图 5-16 两独立样本 T 检验的 SPSS 主要输出结果

图 5-16 的输出结果中首先给出的“组统计”表，给出了两组灌流流速的样本均值分别是 44.83 和 52.83，其数值大小有一定差异。

在“独立样本检验”表中给出了这两组独立样本的 T 检验结果，可通过以下两步完成。

（1）两总体方差是否相等（方差齐性）的 Levene 检验：在“列文方差相等性检验”中，Levene 统计量的观察值 F=0.839，对应的概率 P 值即“显著性”=0.370，因为 P=0.370＞α=0.05，因此认为两总体的方差无显著性差异，即方差齐性成立。

（2）两总体均值是否相等的检验：在 SPSS 中进行两独立样本 T 检验时，应首先对方差是否相等的 F 检验结果进行判断。根据方差是否相等，再分别观察分析结果中“已假设方差齐性”行和“未假设方差齐性”行的 T 检验结果。现由（1）Levene 的 F 检验结果（列文方差相等性检验）知两总体方差齐性成立，因此应看第一行（已假设方差齐性）的 T 检验结果。此时，t 统计量的观测值 t=-2.304，对应的概率 P 值“显著性（双尾）”=0.031＜α=0.05，故拒绝 H_0，即认为两组灌流试验流速的均值有显著差异。

对于大样本情形，即两个样本容量 n_1、n_2 都足够大（⩾30），也可分别用样本方差 S_1^2、S_2^2 近似代替未知的 σ_1^2、σ_2^2，得检验统计量

$$Z=\frac{\overline{X}-\overline{Y}}{\sqrt{\dfrac{S_1^2}{n_1}+\dfrac{S_2^2}{n_2}}}\sim N(0,\ 1)\text{（近似）}$$

此时，T 检验也可用 Z 检验法来代替进行检验。对于大样本情形的非正态总体的均值比较检验问题，根据中心极限定理，T 检验法和 Z 检验法也适用。

链 接 凯特勒与数理统计学派

比利时统计学家、数学家、天文学家凯特勒（Adolphe Quetelet，1796～1874），为数理统计学派创始人。1828 年任布鲁塞尔大学教授，曾师从拉普拉斯、傅立叶等学习概率论、数学。后期，他促成比利时天文台建成后，被任命为台长，从事天文、气象研究，并开始进行人口、犯罪和保险等方面的统计研究，并创建国际统计学会组织。

凯特勒的一系列开创性工作，对统计理论和实践有很大影响。首先他融汇各家统计思想，将德国的国势学、英国的政治算术和法意的古典概率论等加以协调改造并融合成为具有近代意义的统计学。其次，他将概率论引入统计学，运用概率论原理，对人口、犯罪、人体测量以及天文、气象、地理、动物、植物等领域问题进行了系统研究，提出了著名的“平均人”思想，并对犯罪问题进行了独特的统计研究。

凯特勒的的统计著作主要有《论人类及其能力之发展，或社会物理学论》、《社会体系和控制它的规律》等，不少统计著作将他誉为“近代统计学之父”。

本章小结

（一）假设检验的基本思想与步骤

名目	内容
基本思想	概率性质的反证法
推断依据	小概率原理：小概率事件在一次试验中几乎不可能发生
两类错误	第一类错误（弃真）；第二类错误（取伪）
基本步骤	1. 建立检验假设：原假设 H_0 和备择假设 H_1； 2. 确定检验统计量及其分布，并由样本值计算检验统计量的值，软件给出对应概率 P 值； 3. 根据显著性水平 α，确定检验临界值，即得拒绝域； 4. 统计判断：若统计量的值落在拒绝域内，或 $P<\alpha$，则拒绝原假设 H_0；否则，就接受 H_0。

（二）单个正态总体均值的假设检验

条件	检验假设		统计量	临界值	拒绝域
σ^2 已知	H_0：$\mu=\mu_0$	H_1：$\mu\neq\mu_0$	$Z=\dfrac{\overline{X}-\mu_0}{\sigma/\sqrt{n}}$	$Z_{\alpha/2}$	$\|z\|>Z_{\alpha/2}$
		H_1：$\mu>\mu_0$ （或 H_1：$\mu<\mu_0$）		Z_α	$z>Z_\alpha$ （或 $z<-Z_\alpha$）
σ^2 未知	H_0：$\mu=\mu_0$	H_1：$\mu\neq\mu_0$	$T=\dfrac{\overline{X}-\mu_0}{S/\sqrt{n}}$	$t_{\alpha/2}$	$\|t\|>t_{\alpha/2}$
		H_1：$\mu>\mu_0$ （或 H_1：$\mu<\mu_0$）		t_α	$t>t_\alpha$ （或 $t<-t_\alpha$）

（三）两配对样本的均值比较检验

条件	检验假设		统计量	临界值	拒绝域
配对样本	H_0：$\mu_d=0$	H_1：$\mu_d\neq0$	$T=\dfrac{\overline{d}}{S_d/\sqrt{n}}$	$t_{\alpha/2}$	$\|t\|>t_{\alpha/2}$
		H_1：$\mu_d>0$ （或 H_1：$\mu_d<0$）		t_α	$t>t_\alpha$ （或 $t<-t_\alpha$）

（四）两个正态总体的方差齐性检验

检验假设		统计量	临界值	拒绝域
H_0：$\sigma_1^2=\sigma_2^2$	H_1：$\sigma_1^2\neq\sigma_2^2$	$F=\dfrac{S_1^2}{S_2^2}$ （$S_1^2\geqslant S_2^2$）	$F_{\alpha/2}$	$F>F_{\alpha/2}$
	H_1：$\sigma_1^2>\sigma_2^2$		F_α	$F>F_\alpha$

（五）两独立样本的均值比较检验

条件	检验假设		统计量	临界值	拒绝域
σ_1^2、σ_2^2 已知	H_0：$\mu_1=\mu_2$	H_1：$\mu_1\neq\mu_2$	$Z=\dfrac{\overline{X}-\overline{Y}}{\sqrt{\dfrac{\sigma_1^2}{n_1}+\dfrac{\sigma_2^2}{n_2}}}$	$Z_{\alpha/2}$	$\|z\|>Z_{\alpha/2}$
		H_1：$\mu_1>\mu_2$ （或 H_1：$\mu_1<\mu_2$）		Z_α	$z>Z_\alpha$ （或 $z<-Z_\alpha$）
σ_1^2、σ_2^2 未知 $\sigma_1^2=\sigma_2^2$	H_0：$\mu_1=\mu_2$	H_1：$\mu_1\neq\mu_2$	$T=\dfrac{\overline{X}-\overline{Y}}{S\sqrt{\dfrac{1}{n_1}+\dfrac{1}{n_2}}}$ $\left(S=\sqrt{\dfrac{(n_1-1)S_1^2+(n_2-1)S_2^2}{n_1+n_2-2}}\right)$	$t_{\alpha/2}$	$\|t\|>t_{\alpha/2}$
		H_1：$\mu_1>\mu_2$ （或 H_1：$\mu_1<\mu_2$）		t_α	$t>t_\alpha$ （或 $t<-t_\alpha$）
σ_1^2、σ_2^2 未知 $\sigma_1^2\neq\sigma_2^2$	H_0：$\mu_1=\mu_2$	H_1：$\mu_1\neq\mu_2$ H_1：$\mu_1>\mu_2$ （或 H_1：$\mu_1<\mu_2$）	$T'=\dfrac{\overline{X}-\overline{Y}}{\sqrt{\dfrac{S_1^2}{n_1}+\dfrac{S_2^2}{n_2}}}\sim t(df)$ $df=(n_1+n_2-2)\left(\dfrac{1}{2}+\dfrac{S_1^2\cdot S_2^2}{S_1^4+S_2^4}\right)$	$t_{\alpha/2}$	$\|t\|>t_{\alpha/2}$
				t_α	$t>t_\alpha$ （或 $t<-t_\alpha$）

自测题

一、名词解释

假设检验，原假设，备择假设，显著性水平，临界值，P值，拒绝域，方差齐性

二、填空题

从正态总体$N(\mu, \sigma^2)$（μ，σ^2未知）中随机抽取容量为n的一组样本，其样本均值和标准差分别为$\bar{x}$，S，现要检验假设H_0：$\mu=2.5$，H_1：$\mu>2.5$，则应该用________检验法，检验统计量为________；如取$\alpha=0.05$，则临界值为________，拒绝域为________。

三、单选题

在假设检验的问题中，显著性水平α的意义是（　　）。

A. 原假设H_0成立，经检验不能拒绝的概率

B. 原假设H_0成立，经检验被拒绝的概率

C. 原假设H_0不成立，经检验不能拒绝的概率

D. 原假设H_0不成立，经检验被拒绝的概率

四、应用分析题

1. 已知某药品服从标准差$\sigma=0.8$的正态分布$N(\mu, \sigma^2)$，现抽取一组样本容量为9的样本，其样本均值$\bar{x}=2$，试检验H_0：$\mu=3$是否成立？（$\alpha=0.01$）。

2. 某公司生产某种灯管，该公司的经理称，他们产品的平均使用寿命为3年。为检验他的说法，随机抽取5个灯管，测得灯管寿命数据如下：（单位：年）

1.3，4.1，4.8，3.4，2.9

已知灯管的使用寿命服从正态分布，试检验他的说法是否正确？（$\alpha=0.05$）

3. 某医院试验中药青兰在改变兔脑血流图方面的作用，对5只兔子分别测得用药前后的数据如下表所示：

兔号	1	2	3	4	5
给药前	4	2	5	6	5
给药后	4.5	3	6	8	5.5

假定兔脑血流图数据服从正态分布，试判断青兰有无显著改变兔脑血流图的作用？（$\alpha=0.05$）

4. 设有两种玉米的甲、乙两块农业试验区，各分为10个小区，各小区的面积相同，除甲区施磷肥外，其他试验条件均相同，试验结果玉米产量（kg）如下：

甲区	62	57	65	60	63	58	57	60	60	58
乙区	56	59	56	57	58	57	60	55	57	55

设两区玉米产量均服从正态分布，且方差相同，试判别磷肥对玉米产量有无显著性影响？（$\alpha=0.05$）

5. 某制药厂利用两条自动化流水线装药品，现分别从两条流水线上抽取两组样本：$x_1, x_2, \cdots, x_{12}$，及$y_1, y_2, \cdots, y_{17}$，并算出$\bar{x}=10.6(g)$，$\bar{y}=9.55(g)$，$S_x^2=2.4$，$S_y^2=4.7$。假设这两条流水线上装的药品重量都服从正态分布，且相互独立，其总体均值分别为μ_x、μ_y，试检验μ_x与μ_y是否有显著差异？（$\alpha=0.05$）

五、上机实训题

1. 某油田在正常情况下日产量（吨）服从正态分布$N(120, 2^2)$，今连续8天测得8天产量（单位：吨）如下：

117，122，108，98，129，119，120，103

试利用SPSS软件检验其平均日产量是否与120（吨）有显著差异（$\alpha=0.05$）？

2. 试用SPSS软件对本章上述应用分析题第3题进行检验。

3. 某医院用新药与常规药物治疗婴幼儿贫血，将20名贫血患儿随机等分成两组，分别接受两种药物治疗，测得血红蛋白增加量（g/L）如下表所示。

治疗药物	血红蛋白增加量（g/L）									
新药组	24	36	25	14	26	34	23	20	15	19
常规药组	14	18	20	15	22	24	21	25	27	23

假设血红蛋白增加量服从正态分布，试利用SPSS软件检验新药与常规药的疗效有无显著差别？（$\alpha=0.05$）

第6章
方 差 分 析

在生产实践和科学实验中，我们常会通过试验，观察某一种或多种因素的变化对试验结果的指标是否有显著性影响。例如：在新药开发中，需要研究不同的反应温度、反应时间、催化剂种类、各种辅料的用量及配比对药品的质量和收率的影响是否存在显著性差异。这类问题一般可归结为多（≥3）个正态总体的均值是否有显著差异的检验。

案例 6-1

考察催化剂因素对某药得率的影响，现用 4 种不同的催化剂独立地在相同条件下进行试验，每种催化剂各做 5 次试验，得到的该药得率如表 6-1 所示，假设该药得率服从正态分布。

表 6-1　四种催化剂作用下的某药得率

催化剂	甲	乙	丙	丁
得率（%）	85	79	93	75
	88	85	90	81
	91	82	96	78
	87	81	95	82
	90	88	96	84
平均得率（%）	88.2	83	94	80

问题： 如何考察不同的催化剂作用下该药的平均得率是否不同，即催化剂因素对药的得率是否有显著影响？

如何解决上述 4 种不同的催化剂下该药平均得率的比较问题？我们自然联想到利用上一章所讲的两个正态总体的均值比较的 t 检验法来分析问题。但是如果用该 t 检验法进行，则需要进行 $C_4^2=6$ 次两两比较检验，不仅其计算过程繁琐，而且其犯第一类错误的概率为 $1-(1-\alpha)^6$，当 $\alpha=0.05$ 时为 0.265，这是难以接受的。

为此，英国统计学家 R.A.费希尔在 1923 年最先提出了可同时比较多个正态总体均值是否相等的方差分析法，并首先应用于生物和农业田间试验，以后逐渐在许多科学研究领域得到成功的应用。

本章主要讨论单因素方差分析及无重复试验的两因素方差分析。

第 1 节　单因素方差分析

一、方差分析的基本概念

方差分析（analysis of variance，ANOVA）是对试验数据进行多个正态总体均值比较的一种基本统计分析方法，它是对全部样本数据的差异（方差）进行分解，将某种因素下各组数据之间可能存在的因素所造成的系统性误差，与随机抽样所造成的随机误差加以区分比较，以推断该因素对试验结果的影响是否显著。

在试验中，我们将试验结果称为效应（effect），将衡量试验结果的标志称为试验指标，而将影响试验结果的条件称为因素（factor），将因素在试验中所处的不同状态称为该因素的水平。

方差分析的目的就是探讨不同因素不同水平之间试验指标的差异，从而考察各因素对试验结果是否有显著影响。而只考察一个影响条件即因素的试验称为单因素试验，相应的方差分析称为单因素方差分析。在试验中考察多个因素的试验的方差分析称为多因素方差分析。

二、方差分析的原理与方差分析表

下面我们结合前面案例 6-1 来介绍方差分析的原理。在案例 6-1 中，试验指标为药的得率，考察的因素是催化剂，4 种不同的催化剂对应于因素的 4 个水平。

由案例 6-1 中的表 6-1 可知，首先因素的每个水平（即每种催化剂）下各次试验的得率有所不同，这些数据的差异可认为是由随机因素引起的随机误差，即每个水平下的该药的得率可以看成来自同一个总体的样本，4 个水平对应于 4 个相互独立的正态总体 X_i，i=1，2，3，4。由于试验中除了所考虑的催化剂因素外，其他条件都相同，故可认为各总体的方差是相等的，即

$$X_i \sim N(\mu_i, \sigma^2),\ i=1, 2, 3, 4$$

其次，不同水平的平均得率也不同，这些平均值的差异到底是由随机因素引起的随机误差，还是因为催化剂的不同而造成的呢？因$\mu_i(i=1, 2, 3, 4)$代表各水平下的得率对应的总体均值，为此，我们应检验

$$H_0: \mu_1=\mu_2=\mu_3=\mu_4$$

是否成立？如果拒绝 H_0，就可认为不同水平（不同的催化剂）下的得率确实有显著差异，即催化剂对该药的得率有显著影响；否则，则认为不同水平（不同的催化剂）下得率的差异只是由随机误差造成的。

因此，我们根据表 6-1 给出的总体的随机样本值来检验各总体均值间有无显著差异。而进行方差分析的前提条件是：

（1）独立性：各总体的样本为相互独立的随机样本；

（2）正态性：各总体服从正态分布；

（3）方差齐性：各总体的方差相等。

一般地，我们设因素 A 有 k 个水平

$$A_1, A_2, \cdots, A_k,$$

为考察 A 因素对试验结果是否有显著影响，现对每个水平 A_j 各自独立地进行 n_j 次重复试验（j=1，2，…，k），其试验结果列于下列表 6-2。

表 6-2 方差分析数据结构表

水平（组别）	A_1	A_2	…	A_k
试验结果 x_{ij}	x_{11} x_{21} ⋮ $x_{n_1 1}$	x_{12} x_{22} ⋮ $x_{n_2 2}$	… … …	x_{1k} x_{2k} ⋮ $x_{n_k k}$
平均值 $\bar{x}_j$	$\bar{x}_1$	$\bar{x}_2$	…	$\bar{x}_k$

其中
$$\bar{x}_j = \frac{1}{n_j}\sum_{i=1}^{n_j} x_{ij}\ ,\ j=1, 2, \cdots, k$$

是 A_j 水平下（第 j 组组内）观测值的样本均值，又称组内平均值。

此时，各个水平 $A_j(j=1, 2, \cdots, k)$下的样本 $x_{1j}, \cdots, x_{n_j j}$ 来自具有相同方差 σ^2，均值分别为 $\mu_j(j=1, 2, \cdots, k)$ 的正态总体 X_j，μ_j，σ^2 是未知参数，且不同水平 A_j 下的样本之间相互独立。

单因素方差分析的目的就是考察因素 A 的不同水平对应的试验结果总体 X_1，X_2，…，X_k 的均值是否有显著差异，即需要检验

原假设 H_0：$\mu_1=\mu_2=\cdots=\mu_k$；备择假设 H_1：μ_1，μ_2，…，μ_k 不全相等。

与所有假设检验一样，方差分析也要在原假设 H_0 成立时，构造适当的检验统计量，再进行统计推断。

为此，我们考察总离差平方和或总变差：

$$SS_T=\sum_{j=1}^{k}\sum_{i=1}^{n_j}(x_{ij}-\overline{x})^2$$

其中 $\overline{x}=\frac{1}{n}\sum_{j=1}^{k}\sum_{i=1}^{n_j}x_{ij}$，$n=\sum_{j=1}^{k}n_j$ 。它是全体数据 x_{ij} 与总均值 $\overline{x}$ 之间的离差平方和，反映了全部数据总的变异程度。如果原假设 H_0 成立，各组数据可看成是来自同一个正态总体的同一组样本观察值，而 SS_T 是这组全体样本数据的样本方差的（$n-1$）倍，只表示由随机因素引起的差异；如果 H_0 不成立，则 SS_T 除了包含由随机因素引起的差异外，还将包含因素 A 的各个不同水平作用所引起的差异。

为此我们对总离差平方和 SS_T 进行分解，有

$$\begin{aligned}SS_T&=\sum_{j=1}^{k}\sum_{i=1}^{n_j}(x_{ij}-\overline{x})^2=\sum_{j=1}^{k}\sum_{i=1}^{n_j}[(x_{ij}-\overline{x}_{\cdot j})+(\overline{x}_{\cdot j}-\overline{x})]^2\\&=\sum_{j=1}^{k}\sum_{i=1}^{n_j}[(x_{ij}-\overline{x}_{\cdot j})^2+2(x_{ij}-\overline{x}_{\cdot j})(\overline{x}_{\cdot j}-\overline{x})+(\overline{x}_{\cdot j}-\overline{x})^2]\\&=\sum_{j=1}^{k}\sum_{i=1}^{n_j}(x_{ij}-\overline{x}_{\cdot j})^2+\sum_{j=1}^{k}2(\overline{x}_{\cdot j}-\overline{x})\sum_{i=1}^{n_j}(x_{ij}-\overline{x}_{\cdot j})+\sum_{j=1}^{k}\sum_{i=1}^{n_j}(\overline{x}_{\cdot j}-\overline{x})^2\\&=\sum_{j=1}^{k}\sum_{i=1}^{n_j}(x_{ij}-\overline{x}_{\cdot j})^2+\sum_{j=1}^{k}n_j(\overline{x}_{\cdot j}-\overline{x})^2\end{aligned}$$

其中中间交叉乘积部分等于 0，现在分别记

$$SS_E=\sum_{j=1}^{k}\sum_{i=1}^{n_j}(x_{ij}-\overline{x}_j)^2\ ,\quad SS_A=\sum_{j=1}^{k}n_j(\overline{x}_j-\overline{x})^2$$

由此我们得到了重要的离差平方和分解公式：

$$SS_T = SS_E + SS_A$$

其中 SS_A 表示组与组之间各总体平均值的不同所产生的离差平方和，它既包括了随机因素的差异，也包括由 A 因素的不同水平作用所造成的系统因素的差异，故称之为因素平方和或组间平方和；SS_E 表示同一样本组内即各水平对应总体所取的样本内部的离差平方和，是重复试验而产生的随机因素的误差，故称之为误差平方和或组内平方和。

此时，SS_T，SS_E, SS_A 的自由度（degree of freedom，df）分别为 $n-1$，$k-1$，$n-k$，记为

$$df_T=n-1,\ df_E=n-k,\ df_A=k-1$$

并有

$$df_T=df_E+df_A。$$

在原假设 H_0 成立时，我们有

$$F=\frac{SS_A/(k-1)}{SS_E/(n-k)}=\frac{MS_A}{MS_E}\sim F(k-1,\ n-k)$$

其中 $MS_A=SS_A/(k-1)$ 称为因素均方或组间均方；$MS_E=SS_E/(n-k)$ 称为误差均方或组内均方。

当因素均方与误差均方之比值 F 很大时，说明因素 A 引起的变异明显超过了随机因素所引起的差异，即可认为因素 A 对试验结果有显著影响，从而拒绝 H_0。为此，我们取上述 F 为检验统计量，对给定显著水平 α，查 F 分布表（附表 7）得临界值 $F_\alpha(k-1,\ n-k)$，使得

$$P(F>F_\alpha(k-1,\ n-k))=\alpha$$

由样本值得到检验统计量的 F 值，如果用统计软件还可得到对应的概率 P 值。当 F 值 $>F_\alpha(k-1,\ n-k)$，或者 P 值 $<\alpha$，则拒绝 H_0，认为因素 A 对试验结果有显著影响；否则接受 H_0，认为因素 A 对试验结果无显著影响。

实际应用时，为计算统计量 F 的观测值，通常采用下列表 6-3 给出的方差分析表（analysis of variance table）。

表 6-3 单因素方差分析表

方差来源 Source	离差平方和 SS	自由度 df	均方 MS	F 值 F Value	概率 P 值显著性
因素 A（组间）	SS_A	$k-1$	$SS_A/(k-1)$	$F=\dfrac{SS_A/(k-1)}{SS_E/(n-k)}$	P 值
误差 E（组内）	SS_E	$n-k$	$SS_E/(n-k)$		
总变差（Total）	$SS_T=SS_A+SS_E$	$n-1$		临界值 $F_\alpha(k-1,\ n-k)$	

利用方差分析表（表 6-3）即可进行统计判断：

当 F 值 $>F_\alpha(k-1,\ n-k)$，或 P 值 $<\alpha$ 时，拒绝 H_0，认为因素 A 对试验结果有显著影响；否则，则认为因素 A 对试验结果无显著影响。

三、方差分析的解题步骤

综上所述，我们将单因素方差分析的解题步骤总结如下。

（1）针对问题，建立原假设 H_0 与备择假设 H_1：

$$H_0:\ \mu_1=\mu_2=\cdots=\mu_k;\quad H_1:\ \mu_1,\ \mu_2,\ \cdots,\ \mu_k \text{ 不全相等。}$$

（2）由试验结果数据表，列出方差分析表。

一般可由试验结果数据表，借助于计算器首先求出全部数据的样本均值 $\bar{x}$、样本方差 S^2 和各组的样本均值 $\bar{x}_j$、样本方差 S_j^2（$j=1,\ \cdots,\ k$）：

则
$$SS_T=(n-1)S^2,\quad SS_E=\sum_{j=1}^{k}(n_j-1)S_j^2,\quad SS_A=SS_T-SS_E$$

或
$$SS_T=(n-1)S^2,\quad SS_A=\sum_{j=1}^{k}n_j\bar{x}_j^2-n\bar{x}^2,\quad SS_E=SS_T-SS_A$$

并对给定的 α，查 F 分布表，得临界值 $F_\alpha(k-1,\ n-k)$，或者由统计量 F 的值得到对应概率 P 值，由此即易得相应的方差分析表（表 6-3）。

实际应用中，可利用统计软件如 SPSS（见本章第 3 节）按规定格式输入试验结果数据，就可立即得到相应的方差分析表结果。

（3）比较方差分析表中的 F 值与 F 临界值（或比较 P 值与显著水平 α），就可判断是否拒绝 H_0，从而确定所考察的因素对试验结果是否有显著影响。

四、单因素方差分析问题的求解

现对显著水平 $\alpha=0.05$，用上述解题步骤来解前面提出的案例 6-1。

案例 6-1（续一）

解：应检验

$$H_0:\ \mu_1=\mu_2=\mu_3=\mu_4;\ H_1:\ \mu_1,\ \mu_2,\ \mu_3,\ \mu_4 \text{ 不全相等。}$$

由试验结果数据表 6-1，利用计算器计算得 $\bar{x}_j$、S_j^2、$\bar{x}$、S^2，填入下列表 6-4 中：

表 6-4 案例 6-1 试验结果数据计算表

催化剂	甲	乙	丙	丁	总和
得率（%）	85	79	93	75	
	88	85	90	81	
	91	82	96	78	$S^2=37.695$
	87	81	95	82	
	90	88	96	84	
$\bar{x}_j$	88.2	83	94	80	$\bar{x}=86.3$
S_j^2	5.7	12.5	6.5	12.5	

其中 $n_1=n_2=n_3=n_4=n_5=5$，$n=20$，$k=4$，则

$$SS_E=\sum_{j=1}^{k}(n_j-1)S_j^2=4（5.7+12.5+6.5+12.5）=148.8$$

$$SS_T=（n-1）S^2=19\times37.695=716.2$$

$$SS_A=SS_T-SS_E=716.2-148.8=567.4$$

或

$$SS_A=\sum_{j=1}^{k}n_j\bar{x}_j^2-n\bar{x}^2=5（88.2^2+83^2+94^2+80^2）-20\times86.3^2=567.4$$

又对显著水平 $\alpha=0.05$，查 F 分布表（附表 7），得临界值

$$F_\alpha(k-1,\ n-k)=F_{0.05}(3,\ 16)=3.24$$

由此可得方差分析表（表 6-5）：

表 6-5 案例 6-1 的方差分析表

方差来源 Source	离差平方和 SS	自由度 df	均方 MS	F值 F	概率值 P
因素 A（组间）	567.4	3	189.13	20.34	
误差 E（组内）	148.8	16	9.3		
总变差	716.2	19		临界值 $F_{0.05}$（3，16）=3.24	

统计判断：由于 $F=20.34>F_{0.05}$（3，16）=3.24，故拒绝 H_0，即认为在 $\alpha=0.05$ 的显著水平下，催化剂对该药的得率有显著影响。

【SPSS 软件应用】 在 SPSS 中，单因素方差分析可通过菜单【分析】→【比较平均值】→【单因素 ANOVA】的途径加以实现。

在 SPSS 中，对案例 6-1 的数据，将不同催化剂下药的得率数据录入同一观测变量“药的得率”中，是数值变量；同时设置变量“催化剂”作为分组变量，是定序变量；所建 SPSS 数据集<药的得率与催化剂>见图 6-1。

在 SPSS 中，打开该数据集，从菜单选择【分析】→【比较平均值】→【单因素 ANOVA】，在【单因素方差分析】主对话框中，如图 6-2 所示，选定：

药的得率→因变量列表（E）；催化剂→因子（F）

	药的得率	催化剂种类
1	85.00	1
2	88.00	1
3	91.00	1
4	87.00	1
5	90.00	1
6	79.00	2
7	85.00	2
8	82.00	2
9	81.00	2
10	88.00	2
11	93.00	3

图 6-1 数据集<药的得率与催化剂>

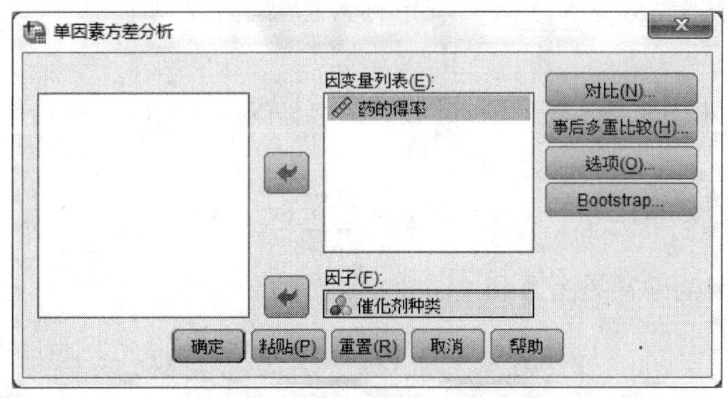

图 6-2 主对话框【单因素方差分析】

点击确定。即可得到相应的输出结果单因素方差分析表（ANOVA），如图 6-3 所示。该表即前面表 6-3，表中的“df”为自由度，“显著性”为对应的概率 P 值。

ANOVA

药的得率

	平方和	df	均方	F	显著性
组之间	567.400	3	189.133	20.337	.000
组内	148.800	16	9.300		
总计	716.200	19			

图 6-3 单因素方差分析输出结果表

由图 6-3 的结果单因素方差分析表（ANOVA 表）知，因为 F=20.337，P=0.000<0.05，故拒绝 H_0，即在 α=0.05 显著水平上，认为不同的催化剂对该药得率有显著影响。

第 2 节　两因素方差分析

在实际问题的研究中，有时还需考虑两个因素对试验结果是否有显著影响。例如在上节案例 6-1 中，如果我们还想同时了解催化剂和反应温度对药的得率是否有显著影响，就得对催化剂和反应温度这两个因素同时进行分析，这就属于两因素方差分析。

一、两因素方差分析的基本原理

本节仅考察无重复试验的两因素方差分析问题，进行两因素方差分析的目的就是检验两个因素对试验结果是否有显著影响。

无重复试验的两因素方差分析计算的主要步骤与单因素方差分析类似，即：

（1）针对问题，建立两个因素的原假设 H_0 与备择假设 H_1：

对因素 A：原假设 H_{A0}：$\mu_{1\cdot}=\mu_{2\cdot}=\cdots=\mu_{k\cdot}$；备择假设 H_{A1}：$\mu_{1\cdot}$，$\mu_{2\cdot}$，…，$\mu_{k\cdot}$ 不全相等。

对因素 B：原假设 H_{B0}：$\mu_{\cdot 1}=\mu_{\cdot 2}=\cdots=\mu_{\cdot s}$；备择假设 H_{B1}：$\mu_{\cdot 1}$，$\mu_{\cdot 2}$，…，$\mu_{\cdot s}$ 不全相等。

（2）由试验结果数据表，列出两因素方差分析方差分析表（表 6-6）。

表 6-6　两因素方差分析表

方差来源	离差平方和	自由度	均方	F值	P值
因素 A	SS_A	$s-1$	$MS_A=\dfrac{SS_A}{s-1}$	$F_A=\dfrac{MS_A}{MS_E}$	P_A
因素 B	SS_B	$r-1$	$MS_B=\dfrac{SS_B}{r-1}$	$F_B=\dfrac{MS_B}{MS_E}$	P_B
误差 E	SS_E	$(s-1)(r-1)$	$MS_E=\dfrac{SS_E}{(s-1)(r-1)}$		
总变差 T	SS_T	$sr-1$			

其中 $SS_T=\sum_{i=1}^{s}\sum_{j=1}^{r}(x_{ij}-\overline{x})^2$ 称为总离差平方和；$SS_A=r\sum_{i=1}^{s}(\overline{x}_{i.}-\overline{x})^2$ 称为因素 A 的离差平方和，主要反映 A 因素各水平效应之间的差异；$SS_B=s\sum_{j=1}^{r}(\overline{x}_{.j}-\overline{x})^2$ 称为因素 B 的离差平方和，主要反映 B 因素各水平效应之间的差异；$SS_E=\sum_{i=1}^{s}\sum_{j=1}^{r}(x_{ij}-\overline{x}_{i.}-\overline{x}_{.j}+\overline{x})^2$ 称为随机误差平方和，主要反映随机抽样的误差。且有总离差平方和（总变差）分解公式：

$$
\begin{aligned}
SS_T&=\sum_{i=1}^{s}\sum_{j=1}^{r}(x_{ij}-\overline{x})^2=\sum_{i=1}^{s}\sum_{j=1}^{r}[(\overline{x}_{i.}-\overline{x})+(\overline{x}_{.j}-\overline{x})+(x_{ij}-\overline{x}_{i.}-\overline{x}_{.j}+\overline{x})]^2\\
&=\sum_{i=1}^{s}r(\overline{x}_{i.}-\overline{x})^2+\sum_{j=1}^{r}s(\overline{x}_{.j}-\overline{x})^2+\sum_{i=1}^{s}\sum_{j=1}^{r}(x_{ij}-\overline{x}_{i.}-\overline{x}_{.j}+\overline{x})^2\\
&=SS_A+SS_B+SS_E
\end{aligned}
$$

（3）比较方差分析表中的各因素的 F 值与 F 临界值，或比较 P 值与显著水平 α，就可判断对该因素是否拒绝 H_0，从而确定所考察的两个因素对试验结果各自的影响是否有显著。

二、两因素方差分析应用举例

这里我们用 SPSS 软件对实际案例进行无重复试验的两因素方差分析，以掌握进行无重复试验的两因素方差分析的主要步骤和实际操作能力。

案例 6-2

在抗癌药物筛选试验中，考虑用 20 只小白鼠按体重相近分成四组，分别观察甲、乙、丙、丁四种药物对小白鼠肉瘤的抑瘤效果，每种药物均在 5 个配伍组下进行试验，其抑瘤效果（瘤重）如表 6-7 所示。假设所测得的抑瘤效果（瘤重）服从正态分布。

表 6-7　四种药物抑瘤效果（瘤重 g）

配伍组	甲	乙	丙	丁
1	0.80	0.36	0.17	0.28
2	0.74	0.50	0.42	0.36
3	0.31	0.20	0.38	0.25
4	0.48	0.18	0.44	0.22
5	0.76	0.26	0.28	0.13

问题：试检验药物种类和配伍组这两个因素对小白鼠肉瘤的抑瘤效果有无显著影响？（$\alpha=0.05$）

案例 6-2 的问题显然是无重复试验的两因素方差分析问题，即应检验

对因素 A（药物种类）：H_{A0}：$\mu_{\cdot 1}=\mu_{2\cdot}=\mu_{3\cdot}=\mu_{4\cdot}$；$H_{A1}$：$\mu_{\cdot 1}$，$\mu_{2\cdot}$，$\mu_{3\cdot}$，$\mu_{4\cdot}$不全相等。

对因素 B（配伍组）：H_{B0}：$\mu_{\cdot 1}=\mu_{\cdot 2}=\cdots=\mu_{\cdot 5}$；$H_{B1}$：$\mu_{\cdot 1}$，$\mu_{\cdot 2}$，$\cdots$，$\mu_{\cdot 5}$不全相等。

下面我们用 SPSS 软件来完成案例的无重复试验的两因素方差分析的计算分析。

【SPSS 软件应用】　在 SPSS 中，多因素方差分析可通过菜单【分析】→【一般线性模型】→【单变量】的途径加以实现。

在 SPSS 中，对案例 6-2 的数据，将不同药物下抑瘤效果数据录入同一观测变量“抑瘤效果”中，是数值变量；同时设置两个分组变量“药物种类”“配伍组号”作为两个因素变量，是定序变量；所建 SPSS 数据集<药物的抑瘤效果>见图 6-4。

抑瘤效果	药物种类	配伍组号
.80	1	1
.74	1	2
.31	1	3
.48	1	4
.76	1	5
.36	2	1
.50	2	2
.20	2	3
.18	2	4
.26	2	5
.17	3	1
.42	3	2
.38	3	3

图 6-4　数据集<药物的抑瘤效果>

在 SPSS 中，打开该数据集，从菜单选择【分析】→【一般线性模型】→【单变量】，在【单变量】主对话框中，如图 6-5 所示，选定：

抑瘤效果→因变量（D）；药物种类、配伍组号→固定因子（F）

再点击选项【模型】，进入对话框【单变量：模型】，如图 6-6 所示，选定：

指定模型⊙设定（C）；药物种类、配伍组号→模型（M）

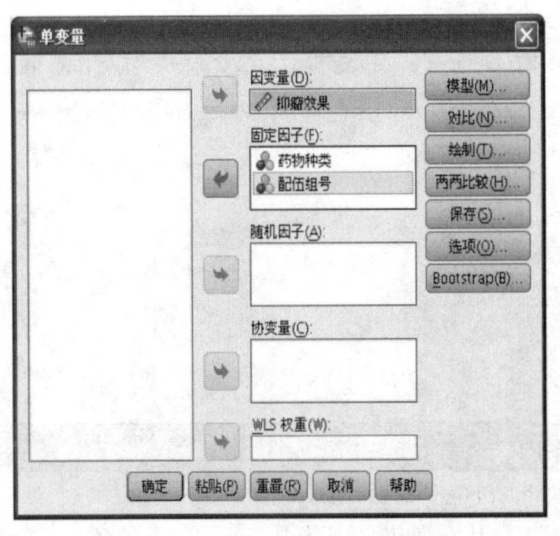

图 6-5　对话框【单变量】

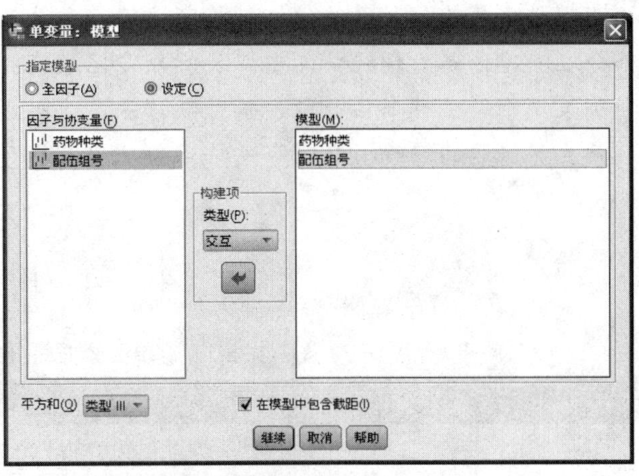

图 6-6　对话框【单变量：模型】

点击[继续]。最后点击[确定]，即可得到相应的输出结果，其主要的输出结果两因素方差分析表（主体间效应的检验），如图 6-7 所示。其中“源”为方差来源，“Ⅲ型平方和”为离差平方和，“*df*”为自由度，*F* 为 *F* 检验值，“Sig.”为对应概率 *P* 值。

主体间效应的检验

因变量：抑瘤效果

源	Ⅲ型平方和	*df*	均方	*F*	Sig.
校正模型	0.523[a]	7	0.075	4.112	0.016
截距	2.828	1	2.828	155.565	0.000
药物种类	0.411	3	0.137	7.535	0.004
配伍组号	0.112	4	0.028	1.545	0.251
误差	0.218	12	0.018		
总计	3.569	20			
校正的总计	0.741	19			

a. $R^2 = 0.706$（调整 $R^2 = 0.534$）

图 6-7　案例 6-2 SPSS 的两因素方差分析主要输出结果

由图 6-7 的两因素方差分析表知，对因素 *A*（药物种类）：因为 F=7.535，概率 *P* 值（Sig.）=0.004＜0.05，故拒绝 H_{A0}，认为药物种类因素对小白鼠肉瘤的抑瘤效果有显著影响。

对因素 *B*（配伍组）：因为 F=1.545，概率 *P* 值（Sig.）=0.251＞0.05，故接受 H_{B0}，认为配伍组因素对小白鼠肉瘤的抑瘤效果没有显著影响。

注意：在用 SPSS 软件进行两因素方差分析时，软件默认的模型为包括交互效应的全因子模型，而只有重复试验时才能够考察交互效应，故只适用于重复试验情形的两因素方差分析。因此，考察无重复试验时，必须选定选项【模型】，来设定只含主效应的模型。

链 接　贝叶斯与贝叶斯方法

英国统计学家贝叶斯（Thomas Bayes，1702～1761）生前是位受人尊敬英格兰长老会牧师。为了证明上帝的存在，他研究并发现了概率统计学一些重要原理。1742 年成为英国皇家学会会员。

贝叶斯将归纳理论法用于概率论的基础理论，创立了贝叶斯统计理论，对于统计决策函数、统计推断、统计的估算等作出了重大贡献。1758 年他发表了重要著作《机会的学说概论》。1763 年他在发表的《论机会学说问题的求解》中提出了一种归纳推理的理论，其中的“贝叶斯定理”给出了在已知结果 E 后，对所有原因 C 计算其条件概率（后验概率）公式，可以看作最早的一种统计推断程序，以后被发展为一种系统的统计推断方法，称为贝叶斯方法。

如今在概率论与数理统计学中以贝叶斯命名的有：贝叶斯公式、贝叶斯风险、贝叶斯决策函数、贝叶斯决策规则、贝叶斯估计量、贝叶斯方法、贝叶斯统计等等，贝叶斯的思想和方法对概率统计的发展产生了深远的影响，在当今的许多领域都获得了广泛的应用。

本章小结

单因素方差分析

名目	内容
目的	考察单个因素的 k 个不同水平对应的试验结果 X_j 的均值是否有显著差异
基本要求	因素各水平试验结果对应总体 X_j 相互独立，且服从方差相等的正态分布，即 $X_j \sim N(\mu_j,\sigma^2)$，$j=1,2,\cdots,k$
检验的假设	原假设 H_0：$\mu_1=\mu_2=\cdots=\mu_k$；备择假设 H_1：μ_1，μ_2，…，μ_k不全相等

续表

名目	内容
基本思想	在 H_0 成立时，总离差平方和 SS_T 可分解为因素平方和 SS_A 和误差平方和 SS_E： $SS_T=SS_A+SS_E$ 其中 $SS_T=\sum_{j=1}^{k}\sum_{i=1}^{n_j}(x_{ij}-\bar{x})^2$，$SS_A=\sum_{j=1}^{k}n_j(\bar{x}_{.j}-\bar{x})^2$，$SS_E=\sum_{j=1}^{k}\sum_{i=1}^{n_j}(x_{ij}-\bar{x}_{.j})^2$
检验统计量	H_0 成立时：$F=\dfrac{SS_A/(k-1)}{SS_E/(n-k)}\sim F(k-1,\ n-k)$
统计判断	当 F 值 $>F_\alpha(k-1,\ n-k)$ 或 P 值 $<\alpha$ 时，拒绝 H_0，认为该因素对试验结果有显著影响；否则，则认为无显著影响。
方差分析表	实际进行方差分析时，通常采用方差分析表（另表）

单因素方差分析表

方差来源 Source	离差平方和 SS	自由度 *df*	均方 MS	*F* 值 *F* Value	概率 *P* 值显著性
因素 A（组间）	SS_A	$k-1$	$MS_A=\dfrac{SS_A}{k-1}$	$F=\dfrac{MS_A}{MS_E}$	P 值
误差 E（组内）	SS_E	$n-k$	$MS_E=\dfrac{SS_E}{n-k}$		
总变差 T	SS_T	$n-1$	临界值 $F_\alpha(k-1,\ n-k)$		

两因素方差分析表

方差来源 Source	离差平方和 SS	自由度 *df*	均方 MS	*F* 值 *F*	概率 *P* 值 Sig.
因素 A	SS_A	$s-1$	$MS_A=\dfrac{SS_A}{s-1}$	$F_A=\dfrac{MS_A}{MS_E}$	P_A
因素 B	SS_B	$r-1$	$MS_B=\dfrac{SS_B}{r-1}$	$F_B=\dfrac{MS_B}{MS_E}$	P_B
误差 E	SS_E	$(s-1)(r-1)$	$MS_E=\dfrac{SS_E}{(s-1)(r-1)}$		
总变差 T	SS_T	$sr-1$			

自测题

一、名词解释

方差分析，因素，水平，单因素试验，方差分析的前提条件。

二、填空题

完成下面的单因素方差分析表（α=0.05）

方差来源	离差平方和	自由度	均方	*F* 值	显著性
组间	138.18	______	46.06	______	______
组内	______	23	____		
总变差	242.77	$F_{1-0.05}(3,\ 23)=3.03$，$F_{1-0.05}(3,\ 26)=2.98$			

三、单选题

1. 单因素方差分析中，当 F 值 $>F_\alpha(k-1,\ n-k)$（或 P 值 <0.05）时，可认为（　　）。
   A. 各样本均值都不相等
   B. 各总体均值不等或不全相等
   C. 各总体均值都不相等
   D. 各总体均值相等
2. 以下说法中不正确的是（　　）。
   A. 方差除以其自由度应是均方
   B. 方差分析时要求各样本来自相互独立的正态总体
   C. 方差分析时要求各样本所在总体的方差相等
   D. 方差分析时，组内均方就是误差均方
3. 方差分析的基本思想可简述为（　　）。
   A. 组间方差大于组内方差
   B. 误差的方差必然小于组间方差
   C. 总离差平方和可以分解成因素平方和与误差平方和
   D. 两方差之比服从 F 分布

四、应用分析题

1. 将四个药厂生产的阿司匹林片，用崩解仪法考察其片剂释放度，每个样品进行5次实验，所得指标数值初步计算如下表，试判断四个工厂的平均释放度是否不同？（α=0.01）

方差来源	离差平方和	自由度
因素（组间）	0.852	3
误差（组内）	0.295	16
总变差（Total）	1.147	19

2. 用四种不同的分析方法测定同一药物的某种成分的含量，测得数据如下。

方法	A	B	C	D
含量	9.29	10.16	10.60	10.12
	9.44	10.08	10.43	9.96
	9.33	10.03	10.65	9.98
	9.56	10.11	10.48	10.11

试判断这四种方法的测量结果有无显著性差异。(α=0.05)

3. 某湖水在不同季节氯化物含量测定值（mg/L）如下表所示，试问不同季节氯化物含量有无显著差别？(α=0.05)

季节	春	夏	秋	冬	总计
	22.6	19.1	18.9	19.0	
	22.8	22.8	13.6	16.9	
	21.0	24.5	17.2	17.6	
	16.9	18.0	15.1	14.8	
	20.0	15.2	16.6	13.1	
	21.9	18.4	14.2	16.9	
	21.5	20.1	16.7	16.2	
	21.2	21.2	19.6	14.8	

续表

季节	春	夏	秋	冬	总计
n_j	8	8	8	8	32
$\bar{X}_j$	20.99	19.91	16.49	16.16	18.39
$\sum X_{ij}^2$	3548.51	3231.95	2206.27	2114.11	11100.84
S_j^2	3.53	8.56	4.51	3.47	

五、上机实训题

1. 对本章上列应用分析题第 3 题的氯化物含量测定值数据，利用SPSS软件来进行不同季节对氯化物含量的影响是否显著的检验。(α=0.05)
2. 在四台不同纺织机器 B_1，B_2，B_3，B_4 中，采用 3 种不同的加压水平 A_1，A_2，A_3 各做一次试样测量，得纱支强度如下表所示。

加压	机器			
	B_1	B_2	B_3	B_4
A_1	1577	1692	1800	1642
A_2	1535	1640	1783	1621
A_3	1502	1652	1810	1663

试利用 SPSS 软件检验不同的加压水平和不同纺织机器之间纱支强度有无显著差异？(α=0.05)

第 7 章

非参数假设检验

第 6 章讨论了总体分布为正态分布或总体分布类型已知的前提下对一些参数（总体均值、总体方差、总体率）进行的检验，即参数检验方法。但实际应用中，许多样本数据并不满足总体服从正态分布的条件或总体分布是未知的。本节所讨论的非参数检验方法，是指那些推断假设不依赖于总体分布的具体函数形式或推断假设与总体的参数无关的假设检验方法。

非参数检验由于不需要已知总体分布的类型，故应用较为广泛。它既可检验样本是否来自某种已知分布的总体，又可检验两种属性分类变量之间是否相互独立，还可检验那些非准确测定的以等级轻重、次第先后等形式给出的数据资料问题。非参数检验方法的不足在于不能充分利用样本信息，如果用于那些适用参数检验的问题，则会降低检验效能，故非参数检验方法主要用于不满足参数检验条件的问题。

为说明非参数检验问题，先来看两个案例。

案例 7-1（骰子均匀性）

为考察骰子是否均匀，某研究者将一只骰子投掷了 150 次，掷出的点数结果见表 7-1。

表 7-1　骰子均匀性试验结果数据

点数 X	1	2	3	4	5	6
频数 n_i	23	32	24	21	30	20

问题：试检验此骰子是否均匀。（α=0.05）

案例 7-2（血清治病）

为研究某种血清是否会抑制白血病，选取 16 只白血病大鼠，随机分为治疗组和对照组，其中治疗组 8 只接受该血清治疗，对照组 8 只不做治疗，观察大鼠存活时间（月），其数据如表 7-2 所示：

表 7-2　血清治疗试验中大鼠存活时间

治疗组（月）	3.1	5.3	1.4	4.6	2.8	4.0	3.8	5.5
对照组（月）	1.9	0.5	0.9	2.1	1.4	2.1	1.1	0.8

问题：若两个抽样总体的分布未知，试分析这种血清对白血病有无抑制作用。

显然，上述问题均不满足参数假设检验条件，属于本章将研究的非参数假设检验问题。

第 1 节　拟合优度检验（卡方检验）

当总体分布未知时，需由样本值来考察总体是否服从某个已知分布，为此需进行假设检验。这种考察理论分布与样本数据实际分布是否吻合的检验称为 χ^2 拟合优度检验或者卡方检验（χ^2 test）。其中皮尔逊（Pearson）χ^2 检验法是最常用的拟合优度检验方法。

一、拟合优度检验（卡方检验）的原理

设总体 X 的分布函数为 $F(x)$，但其具体形式未知。现根据总体 X 的样本值 x_1，x_2，…，x_n 来检验关于总体分布的假设

$$H_0\text{：总体 } X \text{ 服从分布 } F_0(x)$$

其中 $F_0(x)$ 是某个已知分布。由于通常只关心样本数据与给定的分布是否吻合，而不考虑当 H_0 不真时 X 的可能分布，所以这类检验可以不写出备择假设。

如果总体 X 是离散型的，则 H_0 的形式为

$$H_0\text{：}P\{X=x_i\}=p_i\text{，}i=1\text{，}2\text{，}\cdots$$

如果总体 X 是连续型的，则 H_0 形式为

$$H_0\text{：}X \text{ 的密度函数 } f(x)=f_0(x)$$

在用 χ^2 检验法检验原假设 H_0 时，如果 $F_0(x)$ 的分布形式虽然已知，但含有未知参数时，则应首先估计参数，然后再作检验。

χ^2 检验法基本思想是：将总体 X 的取值区域分为 k 个互不相容的组，再将样本观测值 x_1，x_2，…，x_n 落在各组的实际频数 O_i 与已知分布对应的理论频数 E_i 进行比较，由此构造检验统计量来衡量样本观测值与已知分布的拟合程度，从而检验 H_0 是否成立。其主要理论依据是由皮尔逊提出的下列定理。

定理 7-1（皮尔逊 χ^2 定理）当 H_0 成立时，不论 H_0 中的分布 $F_0(x)$ 是什么分布，当 n 充分大时，统计量

$$\chi^2=\sum_{i=1}^{k}\frac{(O_i-E_i)^2}{E_i}\sim\chi^2(k-r-1)\text{（近似）}$$

其中 O_i 为实际频数，E_i 为理论频数，k 为取值区域划分的组数，r 为由样本所估计的总体未知参数的个数。

χ^2 拟合优度检验法的检验步骤为：

（1）建立检验原假设 H_0：总体 X 服从某已知分布 $F_0(x)$。

（2）对总体分布 $F_0(x)$ 中 r 个未知参数，用样本值求出其点估计值。

（3）求出皮尔逊 χ^2 统计量的值：$\chi^2=\sum\limits_{i=1}^{k}\frac{(O_i-E_i)^2}{E_i}$，由统计软件还可得到对应概率 P 值。

（4）由显著性水平 α 和 $df=k-r-1$ 查 χ^2 分布表，得单侧临界值 $\chi^2_\alpha(k-r-1)$。

（5）统计推断（单侧检验）：比较 χ^2 的值与 $\chi^2_\alpha(k-r-1)$（或 P 值与 α）来决定是否拒绝 H_0。

若 $\chi^2>\chi^2_\alpha(k-r-1)$，或 P 值 $<\alpha$，则拒绝 H_0，认为总体分布与已知分布 $F_0(x)$ 有显著差异；否则，接受 H_0，即可认为总体服从已知分布 $F_0(x)$。

实际应用时应注意以下事项：（1）样本容量 n 需足够大，一般要求 $n\geqslant 50$；（2）检验时要求各组的理论频数 $E_i\geqslant 5$。当遇到一组或几组理论频数小于 5 时，应通过并组使其符合 $E_i\geqslant 5$ 的要求。

二、拟合优度检验（卡方检验）的应用举例

现来考察用上述 χ^2 拟合优度检验方法来解决案例 7-1 的骰子均匀性问题。

案例 7-1（续一）

解： 为检验骰子是均匀的，也即检验骰子掷出的各点数是否等概率的，应该检验

$$H_0\text{：}P\{X=i\}=p_i=1/6\text{，}i=1\text{，}\cdots\text{，}6$$

因 $p_i=1/6$，$E_i=np_i=150\times 1/6=25$，$i=1$，…，6。则检验统计量 χ^2 的值为

$$\chi^2=\sum_{i=1}^{6}\frac{(O_i-E_i)^2}{E_i}=\frac{(23-25)^2}{25}+\cdots+\frac{(20-25)^2}{25}=4.8$$

由于理论分布没有未知参数需估计，则 $r=0$，$df=k-1=6-1=5$。

对 $\alpha=0.05$，查 χ^2 分布表得 $\chi^2_\alpha(5)=11.072$。

因 $\chi^2=4.8<\chi^2_\alpha(5)=11.072$，则 $P>0.05$，故接受 H_0，可认为骰子是均匀的。

【SPSS 软件应用】 在 SPSS 中，χ^2 拟合优度检验即卡方检验可通过菜单【分析】→【非参数检验】→【旧对话框】→【卡方】的途径来操作实现。

首先建立对应的 SPSS 数据集＜掷骰子试验点数＞，包括两个数值变量：点数、骰子频数，如图 7-1 所示。

在 SPSS 中，打开该数据集，选择菜单【数据】→【加权个案】，在对话框【加权个案】中，如图 7-2 所示，选定 ⊙加权个案：骰子频数→频率变量（F），点击确定，即可将变量“骰子频数”设定为频数变量。

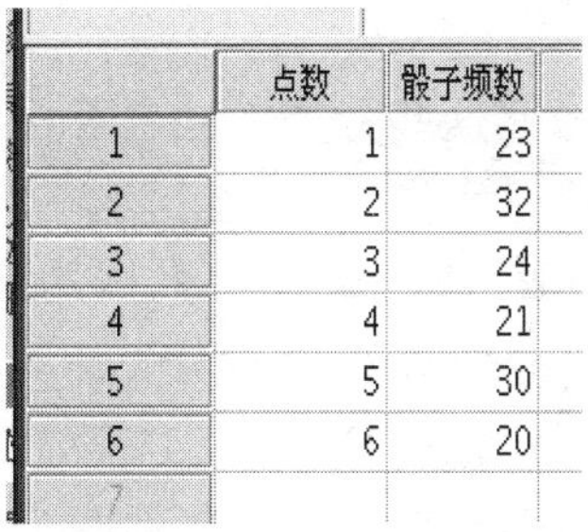

	点数	骰子频数
1	1	23
2	2	32
3	3	24
4	4	21
5	5	30
6	6	20
7		

图 7-1　数据集＜掷骰子试验点数＞

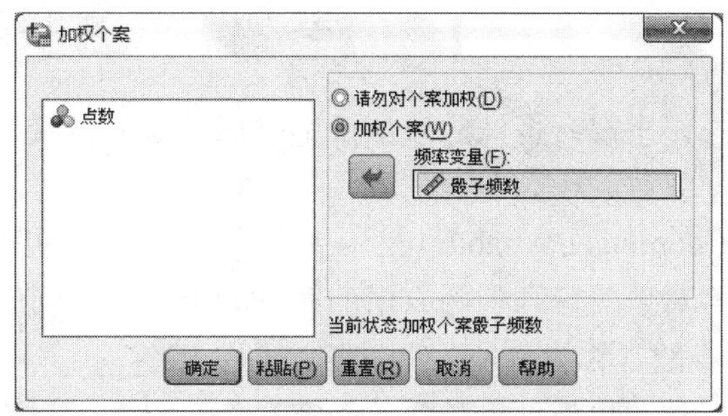

图 7-2　对话框【加权个案】

再选择菜单【分析】→【非参数检验】→【旧对话框】→【卡方】，在对话框【卡方检验】中，如图 7-3 所示，选定：

点数→检验变量列表（T）；期望值/⊙所有类别相等（I）（默认）

因为检验骰子均匀，即其理论概率是相等的，故期望值选定默认的⊙所有类别相等（I）。

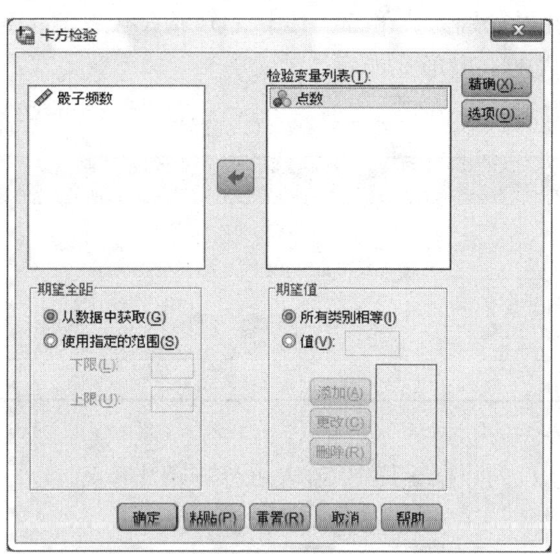

图 7-3　对话框【配对样本 *T* 检验】

点击确定。即可得如图 7-4 所示的卡方检验的 SPSS 主要输出结果。

点数

	观察数	期望数	残差
1	23	25.0	−2.0
2	32	25.0	7.0
3	24	25.0	−1.0
4	21	25.0	−4.0
5	30	25.0	5.0
6	20	25.0	−5.0
总数	150		

检验统计量

	点数
卡方	4.800[a]
df	5
渐近显著性	0.441

a. 0 个单元（.0%）具有小于 5 的期望频率。单元最小期望频率为 25.0。

图 7-4　卡方检验的 SPSS 输出结果

图 7-4 的 SPSS 输出结果中，其“检验统计量”表给出了卡方检验统计量的值（卡方）=4.800，检验对应的概率 P 值即“渐近显著性”=0.441。

因为对显著水平 α=0.05，P=0.441＞0.05，所以接受 H_0，即在 0.05 的显著水平上，认为骰子掷出的各点数是等概率的，即骰子是均匀的。

第 2 节 列联表检验

在实际工作中常需将试验数据按不同属性进行分类，并要考察这些分类属性是否相互独立或其分类构成是否一致。

列联表（contingency table）是用于多重分类的一种频数分布表，是分析属性数据的常用表格形式。它将每个观测对象按行和列两方面的属性分类，行和列的属性又分为 R 和 C 种分类，从而其表中数据有 R 行 C 列，故常称为 $R\times C$ 列联表，简称 $R\times C$ 表。其最简单形式是 2×2 表，又称四格表。利用列联表，可对实际频数与理论频数的一致性作 χ^2 检验，称为列联表 χ^2 检验，其包括两个分类属性变量的独立性检验和多组总体率的比较检验等。

一、独立性的列联表检验

（一）$R\times C$ 列联表的 χ^2 独立性检验

利用列联表来进行两分类属性变量的独立性 χ^2 检验，其原理与前面 χ^2 拟合优度检验相同，也即考察实际频数与理论频数的偏差，由皮尔逊定理 7-1 的公式来进行 χ^2 检验。

设列联表的行、列属性变量分别为 X 和 Y，其中 X 分成 R 类：X_1，X_2，⋯，X_R，Y 分成 C 类：Y_1，Y_2，⋯，Y_C，则 $R\times C$ 列联表的一般形式如表 7-3。

表 7-3 R×C 列联表

	Y_1	Y_2	⋯	Y_C	行和 $O_{i\cdot}$
X_1	O_{11}	O_{12}	⋯	O_{1C}	$O_{1\cdot}$
X_2	O_{21}	O_{22}	⋯	O_{2C}	$O_{2\cdot}$
⋯	⋯	⋯	⋯	⋯	⋯
X_R	O_{R1}	O_{R2}	⋯	O_{RC}	$O_{R\cdot}$
列和 $O_{\cdot j}$	$O_{\cdot 1}$	$O_{\cdot 2}$	⋯	$O_{\cdot C}$	n

$R\times C$ 列联表中共有 R 行 C 列数据，其中 O_{ij} 表示样本值中（X_i，Y_j）出现的实际频数，$O_{i\cdot}=\sum_{j=1}^{C}O_{ij}$ 是第 i 行的行和，$O_{\cdot j}=\sum_{i=1}^{R}O_{ij}$ 是第 j 列的列和，$n=\sum_{j=1}^{C}\sum_{i=1}^{R}O_{ij}$ 是总和。

为检验两个分类属性变量 X 与 Y 的独立性，应检验假设

H_0：X 与 Y 相互独立；H_1：X 与 Y 不独立（有关联）

在 H_0 成立时，列联表各单元格的理论频数为

$$E_{ij}=np_{ij}=n\hat{p}_{i\cdot}\hat{p}_{\cdot j}=n\cdot\frac{O_{i\cdot}}{n}\times\frac{O_{\cdot j}}{n}=\frac{O_{i\cdot}\times O_{\cdot j}}{n},\quad i=1,\ 2,\ \cdots,\ R;\ j=1,\ 2,\ \cdots,\ C$$

将实际频数 O_{ij} 和理论频数 E_{ij} 代入皮尔逊 χ^2 检验公式后就能得到对应于 $R\times C$ 列联表的 χ^2 独立性检验公式

$$\chi^2=\sum_{j=1}^{C}\sum_{i=1}^{R}\frac{(O_{ij}-E_{ij})^2}{E_{ij}}\sim\chi^2(df)$$

其中 df=（R–1）（C–1），由此就可转化为前面介绍的 χ^2 拟合优度检验即卡方检验，步骤亦类似。

例 7-1 某药厂为了探讨根据药物的外观状况判断药物内在质量的可能性，随机抽取若干同类药品，在相同条件下放置 6 个月，分别检验其内在质量 X 与外观状况 Y，得检验数据见表 7-4，试分析药物的内在质量 X 与外观状况 Y 这两种属性之间是否独立？（α=0.01）

表 7-4　例 7-1 中药剂的检验结果

内在质量 X	外观状况 Y			合计
	好	中	差	
好	35	15	5	55
中	8	19	7	34
差	4	4	16	24
合计	47	38	28	113

解：应检验 H_0：药物的属性 X 与 Y 相互独立；H_1：药物的属性 X 与 Y 有关联。

在 H_0 成立时，由 χ^2 独立性检验公式计算理论频数

$$E_{11}=\frac{47\times 55}{113}=22.9\ ,\quad E_{12}=\frac{55\times 38}{113}=18.5\ ,\quad E_{13}=\frac{28\times 55}{113}=13.6$$

$$E_{21}=14.1,\ E_{22}=11.4,\ E_{23}=8.4,\ E_{31}=10.0,\ E_{32}=8.1,\ E_{33}=5.9$$

则检验统计量

$$\chi^2=\sum_{j=1}^{C}\sum_{i=1}^{R}\frac{(O_{ij}-E_{ij})^2}{E_{ij}}=\frac{(35-22.9)^2}{22.9}+\cdots+\frac{(16-5.9)^2}{5.9}=43.097$$

对 α=0.01 及 df=（3–1）（3–1）=4，查 χ^2 临界值表（附表 5）得 $\chi^2_{0.01}$（4）=13.277。

因 χ^2=43.097＞$\chi^2_{0.01}$（4）=13.277，P＜0.01，则拒绝 H_0，接受 H_1，即认为两种药物的属性不独立，有关联。因而从药物外观状况判断药物内在质量的可能性是存在的。

【SPSS 软件应用】　在 SPSS 中，列联表检验，包括独立性检验和总体率比较检验，均可通过菜单【分析】→【描述统计】→【交叉表】的途径来实现，步骤均完全类似。

首先建立 SPSS 数据集＜药物外观与内在质量＞，包括两个属性变量：外观状况、内在质量，用数值“1、2、3”分别表示“好、中、差”，为定序变量；一个频数变量：药品个数，为数值变量，如图 7-5 所示。

	外观状况	内在质量	药品个数
1	1	1	35.00
2	2	1	15.00
3	3	1	5.00
4	1	2	8.00
5	2	2	19.00
6	3	2	7.00
7	1	3	4.00
8	2	3	4.00
9	3	3	16.00

图 7-5　数据集＜药物外观与内在质量＞

在 SPSS 中，打开该数据集，选择菜单【数据】→【加权个案】，在对话框【加权个案】中，选定 ⊙加权个案：药品个数→频率变量（F），点击确定，即可将变量“药品个数”设定为频数变量。

再选择菜单【分析】→【描述统计】→【交叉表】，在对话框【交叉表】中，如图 7-6 所示，选定：

内在质量→行（S）；外观状况→列（C）

再点击选项【统计量】，在对话框【交叉表：统计量】中，如图 7-7 所示，选定：√卡方（H），点击继续。

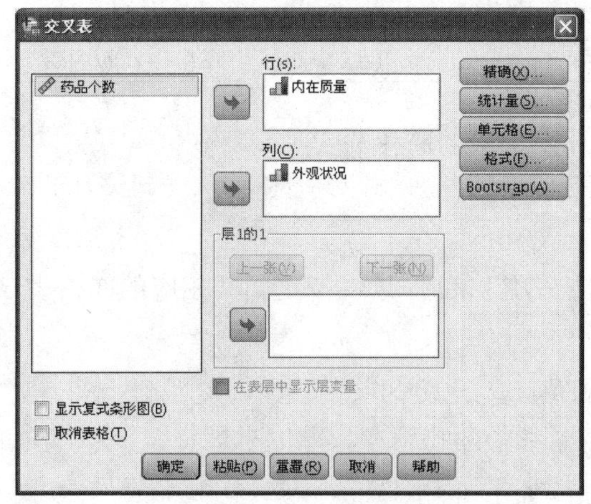

图 7-6　对话框【交叉表】

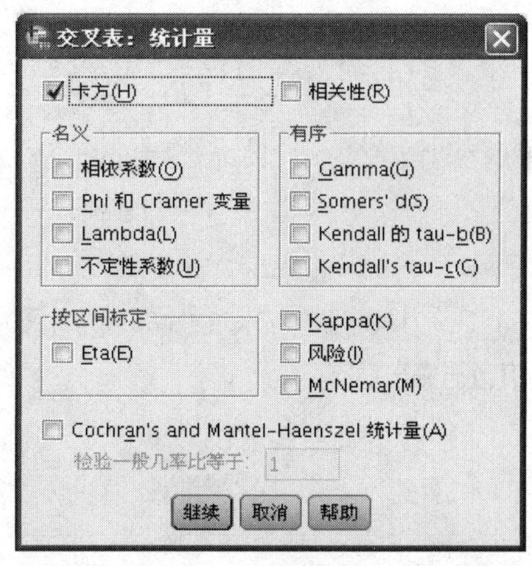

图 7-7　对话框【交叉表：统计量】

最后点击确定。即可得如图 7-8 所示的列联表检验的 SPSS 主要输出结果。

内在质量* 外观状况 交叉制表

计数

		外观状况			合计
		好	中	差	
内在质量	好	35	15	5	55
	中	8	19	7	34
	差	4	4	16	24
		47	38	28	113

卡方检验

	值	df	渐进 Sig.（双侧）
Pearson 卡方	43.097[a]	4	0.000
似然比	39.786	4	0.000
线性和线性组合	29.944	1	0.000
有效案例中的 N	113		

0 单元格（.0%）的期望计数少于 5。
最小期望计数为 5.95。

图 7-8 卡方检验的 SPSS 主要输出结果

上述图 7-8 中的 SPSS 主要输出结果给出了“内在质量”与“外观状况”这两个属性变量的交叉列联表、独立性检验的“卡方检验”表。由卡方检验表知，其独立性检验统计量的值即“Pearson 卡方”=43.097，卡方检验的概率 P 值[渐进 Sig.（双侧）]为 P=0.000＜0.01，故对显著水平 α=0.01，拒绝 H_0，即认为“内在质量”与“外观状况”这两个属性不独立，有关联。

在进行 $R\times C$ 列联表的 χ^2 独立性检验时应注 意，在 $R\times C$ 列联表中，如果有 1/5 以上的理论频数小于 5，或有任何一个单元格的理论频数小于 1，就应该将理论频数小于 5 的单元格与邻组合并以增大理论频数。但应注意合并组的合理性，如是以量分组的资料（年龄分组）可以并组；但按性质分组的资料（如不同类型的血型），则不能合并，此时只能增加观察对象例数再作统计分析。

（二）2×2 列联表（四格表）的独立性检验

统计中用得最多的一种列联表是 2×2 列联表，常被称为四格表。其一般形式见表 7-5。

表 7-5 2×2 列联表（四格表）

	Y_1	Y_2	行和
X_1	a	b	$a+b$
X_2	c	d	$c+d$
列和	$a+c$	$b+d$	$n=a+b+c+d$

对四格表，其自由度 $df=(R-1)(C-1)=(2-1)(2-1)=1$ 比较特殊，通常根据样本容量 n 和单元格的理论频数 E 的不同情形，按以下规定进行不同的检验（表 7-6）。

（1）对于 $n\geqslant 40$，而且每个 $E\geqslant 5$ 时，用基本 χ^2 检验统计量进行：

$$\chi^2=\sum_{j=1}^{2}\sum_{i=1}^{2}\frac{(O_{ij}-E_{ij})^2}{E_{ij}}$$

其中 $O_{11}=a$，$O_{12}=b$，$O_{21}=c$，$O_{22}=d$；理论频数 E_{ij} 分别为

$$E_{11}=\frac{(a+b)(a+c)}{n},\quad E_{12}=\frac{(a+b)(b+d)}{n},\quad E_{21}=\frac{(c+d)(a+c)}{n},\quad E_{22}=\frac{(c+d)(b+d)}{n}$$

代入上列 χ^2 统计量公式，整理后得四格表 χ^2 检验基本检验简化公式

$$\chi^2=\frac{n(ad-bc)^2}{(a+b)(c+d)(a+c)(b+d)}$$

（2）对于 $n\geqslant 40$ 且有 $E<5$ 但都大于 1 时，应采用 Yate 连续性校正，其相应的四格表 χ^2 检验校正公式和简化公式分别是

$$\chi^2=\sum_{j=1}^{2}\sum_{i=1}^{2}\frac{(|O_{ij}-E_{ij}|-0.5)^2}{E_{ij}}$$

$$\chi^2=\frac{n(|ad-bc|-0.5n)^2}{(a+b)(c+d)(a+c)(b+d)}$$

而用简化公式计算四格表的 χ^2 统计量显然更方便。

（3）对于 $n<40$，或者 $n\geq40$ 且至少有 $E<1$ 时，应采用 Fisher's 精确概率检验。该法是一种直接计算概率的假设检验方法，其理论依据是超几何分布。该法已不属于 χ^2 检验的范畴，但常常作为四格表假设检验的补充，一般可借助于 SPSS 等统计软件进行检验。

表 7-6　四格表数据不同情形时适用的检验统计量

样本数 n	单元格理论频数 E	适用的检验统计量
大样本（$n\geq40$）	所有的 $E\geq5$	Pearson 卡方检验值（Pearson Chi-Square）*
	若有 $1\leq E<5$	连续性校正卡方检验值（Continuity Correction）
	若有 $E<1$	Fisher's 精确概率检验的值（Fisher's Exact Test）
小样本（$n<40$）	所有情形	Fisher's 精确概率检验的值（Fisher's Exact Test）

* 若所得概率 P 值小于且接近检验水准（显著性水平），则改用 Fisher's 精确概率检验的值。

例 7-2　某医生将两种药物在 60 名受试者的不同部位进行药敏试验，试验结果见表 7-7。试问两种药物的结果是否有关联？（α=0.05）

表 7-7　例 7-2 中两种药物的药敏试验结果

药物 A	药物 B		合计
	阳性	阴性	
阳性	28（18.1）	6（15.9）	34
阴性	4（13.9）	22（12.1）	26
合计	32	28	60

注：括弧内为理论频数。

解： 应检验假设

H_0：两种药物的药敏结果无关联；H_1：两种药物的药敏结果有关联

因其理论频数均大于 5，故由 χ^2 检验基本检验简化公式得检验统计量

$$\chi^2=\frac{n(ad-bc)^2}{(a+b)(c+d)(a+c)(b+d)}=\frac{60(28\times22-6\times4)^2}{34\times26\times32\times28}=26.55$$

对 α=0.05 及 df=(2−1)×(2−1)=1，查 χ^2 临界值表（附表 5）得 $\chi^2_{0.05}(1)=3.841$。

因 $\chi^2=26.55>\chi^2_{0.05}(1)=3.841$，$P<0.05$，则拒绝 H_0，接受 H_1，即认为两种药物的药敏结果有关联。由表中数据可见两种药物的药敏结果基本相同。

二、总体率比较的列联表检验

在实际应用中，我们还常遇到有关多个（包括两个）总体率比较的列联表检验问题。

例 7-3　将 116 例患者随机分为两组，一组 70 例接受实验药物治疗（实验组），另一组 46 例接受对照治疗（对照组），治疗结果见表 7-8。问两种疗法的不良事件率有无差别？（α=0.05）

表 7-8　药物治疗对照试验中不良事件发生结果

治疗方法	不良事件结果		合计	不良事件率（%）
	发生	未发生		
实验组	4（7.2）	66（62.8）	70	5.7
对照组	8（4.8）	38（41.2）	46	17.4
合计	12	104	116	10.3

注：括弧内为理论频数。

本例也是以列联表形式表示的数据，但与前面独立性检验时仅从同一个总体中随机抽样的抽样不同，本例是从两个总体中进行抽样，应检验两个总体的总体率（不良事件率）有无差异。

虽然多组（包括两组）分类资料总体率的比较检验与交叉分类资料的独立性检验的意义不同，但由列联表数据进行多个总体率比较检验时仍利用相同的拟合优度检验方法，与前面列联表的 χ^2 独立性检验的计算步骤一样，都可归结为同样公式来进行皮尔逊 χ^2 检验。

即对应于 $R\times C$ 列联表数据，多个总体率比较的检验公式仍然为

$$\chi^2=\sum_{j=1}^{C}\sum_{i=1}^{R}\frac{(O_{ij}-E_{ij})^2}{E_{ij}}\sim\chi^2((R-1)(C-1))$$

对应于 2×2 列联表即四格表数据，两个总体率比较的 χ^2 检验简化公式仍然为

$$\chi^2=\frac{n(ad-bc)^2}{(a+b)(c+d)(a+c)(b+d)}\sim\chi^2(1)$$

或四格表的 χ^2 检验校正简化公式（$n>40$ 且至少有一单元格的理论频数 $E<5$ 时采用）

$$\chi^2=\frac{n(|ad-bc|-0.5n)^2}{(a+b)(c+d)(a+c)(b+d)}$$

下面对例 7-3 的两个总体率比较检验的四格表问题用列联表的 χ^2 检验公式来求解。

解：应检验假设

H_0：两种疗法的不良事件发生率相等，即 $p_1=p_2=p$；

H_1：两种疗法的不良事件发生率不相等，即 $p_1\neq p_2$。

因 $df=1$ 且理论频数 $E_{21}=4.8<5$，故应用四格表的 χ^2 检验校正简化公式来计算检验统计量：

$$\chi^2=\frac{n(|ad-bc|-0.5n)^2}{(a+b)(c+d)(a+c)(b+d)}=\frac{116\times(|4\times38-66\times8|-0.5\times116)^2}{70\times46\times12\times104}=2.919$$

对 $\alpha=0.05$，$df=1$，查 χ^2 临界值表（附表 5），得 $\chi^2_{0.05}(1)=3.841$。

因 $\chi^2=2.919<\chi^2_{0.05}(1)=3.841$，则 $P>0.05$，故接受 H_0，即认为两种疗法的不良事件发生率无显著性差异。

【SPSS 软件应用】　在 SPSS 中，列联表检验，包括独立性检验和总体率比较检验，均可通过菜单【分析】→【描述统计】→【交叉表】的途径来实现。

首先建立 SPSS 数据集<对照治疗的不良事件率>，共包括三个变量："治疗方法"和"不良事件结果"为定类变量，其中"治疗方法"变量的取值为 1（实验组）和 2（对照组），"不良事件结果"变量的取值为 0（不发生）和 1（发生）；一个频数变量："人数"为相应的患者人数，为数值变量，如图 7-9 所示。

	治疗方法	不良事件结果	人数
1	实验组	发生	4.00
2	实验组	不发生	66.00
3	对照组	发生	8.00
4	对照组	不发生	38.00

图 7-9　数据集<药物的降血脂有效率>

在 SPSS 中，打开该数据集，选择菜单【数据】→【加权个案】，在对话框【加权个案】中，选定：⊙加权个案：人数→频率变量（F），点击确定，即可将变量"人数"设定为频数变量。

再选择菜单【分析】→【描述统计】→【交叉表】，在对话框【交叉表】中，选定：

治疗方法→行（S）；不良事件结果→列（C）

再点击选项【统计量】，在对话框【交叉表：统计量】中，选定：√卡方（H），点击继续。最后点击确定。即可得如图 7-10 所示的卡方检验的 SPSS 主要输出结果。

治疗方法 * 不良事件结果 交叉表

计数

		不良事件结果		总计
		不发生	发生	
治疗方法	实验组	66	4	70
	对照组	38	8	46
总计		104	12	116

卡方检验

	值	自由度	渐近显著性（双向）	精确显著性（双向）	精确显著性（单向）
皮尔逊卡方	4.081[a]	1	.043		
连续校正[b]	2.919	1	.088		
似然比（L）	3.990	1	.046		
Fisher's 精确概率检验				.061	.045
线性关联	4.046	1	.044		
有效个案数	116				

a. 1 个单元格（25.0%）具有的预期计数少于 5，最小预期计数为 4.76。

b. 仅为 2×2 表格计算。

图 7-10　例 7-3 的卡方检验的输出结果

上述图 7-10 中的 SPSS 主要输出结果，给出了“治疗方法”与“不良事件结果”的交叉列联表和卡方检验表。对本例的四格表卡方检验问题，“卡方检验”表同时给出了四格表的皮尔逊卡方、连续校正、Fisher's 精确概率检验的结果供不同情形的检验选用。

根据表下注解“a. 1 个单元格（25.0%）具有的预期计数（理论频数）少于 5。最小预期计数（理论频数）为 4.76。”可知，本例应该选用“连续校正”检验结果。由“卡方检验”表，连续校正统计量的值（“连续校正值”）χ^2=2.919，对应的检验概率 P 值“渐近显著性（双向）”= 0.088。因为 P= 0.088 ＞α=0.05，故接受 H_0，即认为这两种疗法的不良事件率没有显著差别。

链 接　许宝騄——享誉国际的中国统计学家

中国数学家、统计学家许宝騄（1910～1970），1936 年在伦敦大学统计系攻读博士学位，师从 R.A.费希尔、内曼等国际著名统计学家，毕业后回国在国立西南联合大学任教。1948 年当选为中央研究院第一届院士。1955 年当选为中国科学院学部委员（院士）。

在概率论极限理论研究的方面，许宝騄创造性地提出“全收敛”的概念；对中心极限定理的研究，改进了克拉美定理和贝莱定理。在数理统计领域，他对 Neyman-Pearson 理论作出了重要的贡献，得到了一些重要的非中心分布，论证了 F 检验在上述理论中的优良性；同时他对多元统计分析研究中导出正态分布样本协方差矩阵特征根的联合分布和极限分布，被公认为多元统计分析的奠基人之一。许宝騄被公认为在数理统计和概率论方面第一个具有国际声望的中国数学家。

第 3 节　秩 和 检 验

前面针对分布拟合问题和列联表资料，采用皮尔逊 χ^2 检验法进行检验。对于其他的总体分布类型未知或者总体分布已知但不符合参数检验要求的问题，也需用非参数检验法进行统计分析。此时它不比较参数，而是比较分布的位置，一般利用“符号”或“秩（或等级）”来代替数据本身进行分析，诸如秩和检验（rank sum test）、中位数检验（median test）等非参数检验法，种类较多。本节主要介绍理论上较为完善的几种秩和检验方法。

秩和检验在非参数检验法中效能较高，又比较系统完整。所谓秩（rank），就是将数据按从小到大进行排序，给出 1，2，3，……序号或等级的一种编码。

秩和检验主要用于定序数据（等级数据）或不符合参数检验的数值数据资料。两个或多个定序数据资料的比较，例如药物疗效分为治愈、显效、有效、无效；针麻效果分为Ⅰ、Ⅱ、Ⅲ、Ⅳ级；等等，如果列成列联表形式，用 χ^2 检验只能说明各等级（组）构成的差异是否有统计学意义，而用秩和检验则能进一步说明对比各组疗效的优劣，针麻效果的好坏等。

秩和检验主要步骤是：建立假设，编秩，求出秩和，计算检验统计量，查表确定 P 值，统计判断

作出是否拒绝 H_0 的结论。

下面通过实例来介绍几种秩和检验法的具体应用步骤。

一、两配对样本比较的秩和检验

医药研究中常会遇到利用配对设计所得的成对数据来检验两个连续型总体的差异性，而对总体的分布类型没有限定。对此，威尔科克森（Wilcoxon）提出了一种配对数据资料的符号秩和检验，又称威尔科克森符号秩检验（Wilcoxon's signed rank test），以检验两个配对样本分别代表的总体分布位置有无显著差异。

下面结合实例来介绍配对资料的符号秩和检验方法的具体应用和原理。

例 7-4 为考察某药治疗高脂血症的疗效，对患高脂血症病人进行临床治疗，得到其治疗前后甘油三酯 TG(mmol/L)指标资料，如表 7-9 前 3 列所示，试问治疗前后病人的 TG 指标有无显著差异？（α=0.10）

表 7-9 病人治疗前后 TG 指标

病人编号（1）	治疗前 x_i/(2)	治疗后 y_i/(3)	$d_i=x_i-y_i$(4)	秩次(5)
1	2.88	2.51	0.37	5
2	2.00	1.83	0.17	4
3	2.34	1.95	0.39	6
4	1.90	1.98	−0.08	−2.5
5	2.20	2.12	0.08	2.5
6	2.68	2.16	0.52	8
7	2.12	2.14	−0.02	−1
8	2.45	2.05	0.40	7
合计	—	—	T_+= 32.5	T_-=3.5

解：（1）应检验假设：

H_0：配对差值的总体中位数为 0；H_1：配对差值的总体中位数不为 0

（2）求差值，编秩次。

首先求出各对数据（x_i，y_i）的配对差值 $d_i= x_i-y_i$，见表 7-9 第（4）列；根据差值 d 的绝对值，由小到大编秩次，并给秩次冠以差值的正负符号，见第（5）列。编秩时，对正负号不同而绝对值相等的差值，应取其平均秩次。对差值为 0 的数据对，舍去不计，总的数据对数也要相应减去，减去后记为 n。

（3）求秩和，计算检验统计量。

对编好的秩次，分别求正、负秩次之和，正秩和记为 T_+，负秩和的绝对值记为 T_-。T_+与 T_-之和应该等于总秩和 $1+2+\cdots+n=\dfrac{n(n+1)}{2}=T_+ + T_-$，以此可验证 T_+与 T_-计算的正确性。再以 T_+与 T_-中绝对值较小者作为统计量，即 $T=\min(T_+,T_-)$。

对本例，由表 7-9 中第（5）列秩次得到秩和 T_+=32.5，T_-=3.5，而 $T_+ + T_-$=32.5+3.5=36，与其总秩和 $n(n+1)/2=8(8+1)/2=36$ 相等，计算准确无误。再取 T_+与 T_-中较小者为统计量 T 值 $T=\min(T_+,T_-)=T_-=3.5$。

（4）统计判断：

当 $n\leqslant 5$ 时，不能得出拒绝 H_0 的结论。

当 $5<n\leqslant 25$ 时，可查附表 9 的配对符号秩检验用的 T 界值表，确定 P 值。即对确定的 n，找到对应于检验统计量 T 值的界值范围 $T_1\sim T_2$，若 $T_1<T<T_2$（不包括端点），则 P 值大于该表上方相应概率水平，就可接受 H_0；若 T 值不在界值范围 $T_1\sim T_2$ 内，或等于界值 $T_1(T_2)$，则小于相应的概率值，拒绝 H_0。

当 $n>25$ 时，可按近似正态分布用 Z 检验法，其 Z 检验统计量为

$$Z=\frac{|T-n(n+1)/4|-0.5}{\sqrt{n(n+1)(2n+1)/24}}$$

当相同秩次较多时，应采用下列校正公式

$$Z=\frac{|T-n(n+1)/4|-0.5}{\sqrt{\frac{n(n+1)(2n+1)}{24}-\frac{\sum(t_i^3-t_i)}{48}}}$$

其中 t_i 为相同秩次的个数。此时即可按 Z 检验法来进行统计判断。

对本例，n=8，α=0.10（双侧），查 T 界值表（附表 9）得界值范围 5～31，T=3.5 在界值范围外，所以 $P<0.10$，按 α=0.10 显著水平拒绝 H_0，可认为病人治疗前后的甘油三酯 TG 有显著差异。

【SPSS 软件应用】 在 SPSS 中，两配对样本的秩和检验可通过菜单【分析】→【非参数检验】→【旧对话框】→【两个相关样本】的途径来实现。

首先建立对应的 SPSS 数据集<治疗前后甘油三酯>，包括两个数值变量：治疗前 TG、治疗后 TG，如图 7-11 所示。

在 SPSS 中，打开该数据集，选择菜单【分析】→【非参数检验】→【旧对话框】→【两个相关样本】，在对话框【两个关联样本检验】中，如图 7-12 所示，选定：

治疗前 TG → 检验对：Variable 1；治疗后 TG →检验对：Variable 2

在选项【检验类型】中，选定：☑Wilcoxon(W)。

	治疗前TG	治疗后TG
1	2.88	2.51
2	2.00	1.83
3	2.34	1.95
4	1.90	1.98
5	2.20	2.12
6	2.68	2.16
7	2.12	2.14
8	2.45	2.05

图 7-11　数据集<治疗前后甘油三酯>

图 7-12　对话框【两个关联样本检验】

点击[确定]。即可得如图 7-13 所示的配对样本的非参数检验的 SPSS 输出结果。

威尔科克森符号秩检验

		N	秩均值	秩和
治疗后 TG –治疗前 TG	负秩	6[a]	5.42	32.50
	正秩	2[b]	1.75	3.50
	结	0[c]		
	总数	8		

a. 治疗后 TG ＜ 治疗前 TG；b. 治疗后 TG ＞ 治疗前 TG；
c. 治疗后 TG = 治疗前 TG。

检验统计量[b]

	治疗后 TG - 治疗前 TG
Z	–2.033[a]
渐近显著性（双侧）	.042

a. 基于正秩；
b. Wilcoxon 带符号秩检验。

图 7-13　配对样本非参数检验的 SPSS 主要输出结果

图 7-13 的 SPSS 主要输出结果首先给出了“威尔科克森符号秩检验”表中治疗前后数据之差对应的正负秩的秩和与秩均值等，其配对样本的“检验统计量”表给出了配对样本 Wilcoxon 非参数检验的

统计量值 $Z=-2.033$，其对应的双侧检验概率 P 值（渐近显著性（双侧））$P=0.042$。

对显著水平 $\alpha=0.10$，因为 $P=0.042<0.10$，所以拒绝 H_0，接受 H_1，即认为治疗前后病人的甘油三酯指标有显著差异。

二、两独立样本比较的秩和检验

对于完全随机设计的两独立样本比较的秩和检验又称成组比较秩和检验或 Mann-Whitney U 检验，它是用两样本观测值的秩来推断两样本分别代表的总体分布位置的差异有无显著性。

下面结合本章开始时提出的案例 7-2 血清治病问题的求解来介绍两总体比较的秩和检验方法的应用和原理。

案例 7-2（续一）

解：（1）应检验假设：

H_0：两总体分布无显著差异；H_1：两总体分布有显著差异。

（2）编秩次（rank）。

将两组样本的全部 16 个数据混合在一起，并由小到大统一排列编秩，其编秩结果如表 7-10 的秩次列所示。编秩时，不同组的相同观测值取原秩次的平均秩次，在同一组内的可不求平均秩次，因为取与不取平均不影响它们的秩和。

表 7-10　两组大鼠的存活时间

治疗组		对照组	
存活时间（月）	秩次	存活时间（月）	秩次
3.1	11	1.9	7
5.3	15	0.5	1
1.4	5.5	0.9	3
4.6	14	2.1	8
2.8	10	1.4	5.5
4.0	13	2.1	9
3.8	12	1.1	4
5.5	16	0.8	2
$n_1=8$	$T_1=96.5$	$n_2=8$	$T_2=39.5$

（3）求秩和，计算检验统计量 T。

将各组的秩次相加即得各组的秩和：$T_1=96.5$，$T_2=39.5$。两组的秩和合计应该等于总秩和 $N(N+1)/2$，其中 $N=n_1+n_2$ 为合计例数。

如本案例中 $T_1+T_2=96.5+39.5=136$ 与 $N(N+1)/2=16(16+1)/2=136$ 相等，表明秩和计算无误。

以样本含量较小（设为 n_1）组的秩和为检验统计量 T。如果两样本容量相同，可任取一组的秩和作为检验统计量 T。本例 $n_1=n_2=8$，故可任选，例如用第二组的秩和为 T，即 $T=39.5$。

完全随机设计的两样本比较的秩和检验的基本思想是：如果 H_0 成立，则样本含量分别为 n_1 和 n_2 的两个样本来自同一总体（即分布相同的两总体），两样本的平均秩次 T_1/n_1 与 T_2/n_2 应相等或很接近，且都和总体的平均秩次（$N+1$）/2 相差很小。含量较小的（设为 n_1）样本的秩和 T，应在 n_1（$N+1$）/2（T 值表的界值范围中心为[n_1（$N+1$）/2]）的左右变化。若 T 值偏离此值太远，表示取得现在样本统计量的可能性就很小。若偏离出给定 α 值所确定的范围时，即 $P<\alpha$，就拒绝 H_0；反之，则不能拒绝 H_0。

当 n_1 与 n_2 超出 T 界值表的范围时，可按正态近似法，用下列公式进行 Z 检验

$$Z=\frac{\left|T-\frac{1}{2}n_1(N+1)\right|-0.5}{\sqrt{\frac{n_1 n_2(N+1)}{12}}}$$

当相同秩次较多时（尤其是等级数据资料），应采用下列校正 Z 检验公式

$$Z=\frac{|T-\frac{1}{2}n_1(N+1)|-0.5}{\sqrt{\frac{n_1n_2(N+1)}{12}[N^3-N-\sum(t_i^3-t_i)]}}$$

其中 t_i 为相同秩次的个数。

（4）统计判断：

当 $n_1 \leqslant 10$，$n_2-n_1 \leqslant 10$ 时，查附表 10 的 T 界值表，确定 P 值。当检验统计量 T 值在界值范围内（不包括端点），则 P 值大于表中对应的概率值，即可接受 H_0；若 T 值在界值范围外或等于界值，则 P 值小于相应的概率值，即可拒绝 H_0。

在本案例中，由 $n_1=n_2=8$，对 $\alpha=0.05$，查 T 界值表（附表 10），临界值范围是 49～87。由于 $T=39.5$，在界值范围外，则 $P<0.05$，故拒绝 H_0，即认为这种血清对白血病有抑制作用。

【SPSS 软件应用】 在 SPSS 中，两独立样本比较的非参数秩和检验可通过菜单【分析】→【非参数检验】→【旧对话框】→【2 个独立样本】的途径来实现。

在 SPSS 中，对案例 7-2 的数据，将两组大鼠的存活时间录入同一观测变量“存活时间”中，是数值变量；同时设置分组变量“组别”，输入 1 和 2，分别表示“治疗组”和“对照组”，是名义变量；所建 SPSS 数据集<大鼠的存活时间>见图 7-14。

在 SPSS 中，打开该数据集，选择菜单【分析】→【非参数检验】→【旧对话框】→【2 个独立样本】，在对话框【两个独立样本检验】中，如图 7-15 所示，选定：

存活时间→检验变量列表（T）；组别→分组变量（G）

再点击选项【定义组（D）】，在对话框【两独立样本…】中，如图 7-16 所示，分别输入两组在组别变量中的取值：1 和 2，点击继续。在选项【检验类型】中，选定：

√Mann-Whitney U（默认）

	存活时间	组别
1	3.10	1
2	5.30	1
3	1.40	1
4	4.60	1
5	2.80	1
6	4.00	1
7	3.80	1
8	5.50	1
9	1.90	2
10	50	2

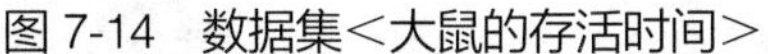

图 7-14　数据集<大鼠的存活时间>

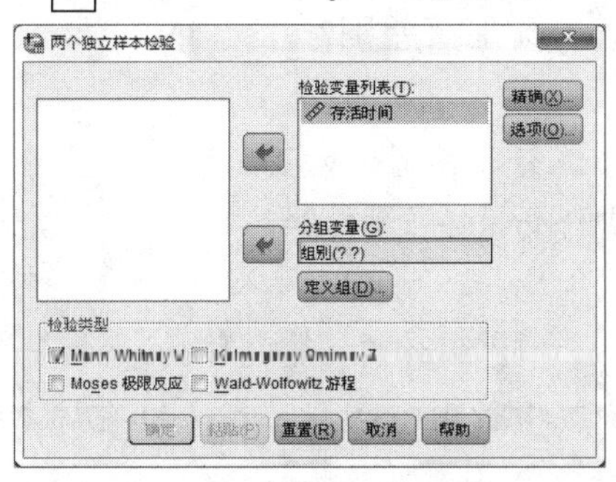

图 7-15　对话框【两个独立样本检验】

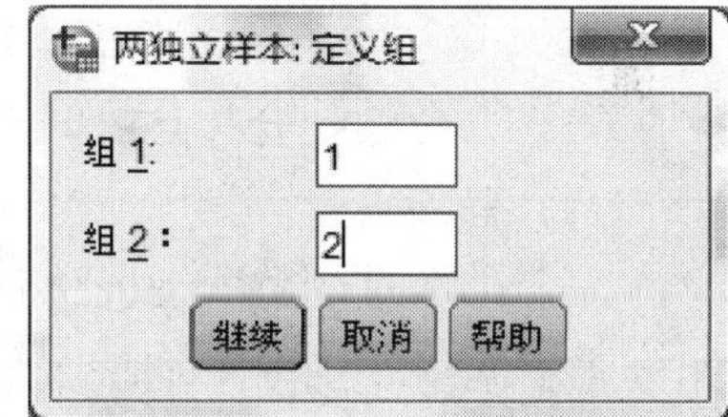

图 7-16　对话框【定义组】

最后点击确定。即可得如图 7-17 所示的两独立样本非参数检验的 SPSS 输出结果。

Mann-Whitney U 检验

秩

	组别	N	秩均值	秩和
存活时间	治疗组	8	12.06	96.50
	对照组	8	4.94	39.50
	总数	16		

检验统计量[b]

	存活时间
Mann-Whitney U	3.500
Wilcoxon W	39.500
Z	–2.998
渐近显著性（双侧）	0.003
精确显著性[2*（单侧显著性）]	0.001[a]

a. 没有对结进行修正；b. 分组变量：组别。

图 7-17　两独立样本非参数检验的 SPSS 输出结果

上述图 7-17 的 SPSS 输出结果中，“秩”表给出了 Mann-Whitney U 检验中的各组秩均值与秩和，而由“检验统计量”表可得，两独立样本的 Mann-Whitney U 检验的统计量值 Wilcoxon W =39.5，对应检验的概率 P 值为“精确显著性[2*（单侧显著性）]”=0.001（如果是大样本，则可用 $Z=-2.998$，对应检验的概率 P 值为“渐近显著性（双侧）”=0.003）。

现在因为 $P=0.001<\alpha=0.05$，故拒绝 H_0，接受 H_1，即认为两组白血病大鼠的存活时间有显著差异。而治疗组与对照组的大鼠平均存活时间分别为 3.813（月）和 1.350（月），表明这种血清对白血病有抑制作用。

三、多个独立样本比较的秩和检验

前面讨论了两个独立样本代表的总体比较的秩和检验，如果进行比较的独立样本多于两个，则可用 Kruskal-Wallis 秩和检验法进行检验。如对于 k 个总体的比较检验，其检验统计量为

$$H=\frac{12}{N(N+1)}\sum\frac{T_i^2}{n_i}-3(N+1)$$

式中 T_i 为第 i 个样本的秩和；n_i 为第 i 个样本的样本含量，$\sum n_i=N(i=1, \cdots, k$，$k$ 为样本个数)。

当样本的相同秩次较多（如超过 25%）时（尤其是等级数据资料），由上述公式计算的 H 值偏小，宜采用在上述公式计算出来的 H 值基础上校正的 H_c 值作为检验统计量

$$H_c=\frac{H}{1-\sum\left(t_i^3-t_i\right)/(N^3-N)}$$

式中 t_i 为相同秩次的个数。

检验时，上述检验统计量 H 或 H_c 近似服从自由度 $df=k-1$ 的 χ^2 分布，即可由 χ^2 临界值表来确定 P 的范围，进行相应的 χ^2 检验。

例 7-5 研究达唑仑片在不同民族受试者体内的药代动力学，测得中国维吾尔族、蒙古族和汉族三组健康受试者各 10 人的达峰时（T_{max}，单位：h），数据见表 7-11。试问维吾尔族、蒙古族和汉族三个民族的达唑仑片的达峰时 T_{max} 有无显著差别？（$\alpha=0.05$）

解：（1）应检验假设：

H_0：三个达唑仑片达峰时的总体分布无显著差异；

H_1：三个达唑仑片达峰时的总体分布有显著差异。

（2）编秩次。

三个样本总例数 $N=30$。将这三个样本 30 个观测值混合，统一从小到大编秩次，对相等的数值，如分属不同组时则取平均秩次，由此得各组秩次，见表 7-11 第（2）、（4）、（6）列。

表 7-11 各民族达唑仑片达峰时 T_{max} 的秩和计算

维吾尔族		蒙古族		汉族	
T_{max}	秩次	T_{max}	秩次	T_{max}	秩次
（1）	（2）	（3）	（4）	（5）	（6）
2.25	28	1.68	23	1.32	18
2.16	27	1.75	25	1.15	16
2.42	30	1.50	21	1.17	17
2.38	29	1.45	20	1.08	13
1.82	26	1.35	19	0.18	1
1.74	24	1.12	14.5	0.20	3
1.62	22	0.45	7	1.01	12
0.72	11	0.32	5	0.18	2
0.55	8	0.28	4	0.34	6
0.68	10	0.64	9	1.12	14.5
$n_1=10$	$T_1=215$	$n_2=10$	$T_2=147.5$	$n_3=10$	$T_3=102.5$

（3）求秩和，计算检验统计量。

由表中各组秩次列，分别计算各组的秩和 T_i：

$$T_1=215,\quad T_2=147.5,\quad T_3=102.5$$

还可用关系式$\sum T_i=N(N+1)/2$ 来检验各 T_i 计算的正确性。

再计算检验统计量：

$$H=\frac{12}{N(N+1)}\sum\frac{T_i^2}{n_i}-3(N+1)=\frac{12}{30(30+1)}\left(\frac{215^2}{10}+\frac{147.5^2}{10}+\frac{102.5^2}{10}\right)-3(30+1)=8.278$$

（4）统计判断：

对 $\alpha=0.05$，由 $k=3$ 得自由度 $df=k-1=3-1=2$，查 χ^2 临界值表得 $\chi^2_{0.05}$（2）=5.991。

因 $H=8.278>\chi^2_{0.05}$（2）=5.991，则 $P<0.05$，故拒绝 H_0，接受 H_1，即可认为三个民族的达唑仑片达峰时有显著性差别。

【SPSS 软件应用】 在 SPSS 中，多个独立样本的非参数秩和检验可通过菜单【分析】→【非参数检验】→【旧对话框】→【*k* 个独立样本】的途径来实现。

在 SPSS 中，对例 7-5 的数据，将三个民族达唑仑片达峰时数据录入同一观测变量“达峰时”中，是数值变量；同时设置分组变量“民族”，取值 1、2、3，分别代表维吾尔族、蒙古族、汉族组，是名义变量；所建 SPSS 数据集<达唑仑片达峰时>见图 7-18。

在 SPSS 中，打开该数据集，选择菜单【分析】→【非参数检验】→【旧对话框】→【*k* 个独立样本】，在对话框【*k* 个独立样本检验】中，如图 7-19 所示，选定：

达峰时→检验变量列表（T）；民族→分组变量（G）

点击选项【定义范围（G）】，在对话框【多自变量样本：定义范围】中，如图 7-20 所示，设定进行比较的各组在组别变量中的取值范围：

分组变量的范围/最小（N）：输入 1；最大（X）：输入 3

	达峰时	民族
1	2.25	1
2	2.16	1
3	2.42	1
4	2.38	1
5	1.82	1
6	1.74	1
7	1.62	1
8	.72	1
9	.55	1
10	.68	1
11	1.68	2
12	1.75	2
13	1.50	2

图7-18 数据集<达唑仑片达峰时>

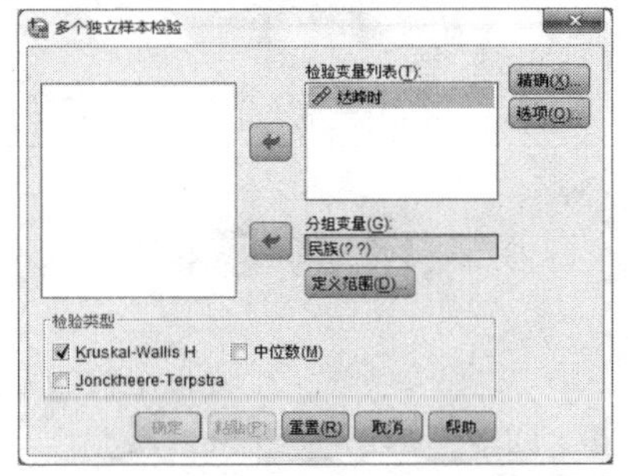

图 7-19 对话框【多个独立样本检验】

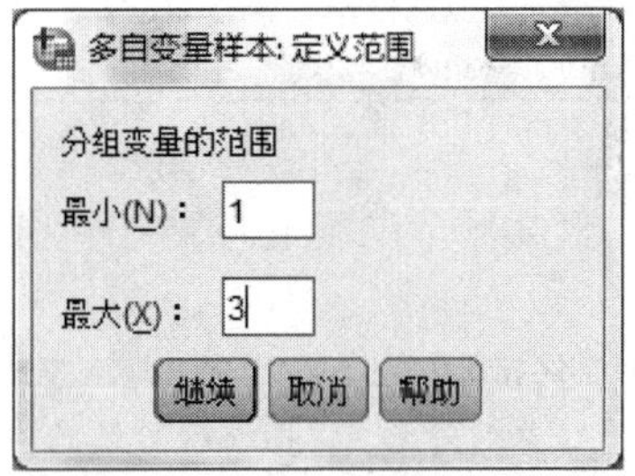

图 7-20 对话框【定义范围】

点击继续。在选项【检验类型】中，选定：√Kruskal-Wallis H（默认），最后点击确定。即可得如图 7-21 所示的两独立样本 *t* 检验的 SPSS 输出结果。

Kruskal-Wallis 检验

秩

	民族	N	秩均值
达峰时	维吾尔族	10	21.50
	蒙古族	10	14.75
	汉族	10	10.25
	总数	30	

检验统计量 a, b

	达峰时
卡方	8.278
df	2
渐近显著性	.016

a. Kruskal Wallis 检验

b. 分组变量：民族

图 7-21 例 7-5 的 SPSS 输出结果

上述图 7-21 的 SPSS 输出结果给出了 Kruskal-Wallis 检验中的各组达峰时的“秩”表和“检验统计量”表。由“检验统计量”表可得，Kruskal-Wallis 检验的卡方统计量值 *H*（卡方）=8.278，对应检

验的概率 P 值（渐近显著性）=0.016＜ 0.05，故拒绝 H_0，接受 H_1，即认为三个民族的达唑仑片达峰时有显著差异。

本 章 小 结

（一）χ^2 拟合优度检验（卡方检验）

类型	检验假设	检验统计量	拒绝域	备注
χ^2 拟合优度检验	H_0：总体 X 服从某已知分布	$\chi^2=\sum\limits_{i=1}^{k}\dfrac{(f_i-np_i)^2}{np_i}\sim\chi^2(k-r-1)$	$\chi^2>\chi^2_\alpha(k-r-1)$	$n\geqslant 50$ 各组 $np_i\geqslant 5$
列联表 χ^2 检验	1. 独立性检验： H_0：X 与 Y 相互独立 2. 总体率比较： H_0：各组样本的总体率相等	$\chi^2=\sum\limits_{j=1}^{c}\sum\limits_{i=1}^{r}\dfrac{(O_{ij}-E_{ij})^2}{E_{ij}}\sim\chi^2(df)$	$\chi^2>\chi^2_\alpha(df)$	$df=(r-1)(c-1)$
四格表 χ^2 检验		$\chi^2=\dfrac{n(ad-bc)^2}{(a+b)(c+d)(a+c)(b+d)}\sim\chi^2(1)$	$\chi^2>\chi^2_\alpha(1)(df=1)$	所有 $E_{ij}\geqslant 5$
		$\chi^2=\dfrac{(\lvert ad-bc\rvert-0.5N)^2N}{(a+b)(c+d)(a+c)(b+d)}\sim\chi^2(1)$		$n>40$ 且至少有一 $E_{ij}<5$

*多组样本的总体率比较检验与两个属性变量的独立性检验的检验假设不同，但其列联表检验公式和步骤相同。

（二）秩和检验

类型	检验假设	检验统计量	拒绝域	备注
两配对样本比较秩和检验（威尔科克森符号秩检验）	H_0：两配对总体服从相同分布	$T=\min(T_+,T_-)$	$T\leqslant T_1$ 或 $T\geqslant T_2$	$5<n\leqslant 25$ 时，查附表 9 得 $T_1\sim T_2$
		$Z=\dfrac{\lvert T-n(n+1)/4\rvert-0.5}{\sqrt{n(n+1)(2n+1)/24}}\sim N(0,\ 1)$	$\lvert z\rvert>Z_{\alpha/2}$	大样本（$n>25$） $T=\min(T_+,T_-)$
两独立样本比较秩和检验（Mann-Whitney U 检验）	H_0：两总体服从相同分布	样本容量较小的数据组对应秩和 T	$T\leqslant T_1$ 或 $T\geqslant T_2$	查附表 10（小样本）
		$Z=\dfrac{\lvert T-\frac{1}{2}n_1(N+1)\rvert-0.5}{\sqrt{n_1n_2(N+1)/12}}\sim N(0,\ 1)$	$\lvert z\rvert>Z_{\alpha/2}$	T 是上列秩和（大样本）
多样本比较秩和检验（Kruskal-Wallis 秩和检验）	H_0：k 个总体服从相同分布	$H=\dfrac{12}{N(N+1)}\sum\dfrac{T_i^2}{n_i}-3(N+1)\sim\chi^2(k-1)$	$\lvert H\rvert>\chi_{\alpha/2}$	T_i 是各组秩和

自 测 题

一、名词解释

非参数检验，χ^2 拟合优度检验，列联表，四格表，秩，秩和检验。

二、填空题

1. 对一个 3×4 列联表进行 χ^2 独立性检验时，其 χ^2 分布的自由度 df=________。
2. χ^2 值的取值范围为________。
3. 2×2 列联表又称为________，其自由度 df=________。

三、单选题

1. 下列哪项检验不适用 χ^2 检验（　　）。
   A. 两样本均值比较
   B. 两样本的总体率比较
   C. 多个样本的总体率比较
   D. 拟合优度检验
2. 非参数检验应用的条件是（　　）
   A. 总体是正态分布
   B. 若两组比较，要求两组的总体方差相等
   C. 不依赖于总体分布
   D. 要求样本容量很大
3. 在以下检验方法中，不属于非参数检验法的是（　　）
   A. t 检验　　B. 秩和检验
   C. Kruskal-Wallis 检验　　D. Wilcoxon 检验

四、应用分析题

1. 在图书馆中，按 5 本书为一组随机地选择 200 组样本，记录污损的书（包括打上着重记号、有污点、缺页等等），得到的数据如下表所示。试用 χ^2 检验法检验一组中损坏的书的本数是否服从二项分布。（$\alpha=0.05$）

一组中损坏书的本数（x_i）	各组实际频数（O_i）	理论频数（E_i）
0	72	65.54
1	77	81.92
2	34	40.96
3	14	10.24
4	2	1.28
5	1	0.06
总计	200	200

2. 为研究慢性气管炎与吸烟量的关系，调查了 272 人，结果如下表所示。

吸烟量（支/小时）	0~	10~	20~	合计
患者人数	22	98	25	145
健康人数	22	89	16	127
合计	44	187	41	272

试检验慢性气管炎与吸烟量有无关系。（$\alpha=0.10$）

3. 调查 1000 人，按性别和是否色盲分类，得 2×2 列联表如下表所示。

色盲	男性（人）	女性（人）
非	442	514
是	38	6

试检验性别与色盲有无关系。（$\alpha=0.10$）

4. 某学校对甲、乙两个年级学生进行乙型肝炎表面抗原（HbsAg）抽样检测，资料见下表。问两个年级学生乙肝表面抗原阳性率有无差别？（$\alpha=0.05$）

年级	阳性数	阴性数
甲	3	25
乙	6	9

5. 现有 8 只 60 日龄雄鼠在某种处理前后的体重（g）改变如下表所示。

处理前（g）	25.7	24.4	21.1	25.2	26.4	23.8	21.5	22.9
处理后（g）	22.5	23.2	21.4	23.4	25.4	20.4	21.5	21.7

试用符号秩和检验比较处理前后差异的显著性。（$\alpha=0.10$）

6. 用雌鼠两组分别给以高蛋白或低蛋白的饲料，实验时间自生后 28 天至 84 天止，计 8 周。观察各鼠所增体重，两种饲料雌鼠体重增加量（g）见下表。问两种饲料对雌鼠体重增加有无显著影响？（$\alpha=0.05$）

高蛋白组（g）	83	97	104	107	113	119	123	124	129	134	146	161
低蛋白组（g）	65	70	70	78	85	94	101	107	122			

7. 对正常人、单纯性肥胖人及皮质醇增多症三组人的血浆皮质醇含量进行测定，其结果见下表，问三组人的血浆皮质醇含量的差异有无显著性？（$\alpha=0.05$）

正常人	单纯性肥胖人	皮质醇增多症
0.4	0.6	9.8
1.9	1.2	10.2
2.2	2.0	10.6
2.5	2.4	13.0
2.8	3.1	14.0
3.1	4.1	14.8
3.7	5.0	15.6
3.9	5.9	15.6
4.6	7.4	21.6
7.0	13.6	24.0

五、上机实训题

1. 对本章上述医药分析题第 2 题用 SPSS 进行计算，以检验其显著性。
2. 对本章上述医药分析题第 3 题，试用 SPSS 进行独立性检验。
3. 对本章上述医药分析题第 4 题，试用 SPSS 检验其有效率是否有显著性差异。
4. 对本章上述医药分析题第 5 题用 SPSS 进行计算。
5. 对本章上述医药分析题第 6 题用 SPSS 进行计算。
6. 对本章上述医药分析题第 7 题用 SPSS 进行计算。

第 8 章

相关分析与回归分析

在医药研究中我们常常要分析变量间的关系，如新生儿年龄与体重、血药浓度与时间关系等。变量之间的关系一般可分为确定性的和非确定性的两大类。

确定性关系就是可以用函数来表示的变量间关系。例如，圆周长 L 与直径 D 之间一一对应的确定性关系即可由其函数关系式：$L=\pi D$ 给出。确定性关系的特点是：当其中一个变量在允许值范围内取一数值时，另一变量有完全确定的数值与它相对应。但现实中更常见的变量间关系往往表现出某种不确定性，例如，人的血压 Y 与年龄 X 之间的关系。一般说来，年龄愈大的人，血压愈高，表明两者之间确实存在着某种关系，但显然不是函数关系，因为相同年龄的人血压可以不同；而血压相同的人其年龄也不尽相同。此时，当一个变量 X（如年龄）取某一确定值时，与之相对应的另一个变量 Y（如血压）是一个随机变量，其值不确定，但仍按某种规律在一定范围内变化。我们称这种既有关联又不存在确定性的关系为相关关系。显然，相关关系不能用精确的函数关系式来表示，但具有一定的统计规律。

案例 8-1

为了研究某药物剂量浓度（X）与肾上腺素释放量（Y）的关系，现选取 10 个药物剂量浓度水平进行试验，观测结果如表 8-1 所示。假定药物剂量浓度与肾上腺素释放量均服从正态分布。

表 8-1　某药物剂量浓度与肾上腺素释放量数据

药物剂量（mg）	15	20	25	30	35	40	45	50	55	60
肾上腺素释放量（pg/mL）	17.61	20.77	22.70	21.74	22.9	24.67	25.52	26.67	26.42	29.04

显然，肾上腺素释放量（Y）与药物剂量（X）就形成了一定的相关关系。

问题：（1）如何用统计指标来衡量肾上腺素释放量与药物剂量的线性相关程度？

（2）如果肾上腺素释放量与药物剂量构成了很明显的线性趋势，可否建立反映其线性趋势的直线方程？

相关分析与回归分析就是研究这种变量之间关系的常用统计分析方法，统计分析的目的就在于根据统计数据确定变量之间的关系形式及关联程度，并探索其内在的数量规律性。

目前，相关分析与回归分析已广泛应用于工农业生产、医药研究、经济管理以及自然科学与社会科学等许多研究领域。

第 1 节　相关分析

一、散点图与线性相关

对于两个变量间的相关关系，我们可以通过散点图作初步的定性分析，来直观反映两个变量之间的相关关系。假定对两个总体 X 和 Y 进行观测，得到一组数据

$$(x_1,\ y_1),\ (x_2,\ y_2),\ \cdots,\ (x_n,\ y_n)$$

现以直角坐标系的横轴代表变量 X，纵轴代表变量 Y，将这些数据作为点的坐标描绘在直角坐标系中，

所得的图称为散点图（scatter plot）。用 SPSS 制作散点图的方法参见本章第 3 节。散点图是判断相关关系的常用直观方法，当散点图中的点形成直线趋势时，表明变量 X 与 Y 之间存在一定的线性关系，则称 X 与 Y 线性相关，否则称为非线性相关（图 8-1）。

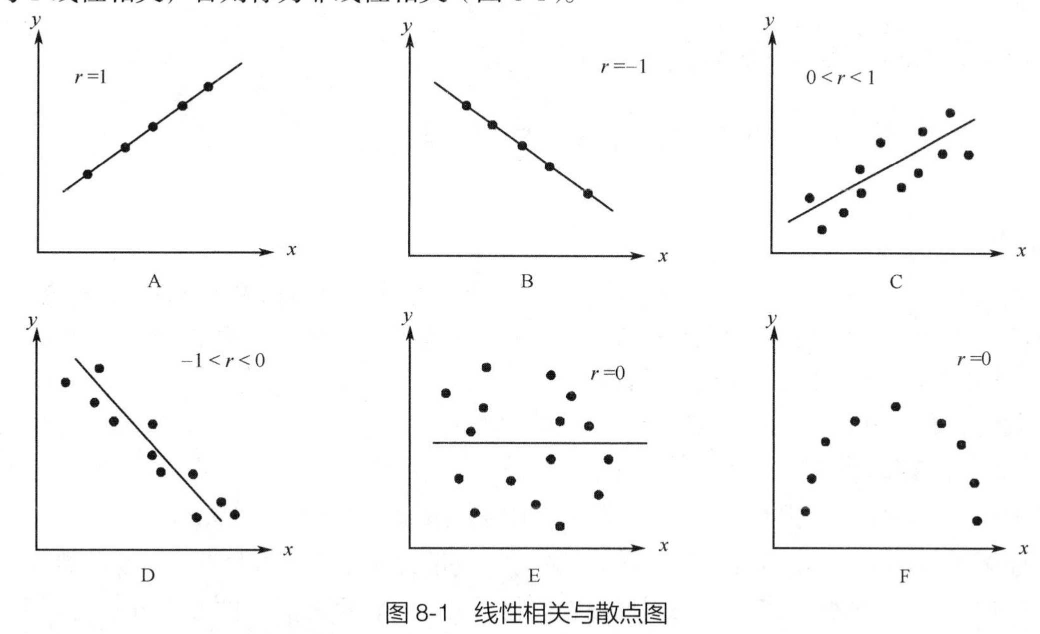

图 8-1　线性相关与散点图

图 8-1 给出了几种较为典型的散点图。图 A、C 中，从总体上看随 X 增大 Y 呈直线上升的趋势，而 A 较 C 更明显，两者均属正线性相关。而图 B、D 中的散点呈直线下降趋势，均属负线性相关。另外图 E、F 反映的却是与线性相关完全不同的情形，属非线性相关。图 E 中，X 和 Y 的散点分布完全不规则，属不相关。而图 F 中，X 与 Y 之间存在某种曲线联系，属曲线相关。注意，本章所说的相关是指线性相关，实际问题中，当 X 与 Y 不相关（非线性相关）时，应进一步核实是指 E 的完全不相关情形还是 F 的曲线相关情形。

二、相关分析

（一）相关系数

前面利用直观的散点图，就可对变量间的相关关系进行定性判断。但在统计分析中，我们不仅要了解变量之间是否相关，还需要进一步知道相关的程度和方向，即需在定性研究的基础上进一步做定量分析。

在相关分析中，用来度量随机变量 X 与 Y 之间线性相关关系密切程度的统计指标是相关系数（correlation coefficient）。通常以ρ表示随机变量 X 与 Y 之间总体的相关系数，以 r 表示 X 与 Y 之间样本的相关系数。

定义 8-1　我们将

$$\rho=\frac{Cov(X,Y)}{\sqrt{D(X)D(Y)}}$$

定义为总体相关系数ρ，其中

$$Cov(X,\ Y)=E[\ (X-E(X))\ (Y-E(Y))]$$

称为随机变量 X 和 Y 的协方差；$D(X)$、$D(Y)$分别是变量 X 和 Y 的方差。

总体的相关系数ρ是反映两个总体即随机变量之间线性相关程度的一种统计参数（数字特征），表现为一个常数。

定义 8-2　对变量（X，Y）的一组样本观测数据（x_1，y_1），（x_2，y_2），…，（x_n，y_n），我们将

$$r=\frac{l_{xy}}{\sqrt{l_{xx}l_{yy}}}$$

定义为样本相关系数，其中

$$l_{xy}=\sum_{i=1}^{n}(x_i-\overline{x})(y_i-\overline{y})=\sum_{i=1}^{n}x_iy_i-n\overline{x}\cdot\overline{y}$$

$$l_{xx}=\sum_{i=1}^{n}(x_i-\overline{x})^2=\sum_{i=1}^{n}x_i^2-n\overline{x}^2$$

$$l_{yy}=\sum_{i=1}^{n}(y_i-\overline{y})^2=\sum_{i=1}^{n}y_i^2-n\overline{y}^2$$

而 $\overline{x}=\frac{1}{n}\sum_{i=1}^{n}x_i$，$\overline{y}=\frac{1}{n}\sum_{i=1}^{n}y_i$ 。

样本相关系数 r 是总体相关系数ρ的抽样估计。实际应用中，总体相关系数ρ作为理论值，一般是无法获知的；通常我们可根据样本观测值来计算样本相关系数 r，再用 r 来估计或判断两个变量的线性相关性，即这两个变量之间线性相关的密切程度。

以后我们所说的相关系数主要是指样本相关系数 r。

（二）相关系数的意义

由相关系数 r 的定义，因 $l_{xy}^2\leqslant l_{xx}l_{yy}$，则 r 的取值范围为$|r|\leqslant 1$，即$-1\leqslant r\leqslant 1$。

如前面图 8-1 所示，相关系数 r 主要用来判断总体变量 X 与 Y 之间线性相关的密切程度：$|r|$的值越大，越接近于 1，总体变量 X 与 Y 之间线性相关程度就越高；反之，$|r|$的值越小，越接近于 0，表明总体变量 X 与 Y 之间线性相关程度就越低。具体地，我们有

（1）$|r|=1$，称变量 X 与 Y 完全线性相关，此时，散点图中所有对应的点在同一条直线上（图 8-1A，B）。

（2）$0<|r|<1$，表示变量 X 与 Y 间存在一定的线性相关关系。若 $r>0$，表示 X 增大时 Y 有增大的趋势，称变量 X 与 Y 正相关（图 8-1C）；如 $r<0$，表示 X 增大时 Y 有减小的趋势，称变量 X 与 Y 负相关（图 8-1D）。

（3）$r=0$，称 X 与 Y 不相关，表示变量 X 与 Y 之间不存在线性相关关系。通常情况下，散点的分布是完全不规则的（图 8-1E）。注意，$r=0$ 只表示变量之间无线性相关关系，而不能说明变量之间是否有非线性关系（图 8-1F）。

三、相关系数的显著性检验

在对随机变量 X 与 Y 进行相关分析时，只有其总体相关系数$\rho=0$ 时，才能断定这两个变量之间无相关性。实际应用时，我们用样本相关系数 r 来表示这两个变量的线性相关性，而样本相关系数 r 是根据样本观测值计算的，受抽样误差的影响，带有一定的随机性，样本容量越小其可信度就越差。因此需要进行相关系数的显著性检验，即检验 H_0：$\rho=0$ 是否成立。

进行相关系数的显著性检验时，只需计算样本相关系数 r 的绝对值$|r|$，再由附表 12 查得相关系数临界值 $r_{\alpha/2}$（$n-2$）进行比较判断，或者计算其对应概率 P 值，与显著水平 α 比较判断即可。其具体检验步骤为：

（1）建立原假设 H_0：$\rho=0$（X 与 Y 不相关），备择假设 H_1：$\rho\neq 0$；

（2）计算样本相关系数 r 的值，由统计软件还可计算其对应概率 P 值；

（3）对给定显著水平 α，自由度为 $n-2$，由相关系数检验表（附表 12）得临界值 $r_{\alpha/2}$（$n-2$）；

（4）统计判断：当$|r|>r_{\alpha/2}$，或 P 值$<\alpha$，则拒绝 H_0，即认为变量 X 与 Y 间的相关性显著；当$|r|\leqslant r_{\alpha/2}$，或 P 值$\geqslant\alpha$，则接受 H_0，即认为变量 X 与 Y 间的相关性不显著。

现在我们就可利用相关系数及其显著性检验来解决前面案例 8-1 中的问题（1）。

案例 8-1（续一）

考察前面案例 8-1 中数据。

（1）试计算肾上腺素释放量（Y）与药物剂量（X）的相关系数；

（2）对 X 与 Y 的线性相关性进行显著性检验（$\alpha=0.05$）。

解：（1）为求肾上腺素释放量（Y）与药物剂量（X）的相关系数 r，先计算（或利用计算器的统计功能计算）l_{xx}、l_{yy}、l_{xy}：

$$\overline{x}=\frac{1}{n}\sum_{i=1}^{n}x_i=37.5,\ \ \overline{y}=\frac{1}{n}\sum_{i=1}^{n}y_i=23.8$$

$$\sum_{i=1}^{n}x_i^2=16125,\sum_{i=1}^{n}y_i^2=5766.34,\sum_{i=1}^{n}x_iy_i=9364.95,$$

$$l_{xy}=\sum_{i=1}^{n}x_iy_i-n\overline{x}\cdot\overline{y}=9364.95-10\times37.5\times23.8=438.45$$

$$l_{xx}=\sum_{i=1}^{n}x_i^2-n\overline{x}^2=16125-10\times37.5^2=2062.5$$

$$l_{yy}=\sum_{i=1}^{n}y_i^2-n\overline{y}^2=5766.34-10\times23.8^2=100.03$$

再计算 r 的值：

$$r=\frac{l_{xy}}{\sqrt{l_{xx}l_{yy}}}=\frac{438.45}{\sqrt{2062.5\times100.03}}=0.9653$$

（2）为检验其线性相关的显著性，应检验 H_0：$\rho=0$，H_1：$\rho\neq0$

由（1）已知样本相关系数 $r=0.9653$；

对给定的 $\alpha=0.05$，自由度 n　2=8，由附表 12 查得临界值：$r_{0.05/2}(8)=0.6319$；

由于$|r|=0.9653>0.6319$，拒绝 H_0，即认为肾上腺素释放量（Y）与药物剂量（X）间有显著的线性相关性。

【SPSS 软件应用】　在 SPSS 中，样本相关系数的计算和相关的显著性检验可通过菜单【分析】→【相关】→【双变量】的途径来实现。

根据案例 8-1 的试验数据建立对应的 SPSS 数据集＜肾上腺素与药物剂量＞，包括两个变量：药物剂量（X）和肾上腺素（Y），见图 8-2。

下面我们在 SPSS 中先绘制药物剂量（X）和肾上腺素（Y）的散点图。

在 SPSS 中，打开该数据集，选择菜单【图形】→【旧对话框】→【散点/点状】→【简单分布】→定义，在对话框【简单散点图】中，如图 8-3 所示，选定：

药物剂量→X 轴（X）；肾上腺素→Y 轴（Y）；

点击确定。由此，即可得到药物剂量为 X 轴，肾上腺素释放量为 Y 轴的散点图，见图 8-4。

	药物剂量	肾上腺素	变
1	15	17.61	
2	20	20.77	
3	25	22.70	
4	30	21.74	
5	35	22.90	
6	40	24.67	
7	45	25.52	
8	50	26.67	
9	55	26.42	
10	60	29.04	
11			

图 8-2　数据集＜抗过敏新药的药效数据＞

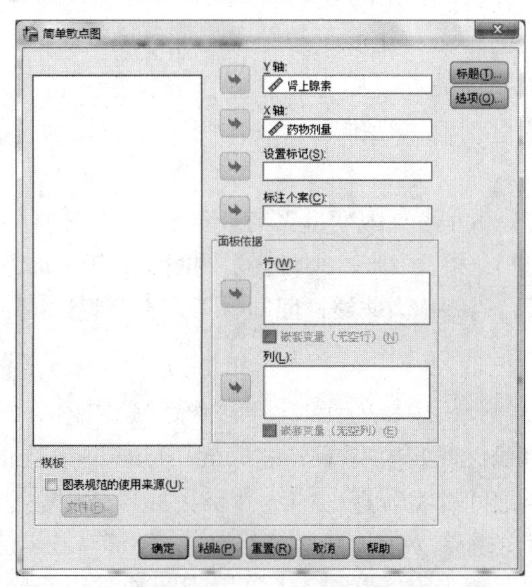

图 8-3　对话框【简单散点图】

为计算药物剂量 X 和肾上腺素 Y 的样本相关系数及进行相关的显著性检验，在 SPSS 中，打开该数据集，选择菜单【分析】→【相关】→【双变量】，在对话框【双变量相关】中，选定：

药物剂量、肾上腺素→变量（V）；相关系数☑Pearson（默认）

如图 8-4 所示，点击确定。由此即得对该数据集两变量简单相关分析的主要结果，见图 8-5。

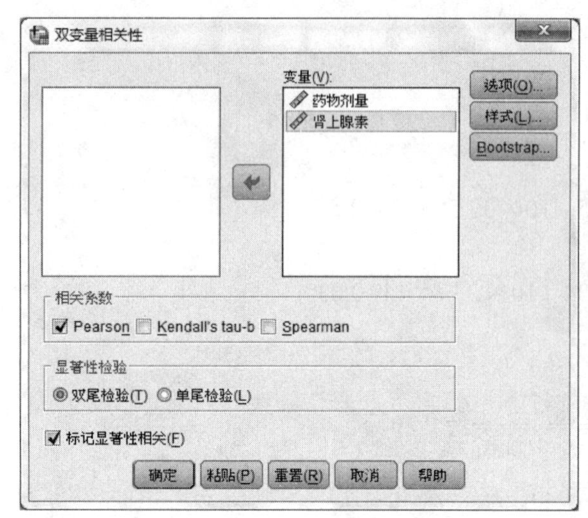

图 8-4 对话框【双变量相关】

相关性

		药物剂量	肾上腺素
药物剂量	Pearson 相关性	1	0.965**
	显著性（双尾）		0.000
	N	10	10
肾上腺素	Pearson 相关性	0.965**	1
	显著性（双尾）	0.000	
	N	10	10

**. 在置信度（双测）为 0.01 时，相关性是显著的。

图 8-5 两变量相关分析的主要输出结果

由图8-5显示的SPSS的相关分析输出结果知，所求药物剂量 X 和肾上腺素 Y 的Pearson相关系数=0.965，其相关显著性检验的概率 P 值（显著性）=0.000＜0.05，即在显著水平 0.05 上，认为药物剂量 X 和肾上腺素 Y 显著相关。

第 2 节 回 归 分 析

对于具有相关关系的变量，虽然不能用精确的函数表达式来表达其关系，但是大量观察数据的分析表明，它们之间存在着一定的统计规律，即有一定的相互依存关系。前面介绍的相关分析是用相关系数来刻画这些变量之间相互依存关系的密切程度；而回归分析（regression analysis）则是从变量的观测数据出发，来确定这些变量之间的回归方程式（经验公式），以定量地反映它们之间相互依存关系，同时还可分析判断所建立的回归方程式的有效性，从而进行有关预测或估计。

在具有相关关系的变量中，通常是某个（或某些）变量的变动影响另一个变量的变动。在回归分析中，我们将受其他变量影响的变量（如血压）称为因变量或响应变量，记为 Y；而将影响因变量的变量（如年龄等）称为自变量或解释变量、回归变量，记为 X。通常，我们由给定的自变量 X 值来对因变量 Y 值进行推断，故自变量 X 被认为是给定的、非随机变量，而因变量 Y 则被认为是随机变量。

回归分析是考察因变量 Y 与自变量 X 之间依存关系的基本统计方法，只有一个自变量的回归分析，称为一元回归分析；多于一个自变量的回归分析，称为多元回归分析。当 Y 与 X 存在直线关系时，称为线性回归分析，否则称为非线性回归分析。本节只讨论一元线性回归分析问题，它是各类回归分析的基础。

一、一元线性回归模型

在回归分析中，一元线性回归模型是描述两个变量之间相关关系的最简单的线性回归模型，故又称为简单线性回归模型（simply linear regression model）。该模型假定因变量 Y 只受一个自变量 X 的影响，它们之间存在着近似的线性函数关系，用数学模型来描述，即有：

$$Y=\alpha+\beta X+\varepsilon$$

这里，因变量（随机变量）Y 分解为两部分：一部分是由 X 的变化所确定的 Y 线性变化部分，用 X 的线性函数 $\alpha+\beta X$ 表示；另一部分则是由其他随机因素引起的影响部分，被看作随机误差，用 ε 表示。

上式称为 Y 关于 X 的一元线性回归模型，其中 α、β 是未知参数，称为回归系数(regression coefficient)，随机误差 ε 作为随机变量，一般假设服从均值为 0、方差为 σ^2 的正态分布，即

$$\varepsilon \sim N(0, \ \sigma^2)$$

则因变量 Y 也服从正态分布，且有

$$Y \sim N(\alpha+\beta X, \ \sigma^2)。$$

在一元线性回归模型中，由于回归系数 α、β 是未知的，我们需要从样本观测值数据出发进行估计。如果记 α、β 的估计值分别为 a、b，则称

$$\hat{y} = a + bx$$

为 Y 关于 X 的一元线性回归方程，它也是描述 Y 与 X 关系的经验公式，其中 y 上方加"^"是为了区别于 Y 的实测值 y，相应的值 $\hat{y}$ 称为 Y 的预测值或回归值。

回归分析的主要内容，就是根据成对变量（$X, \ Y$）的一组样本观测值去构建相应的回归直线方程式，以近似刻画变量之间存在的内在数量关系；同时还需判断回归的显著性，即所建立的回归直线方程的有效性。

注意，由成对变量（$X, \ Y$）的样本观测值去构建回归直线方程应具备下列条件：①两变量 X 与 Y 之间确实存在直线相关关系。如将两变量 X、Y 的成对样本观测值画成散点图时，图中各点的散布应形成近似直线的趋势。②变量对应的样本观测值应具备一定数量。样本观测值作为构建回归直线方程的依据，如果其数量太少，受随机因素的影响较大，就不易观察现象间的变动规律性，所求出的回归直线方程也就没什么意义了。

二、一元线性回归方程的建立

现设 X、Y 的一组样本观察值为

$$(x_1, \ y_1), (x_2, \ y_2), \ \cdots, (x_n, \ y_n)$$

如果 X 与 Y 间存在线性相关关系，则由这组样本观察值得到的散点图中的各点虽然散乱，但大体应散布在一条直线附近，该直线就是线性回归方程 $\hat{y} = a + bx$ 所表示的回归直线。如图 8-6 所示。

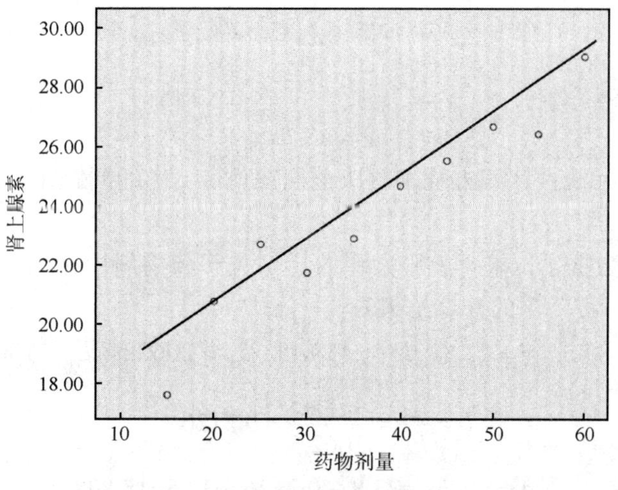

图 8-6 散点图与回归直线

显然，如图 8-6 所示，这样的直线还可以画出许多条，到底用哪条直线来表示 X 与 Y 间存在的线性相关关系，也即如何确定回归方程 $\hat{y} = a + bx$ 中的系数 a、b 呢？我们自然希望所得到的直线与实际数据的偏差总的来说应该尽可能小，而应用最小二乘法就可以得到满足上述要求的回归直线。

对自变量 X 的取值 x_i，考察由因变量 Y 的实际观察值 y_i 与回归直线上对应点的纵坐标 $\hat{y}_i = a + bx_i$ 所得的偏差平方和

$$Q = \sum_{i=1}^{n} (y_i - \hat{y}_i)^2 = \sum_{i=1}^{n} [y_i - (a + bx_i)]^2$$

它表示各实测点与回归直线上的对应点纵向距离的平方和，而最小二乘法就是确定回归系数估计值 a、b，使 Q 达到最小值。

由于 $Q = Q(a, b)$中只有 a、b 是未知的，即为 a、b 的二元函数。为使 Q 达到最小值，由二元函数求极值的方法，应有

$$\begin{cases} \dfrac{\partial Q}{\partial a} = -2\sum_{i=1}^{n}(y_i - a - bx_i) = 0 \\ \dfrac{\partial Q}{\partial b} = -2\sum_{i=1}^{n}(y_i - a - bx_i)x_i = 0 \end{cases}$$

整理得方程组

$$\begin{cases} na + nb\overline{x} = n\overline{y} \\ na\overline{x} + b\sum_{i=1}^{n}x_i^2 = \sum_{i=1}^{n}x_i y_i \end{cases}$$

解上述方程组，得估计值 a、b

$$\begin{cases} b = \dfrac{\sum_{i=1}^{n}x_i y_i - n\overline{x}\cdot\overline{y}}{\sum_{i=1}^{n}x_i^2 - n\overline{x}^2} = \dfrac{l_{xy}}{l_{xx}} \\ a = \overline{y} - b\overline{x} \end{cases}$$

其中

$$\overline{x} = \frac{1}{n}\sum_{i=1}^{n}x_i,\quad \overline{y} = \frac{1}{n}\sum_{i=1}^{n}y_i$$

$$l_{xy} = \sum_{i=1}^{n}(x_i - \overline{x})(y_i - \overline{y}) = \sum_{i=1}^{n}x_i y_i - n\overline{x}\cdot\overline{y}$$

$$l_{xx} = \sum_{i=1}^{n}(x_i - \overline{x})^2 = \sum_{i=1}^{n}x_i^2 - n\overline{x}^2$$

由此即得一元线性回归方程

$$\hat{y} = a + bx\text{。}$$

下面我们就可利用一元线性回归方程来解决前面案例 8-1 中的问题（2）。

案例 8-1（续二）

对前面案例 8-1 中的数据，试求肾上腺素释放量 Y 关于药物剂量 X 的一元线性回归方程。

解：由前面案例 8-1（续一）的计算结果知

$$\overline{x} = 37.5,\quad \overline{y} = 23.8,\quad l_{xy} = 438.45,\quad l_{xx} = 2062.5,\quad l_{yy} = 100.03$$

则

$$b = \frac{l_{xy}}{l_{xx}} = \frac{438.45}{2062.5} = 0.2126$$

$$a = \overline{y} - b\overline{x} = 23.8 - 0.2126\times 37.5 = 15.828$$

故所求一元线性回归方程为 $\hat{y} = 15.828 + 0.2126x$。

三、一元线性回归方程的显著性检验

由上述回归方程的计算可知，对于任意两个变量，即使不存在线性相关关系，也可以由其一组观测值（x_i，y_i）（i=1，2，…，n）出发，利用最小二乘法，在形式上求出其线性回归方程。因此，在建立线性回归方程后，还应根据观测值检验线性回归方程是否有显著意义，这即判断 Y 与 X 之间是否确有线性相关关系。即应检验

$$H_0: \beta=0\ \text{（回归方程不显著）}$$

是否成立。其中 β 为对应于一元线性回归模型 $Y=\alpha+\beta X+\varepsilon$ 中的回归系数。如果原假设 H_0：$\beta=0$ 成立，

则称回归方程不显著；如果原假设 H_0 不成立，则称回归方程显著。

对于一元线性回归方程显著性的检验，可利用本章前面第 1 节相关系数的显著性检验法来检验变量 X 与 Y 的线性相关的显著性，这也就检验了 Y 对 X 的 1 元线性回归方程的显著性。例如对前面案例 8-1 的数据，根据案例 8-1（续一）计算的相关系数显著性的检验结果知，肾上腺素释放量 Y 与药物剂量 X 间有显著的线性相关性，故案例 8-1（续二）中所建立的一元线性回归方程显著。

在实际应用中，常用的线性回归方程显著性的检验法主要是 F 检验法。F 检验法是基于离差平方和分解的的回归方程显著性检验法，该法易于推广到多元线性回归的更一般情形。

对因变量的观测值 y_1，y_2，…，y_n，考察其差异的总离差平方和（总变差）

$$l_{yy}=\sum_{i=1}^{n}(y_i-\overline{y})^2=\sum_{i=1}^{n}(y_i-\hat{y}_i+\hat{y}_i-\overline{y})^2=\sum_{i=1}^{n}(y_i-\hat{y}_i)^2+\sum_{i=1}^{n}(\hat{y}_i-\overline{y})^2=Q+U$$

其中 $Q=\sum_{i=1}^{n}(y_i-\hat{y}_i)^2$ 称为残差平方和。它描述了观测值 y_i 与回归值 $\hat{y}_i$ 的离散程度，反映了 Y 的数据差异中扣除 X 对 Y 的线性影响后，其它因素（包括 X 对 Y 的非线性影响、随机误差等）对 Y 的影响。而 $U=\sum_{i=1}^{n}(\hat{y}_i-\overline{y})^2$ 是回归值 $\hat{y}_i$ 的偏差平方和，称为回归平方和（sum of squares of regression）。它描述了回归值 $\hat{y}_1,\hat{y}_2,\cdots,\hat{y}_n$ 的分散程度即自身的变差,反映了 Y 的数据差异中回归因素所体现的X对Y的线性影响。

由此我们就可得到离差平方和的分解公式

$$l_{yy}=Q+U$$

而总变差 l_{yy}、残差平方和 Q、回归平方和 U 对应的自由度分别为 $n-1$、$n-2$、1，且相应地有

$$n-1=(n-2)+1$$

对给定观测值 y_1，y_2，…，y_n，其总变差 l_{yy} 也就确定；而 U 反映了 X 对 Y 的线性影响，Q 反映了其它因素对 Y 的影响，可看成随机因素的影响部分。现因 $l_{yy}=Q+U$，则 U 越大，Q 就越小，X 对 Y 的线性影响就越大；U 越小，Q 就越大，X 对 Y 的线性影响就越小；所以 U 与 Q 的相对比值就反映了 X 对 Y 的线性影响程度的高低。利用统计原理可证明，当原假设 H_0：$\beta=0$ 成立时，有

$$F=\frac{U}{Q/(n-2)}\sim F(1,\ n-2)$$

由此就选用该 F 作为回归显著性检验的检验统计量。

对给定的显著水平 α，查 F 检验统计量的表（附表 7），得临界值 $F_\alpha(1,\ n-2)$ 即可检验回归显著性：

若 F 值 $>F_\alpha(1,\ n-2)$ 时，拒绝 H_0，认为回归方程是显著的；若 F 值 $\leqslant F_\alpha(1,\ n-2)$ 时，接受 H_0，认为回归方程是不显著的。

该回归显著性的检验采用 F 检验统计量，故称为 F 检验法。

实际计算时，特别是用 SPSS 等软件进行回归分析时，F 检验法一般用下列回归显著性检验的方差分析表（表 8-2）来表示，其中概率 P 值通常是由统计软件计算所得。

表 8-2　回归显著性检验的方差分析表

方差来源 Source	离差平方和 SS	自由度 df	均方 MS	F 值 F Value	概率 P 值 Pr>F
回归 Model	U	1	$U/1$	$F=\dfrac{U}{Q/(n-2)}$	P 值
残差 Error	Q	$n-2$	$Q/(n-2)$		
总变差 Total	$l_{yy}=U+Q$	$n-1$		临界值 $F_\alpha(1,\ n-2)$	

实际借助计算器手工计算 l_{yy}、U、Q 时，可利用下列公式：

$$l_{yy}=(n-1)S_y^2,\quad l_{xx}=(n-1)S_x^2,\quad U=b^2l_{xx}=l_{xy}^2/l_{xx},\quad Q=l_{yy}-U$$

其中 S_y^2 为 y_1，y_2，…，y_n 的样本方差、S_x^2 为 x_1，x_2，…，x_n 的样本方差。

最后，我们列出检验回归显著性的 F 检验法的主要步骤。

（1）建立原假设 H_0：$\beta=0$（回归方程不显著）；

（2）计算 U、Q 的值：$U=b^2l_{xx}=l_{xy}^{\ 2}/l_{xx}$，$Q=l_{yy}-U$；

（3）计算检验统计量的 F 值：$F=\dfrac{U/1}{Q/(n-2)}$，由统计软件还可计算得到其对应概率 P 值；

（4）对给定的显著水平 α，查 F 分布表（附表 7），得临界值 $F_\alpha(1，n-2)$；

（5）由 F 值与临界值 $F_\alpha(1，n-2)$，或概率 P 值与 α 的比较，对回归方程的显著性作出统计判断。

案例 8-1（续三）

对前面案例 8-1 中的数据，试用 F 检验法检验 Y 关于 X 的一元线性回归方程的显著性。

解：检验原假设 H_0：$\beta=0$（回归方程不显著）

由前面案例 8-1（续）的计算结果知

$$l_{xy}=438.45,\quad l_{xx}=2062.5,\quad l_{yy}=100.03$$

则
$$U=l_{xy}^{\ 2}/l_{xx}=438.45^2/2062.5=93.21$$
$$Q=l_{yy}-U=100.03-93.21=6.82$$

故
$$F=\frac{U}{Q/(n-2)}=\frac{93.21}{6.82/8}=\frac{93.21}{0.8525}=109.34$$

对 $\alpha=0.05$，查 $F(1，8)$表（附表 7），得临界值 $F_\alpha(1，8)=5.32$

或列出下列方差分析表，如表 8-3 所示。

表 8-3　案例 8-1 的回归显著性检验的方差分析表

方差来源 Source	离差平方和 SS	自由度 df	均方 MS	F值 F Value	P值 Pr>F
回归 Model	93.21	1	93.21	109.34	<0.05（显著）
残差 Error	6.82	8	0.8525		
总变差 Total	100.03	10		临界值 $F_\alpha(1，8)=5.32$	

因 $F=109.34>5.32$，故拒绝 H_0，认为所建立的回归方程是显著的。

【SPSS 软件应用】　在 SPSS 中，线性回归方程的建立和显著性检验可通过菜单【分析】→【回归】→【线性】的途径来实现。

在 SPSS 中，打开案例 8-1 的数据集<抗过敏新药的药效数据>（见图 8-2），选择菜单【分析】→【回归】→【线性】，在对话框【线性回归】中，如图 8-7 选定：

肾上腺素→因变量（D）、药物剂量→自变量（I）

点击确定。由此即得对该数据集以“肾上腺素”为因变量 Y、以“药物剂量”为自变量 X 的回归分析的输出结果（图 8-8）。

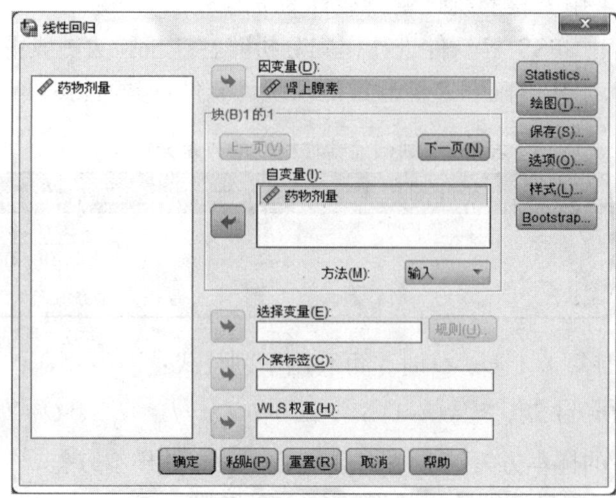

图 8-7　对话框【线性回归】

模型摘要

模型	R	R^2	调整后的 R^2	标准估算的错误
1	0.965[a]	0.932	0.923	0.92386

a. 预测变量：（常量），药物剂量。

ANOVA[a]

模型		平方和	自由度	均方	F	显著性
1	回归	93.206	1	93.206	109.203	0.000[b]
	残差	6.828	8	0.854		
	总计	100.035	9			

a. 因变量：肾上腺素；
b. 预测变量：（常量），药物剂量。

系数 [a]

模型		非标准化系数		标准系数	t	显著性
		B	标准错误	β		
1	（常量）	15.832	0.817		19.381	0.000
	药物剂量	0.213	0.020	0.965	10.450	0.000

a. 因变量：肾上腺素。

图 8-8　案例 8-1 的一元线性回归分析的 SPSS 输出结果

对于 SPSS 所得的一元线性回归分析输出结果（见图 8-8）的分析如下。

（1）回归模型的汇总统计量（“模型摘要”表）：

复相关系数 R，即样本相关系数 r：$R=0.965$；

决定系数 R^2，即 r^2：$R^2=0.932$；

调整决定系数 R^2（调整后的 R^2）是调整后的决定系数：Adj $R^2=0.923$；

剩余标准差（标准估算的错误）：$S=0.92386$；

上述复相关系数 R、决定系数 R^2、调整决定系数 Adj R^2 越大，越接近于 1，回归模型越好；剩余标准差 S 越小，回归模型估计的精度越高。

（2）回归的方差分析表（“ANOVA”表）：该表即前面的表 8-3，用于对整个回归方程进行显著性检验。F 是统计量 F 的值；“显著性”给出了 $P\{F>109.203\}$的概率 P 值=0.000。因为 $F=109.203$，$P=0.000<0.05$，所以在显著水平 $\alpha=0.05$ 下，拒绝 H_0，认为回归方程是显著的。

（3）回归系数分析表（“系数”表）：给出回归方程的系数以及回归系数的检验结果。

表中 B 列给出回归方程的系数估计值 a 和 b。其中

$$a=15.832,\ b=0.213$$

由此所建立的回归方程为 $\hat{y}=-15.832+0.213x$。

表中的 t 列和“显著性”列分别给出了对回归系数进行显著性检验的 t 值和概率 P 值结果。

本 章 小 结

（一）相关分析

名目	内容
样本数据	总体（X，Y）的一组样本观测数据：(x_1，y_1)，(x_2，y_2)，…，(x_n，y_n)
基本条件	变量 X 与 Y 均服从正态分布
样本相关系数	$r=\dfrac{l_{xy}}{\sqrt{l_{xx}l_{yy}}}$，反映 X 与 Y 之间线性相关的密切程度 其中 $l_{xy}=\sum_{i=1}^{n}(x_i-\bar{x})(y_i-\bar{y})$，$l_{xx}=\sum_{i=1}^{n}(x_i-\bar{x})^2$，$l_{yy}=\sum_{i=1}^{n}(y_i-\bar{y})^2$

续表

名目	内容
样本相关系数的特性	取值范围：$\lvert r\rvert \leqslant 1$，$r=\begin{cases}>0，正相关\\=0，不相关\\<0，负相关\end{cases}$
相关性的显著性检验	检验假设 H_0：$\rho=0$，H_1：$\rho\neq0$； 计算检验统计量：$r=\dfrac{l_{xy}}{\sqrt{l_{xx}l_{yy}}}$， 当$\lvert r\rvert>r_{\alpha/2}(n-2)$时，拒绝 H_0，认为 X 与 Y 间相关性显著

（二）一元线性回归分析

名目	内容
样本数据	总体（X，Y）的一组样本观测数据为（x_1，y_1），（x_2，y_2），…，（x_n，y_n）
线性回归模型	$Y=\alpha+\beta X+\varepsilon$，$\varepsilon\sim N(0,\ \sigma^2)$ 其中 α、β 是未知参数，称为回归系数
线性回归方程	$\hat{y}=a+bx$，其中 $b=l_{xy}/l_{xx}$，$a=\overline{y}-b\overline{x}$ 而 $l_{xy}=\sum\limits_{i=1}^{n}(x_i-\overline{x})(y_i-\overline{y})$，$l_{xx}=\sum\limits_{i=1}^{n}(x_i-\overline{x})^2$，$l_{yy}=\sum\limits_{i=1}^{n}(y_i-\overline{y})^2$
回归方程的显著性检验	F 检验法： 检验假设 H_0：$\beta=0$（回归方程不显著） 检验统计量：$F=\dfrac{U/1}{Q/(n-2)}$， 其中回归平方和 $U=bl_{xy}=l_{xy}^2/l_{xx}$，残差平方和 $Q=l_{yy}-U$； 当 $F>F_\alpha(1，n-2)$时，拒绝 H_0，认为回归方程显著。
	相关系数检验法：（同线性相关分析的相关显著性检验）

回归显著性检验的方差分析表

方差来源 Source	离差平方和 SS	自由度 *df*	均方 MS	*F* 值 *F* Value	概率 *P* 值 Pr>F
回归 Model	U	1	$U/1$	$F=\dfrac{U}{Q/(n-2)}$	$<\alpha$（显著）
残差 Error	Q	$n-2$	$Q/(n-2)$		$>\alpha$（不显著）
总变差 Total	$l_{yy}=U+Q$	$n-1$	临界值 $F_\alpha(1，n-2)$		

自测题

一、名词解释

相关关系，相关分析，总体相关系数，样本相关系数，回归分析。

二、填空题

1. 已知一元线性回归方程 $\hat{y}=a+4x$，且 $\overline{x}=3$，$\overline{y}=6$，则 $a=$ ________。

2. 在一元线性相关与回归分析中，已知下列资料：

$l_{xx}=20$，$l_{yy}=245$，$l_{xy}=60$，$\overline{x}=40$，$\overline{y}=100$

则相关系数 $r=$ ________；一元线性回归方程 $\hat{y}=a+bx$ 为________。

三、单选题

1. 当$\lvert r\rvert>r_{\alpha/2}(n-2)$时，可认为两个变量 X 与 Y 间（　　）。
   A. 有一定关系　B. 有正相关关系
   C. 有负相关关系　D. 有线性相关关系

2. 相关系数显著性检验的原假设 H_0 是（　　）。
   A. 总体相关系数 $\rho=0$　B. 总体相关系数 $\rho\neq0$
   C. 总体相关系数 $\rho>0$　D. 总体相关系数 $\rho<0$

3. 直线回归方程的显著性假设检验，其 F 检验统计量的自由度为（　　）。
   A. （1，n）　B. （1，$n-1$）
   C. （1，$n-2$）　D. 2 $n-1$

4. 用最小二乘法确定线性回归方程的原则是各实测点（　　）。
   A. 距直线的纵向距离相等
   B. 距直线的纵向距离的平方和最小
   C. 与直线的垂直距离相等
   D. 与直线的垂直距离的平方和最小

5. 在一元线性回归方程的显著性检验中，如果 F 值$>F_\alpha(1，n-2)$（或 P 值<0.05），表示一元线性回归方程是（　　）。
   A. 显著的　B. 不显著的
   C. 不确定　D. 以上都不对

四、应用分析题

1. 某省卫生防疫站对八个城市进行肺癌死亡率（Y）调查，并对大气中苯并（α）芘浓度（X）进行监测，结果如下表所示，试计算 X 与 Y 之间的相关系数，并检验其相关性是否显著？（α=0.05）

城市编号	1	2	3	4	5	6	7	8
肺癌标化死亡率（1/10 万）	5.60	18.50	16.23	11.40	13.80	8.13	18.00	12.10
苯并（α）芘（μg/100m^3）	0.05	1.17	1.05	0.10	0.75	0.50	0.65	1.20

2. K. Pearson 收集了父亲身高（X）与儿子身高（Y）的大量资料，其中 10 对数据为：

X(cm)	152.4	157.5	162.6	165.1	167.7	170.2	172.7	177.8	182.9	187.9
Y(cm)	161.5	165.6	167.6	166.4	169.9	170.4	171.2	173.5	178.0	177.8

试求：（1）儿子身高（Y）与父亲身高（X）的相关系数；（2）儿子身高（Y）对父亲身高（X）的一元线性回归方程；（3）检验所建立的一元线性回归方程的显著性。（α=0.05）

五、上机实训题

1. 银盐法测定食品中的砷时，由分光光度计测得吸光度 y 与浓度 x 的数据如下表所示。

x	1	3	5	7	10
y	0.045	0.148	0.271	0.383	0.533

试利用 SPSS 作吸光度 y 与浓度 x 之间的散点图，并计算浓度与吸光度间相关系数。

2. 某单位研究代乳粉营养价值时，用大白鼠作实验，得到大白鼠进食（X）和体重增加量（Y）的数据如下表所示。

鼠号	1	2	3	4	5	6	7	8
进食量 X(g)	800	780	720	867	690	787	934	750
体重增量 Y(g)	185	158	130	180	134	167	186	133

试利用 SPSS 软件（1）画制 X 与 Y 的散点图；（2）计算 X 与 Y 的相关系数；（3）建立体重增量（Y）对大白鼠进食（X）的线性回归方程；（4）对线性回归方程的显著性进行检验。（α=0.05）

第 9 章
正交试验设计

在医药科学研究和生产实践中，经常需要做许多试验（包括实验），并通过对试验数据的分析研究，来揭示客观事物的内在规律，寻求问题的解决办法，达到预期目的。在试验工作中，试验设计和试验结果数据分析都是做好试验处理的不可或缺的重要部分。例如我们考察有关多因素多水平对试验结果影响的试验安排问题。

案例 9-1

某药厂为了考察影响某种化工产品的转化率的因素，根据经验选择了 3 个相关因素：反应温度（A）、反应时间（B）和用碱量（C），每个因素取 3 个水平，分别用 A_1、A_2、A_3，B_1、B_2、B_3，C_1、C_2、C_3 表示，列表 9-1。

表 9-1 案例 9-1 的三个因素的水平表示

水平 \ 因素	反应温度（℃） A	反应时间（m） B	加碱量（kg） C
1	75	60	25
2	85	120	35
3	95	180	50

问题：（1）如何科学合理安排试验，使得只需进行较少次数的试验来求出该化工产品转化率的最优试验条件；

（2）确定各因素对该化工产品转化率影响的主次。

对于上述问题，如果利用前面第 6 章介绍的方差分析法进行多因素方差分析，不仅公式更加复杂，还需要对这多个因素的不同水平搭配的每个组合都作一次试验，这种全面试验的试验次数往往很多，实施起来困难较大。例如对案例 9-1 这种 3 个因素，每个因素有 3 个水平的问题，全面试验就要进行 $27(3^3)$次试验。如果对于 5 个因素，每个因素有 4 个水平的问题，全面试验就要进行 $1024(4^5)$次试验！如果选用好的试验设计方法，确定最佳试验方案，就可使试验次数大为减少，并能够完全达到试验目的。

第 1 节 试验设计概论

一、试验设计的概念

试验设计（又称实验设计）是一门研究如何进行科学试验的设计实施、数据收集、结果分析、结论推断的科学，即研究如何应用统计方法去科学合理地安排试验，从而以较少的试验达到最佳的试验效果，并能严格控制试验误差，有效地分析试验数据的理论与方法。试验设计起源于 20 世纪初的英国，最早是由英国著名统计学家费希尔（R.A.Fisher）提出，并用来解决农田试验中如“最佳肥料”的依据等农业生产问题，现已广泛应用于医药、农业、工业等试验科学领域，成为数理统计中内容十分丰富的重要分支。

良好的试验设计方法，既可以减少试验次数，缩短试验时间和避免盲目性，又能迅速得到有效的结果。反之，如果试验缺乏良好的科学设计，则会影响到结论的真实可靠性及试验数据的统计分析进程。

案例 9-2

1962 年美国医学学会杂志（JAMA）曾发表一篇关于胃溃疡治疗新技术的报告，该报告根据动物实验和 24 名患者的临床试验结果得出结论，将冷冻液导入胃中使胃冷却可以缓解胃溃疡症状，之后这一研究成果在临床中被广泛使用。但有研究者发现，这项研究在设计上存在严重问题，如没有合理地设立对照组。后来经过严格的随机对照试验，证明胃冷却的方法只是暂时缓解胃部疼痛，该方法不仅不能治疗胃溃疡，反而可能加重胃部的溃疡，从而否定了这种治疗胃溃疡的方法。

案例 9-3

20 世纪 80 年代，两项观察性研究结果表明孕妇在孕期补充维生素（叶酸）可以减少生育神经管缺陷婴儿的危险性，但一直无法证实。直到 1991 年，医学研究委员会维生素研究小组开展了一项大规模的随机对照试验，结果表明：安慰剂组的 602 名孕妇中有 21 人分娩出的新生儿有神经管缺陷，而叶酸补充组的 592 名孕妇中出现新生儿神经管缺陷者只有 6 人，同时其他维生素（不含叶酸）的补充对新生儿神经管缺陷的发生无明显影响。统计学分析证实叶酸补充组与安慰剂组之间的新生儿神经管缺陷发生率有显著性差异，说明叶酸对预防新生儿神经管缺陷有明显的效果。

由此可见，科学的试验设计是科研工作中的第一步基本而又极其重要的工序，是进行科学试验和数据统计分析的先决条件，也是获得预期结果的重要保证，其好坏将直接影响到科学研究的质量甚至全局的成败。

任何试验都包含试验对象、试验因素和试验效应（指标）三个基本要素。在案例 9-1 中，化工产品是受试对象，反应温度、反应时间和用碱量是试验因素，转化率是试验效应。根据试验的目的选择参加试验的因素，并从质量或数量上对每个因素确定不同的水平，因素及其水平在试验全过程中应保持不变。试验中多选择一些因素和水平可以提高试验效率，但并不是越多越好。试验对象需要具有同质性，如以小白鼠为对象做某种药理试验，小白鼠的年龄，体重及其某些生理条件必须大体相同。试验效应即试验指标，可分为数量和非数量两种，试验要求指标必须是客观和精确的。

在试验中，为了使试验设计所得结果正确可靠，我们必须注意下列试验的基本要求：①试验条件要有代表性；②要选择适当的试验指标，并有相应的数据分析方法；③试验数据要有正确性；④试验结果要有重演性。

二、试验设计的基本原则

为了准确考查因素的不同水平所产生的效应，在试验设计中应注意以下三个基本原则。

1. 随机化 是指在对试验单位进行分组时必须使用随机的方法，使试验单位进入各试验组的机会相等，以避免试验单位分组时受试验人员主观倾向的影响。这是在试验中排除非试验因素干扰的重要手段，目的是为了获得无偏的误差估计量。随机化的常用工具是随机数字表。

2. 重复 是指试验中同一处理实施在两个或两个以上的试验单位上。设置重复的主要作用在于估计试验误差。只有重复才能获得两个或两个以上的观测值，才能估计出试验误差。重复数的多少可根据试验的要求与条件而定。如果试验单位个体间差异大，重复数应多些；差异较小，重复数可少些。

3. 局部控制 是指在试验时采取一定的技术措施或方法来控制或降低非试验因素对试验结果的影响。在试验中，当试验环境或试验单位差异较大时，可将整个试验环境或试验单位分成若干个单位组（或区组），在单位组（或区组）内使非处理因素尽量一致。因为单位组之间的差异可在方差分析时从试验误差中分离出来，所以局部控制原则能较好地降低试验误差。

以上所述重复、随机化、局部控制三个基本原则称为费希尔（R.A.Fisher）三原则，是试验设计中必须遵循的原则，再采用相应的统计分析方法，就能够由试验获得真实的处理效应和无偏的、较小的试验误差估计，从而对于各处理间的比较作出可靠的结论。

由于试验的性质和精度要求不同，试验设计方法有多种，每种方法都有其特点和适应范围。如“临床试验设计”就是专门用来研究疾病临床阶段规律的试验设计，它除遵循一般试验设计的基本原则和方法外，还要适应临床的许多要求和特点。常见的试验设计方法有析因试验设计、正交试验设计、拉丁方试验设计、系统分组试验设计、均匀设计、星点设计等等。本章介绍在医药领域有着广泛应用的正交试验设计。

第 2 节　正交设计与正交表

正交试验设计简称正交设计，是一种科学地安排与分析多因素试验的试验设计法，它通过利用现成的正交表来选出代表性较强的少数试验条件，并合理安排试验，进而推断出最优试验条件或生产工艺。

正交设计的特点是设计简明，计算方便，并可大幅度减少试验次数。例如，对 5 因素 4 水平问题，如果不考虑因素间的交互作用，选用相应正交表进行正交试验设计，只需作 16 次试验，比全面试验要减少 1000 多次试验！显然，正交设计法能够显著提高对试验结果的分析和计算效率，故在医药等科学研究领域应用十分广泛。

一、正　交　表

正交表（orthogonal table）是一种现成的规格化的表（表 9-2），它能够使每次试验的因素及水平得到合理的安排，是正交试验设计的基本工具。

表 9-2　正交表 $L_9(3^4)$

试验号	列号			
	1	2	3	4
1	1	1	1	1
2	1	2	2	2
3	1	3	3	3
4	2	1	2	3
5	2	2	3	1
6	2	3	1	2
7	3	1	3	2
8	3	2	1	3
9	3	3	2	1

该正交表记为 $L_9(3^4)$，正交表符号 $L_9(3^4)$ 的含义如下。

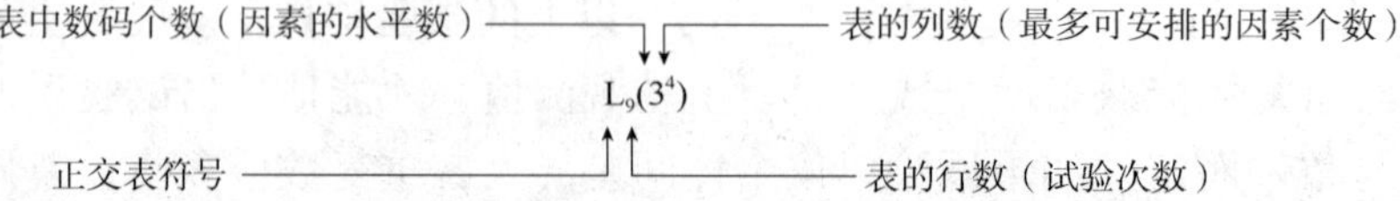

用正交表进行正交试验设计，每列可安排一个因素，列中不同数码代表因素的不同水平，以确定所需安排相应次数试验的条件。例如对 $L_9(3^4)$ 表，最多可以安排 4 个 3 水平的因素，需作 9 次试验。而对 $L_8(2^7)$ 表（见附表 13），最多可以安排 7 个 2 水平的因素，需作 8 次试验。

从正交表中可以看出正交表的两个特性。

（1）均衡性：表中每一列包含的不同数码的个数相同。如在 $L_9(3^4)$表中的每一列中数码 1、2、3 都出现 3 次。

（2）正交性：表中任意两列横向各种数码搭配出现的次数都相同。如在 $L_9(3^4)$ 表的任意两列中，横向各可能数对（1，1），（1，2），（1，3），（2，1），（2，2），（2，3），（3，1），（3，2），（3，3）都出现一次。

正交表的上述特性，使得用正交表安排试验时，每个因素不同水平的试验次数相同，任两因素不同水平的搭配次数相同，具有“次数整齐可比、搭配均衡分布”的优点，从而能选出代表性强的少数次试验，大幅减少试验次数，并能很好地代表全面试验的效果来求得最优试验条件，并可作进一步的有关因素的分析。如考虑 4 因素 3 水平问题，全面试验需进行 $3^4=81$ 次试验；如果不考虑因素间的交互作用，就可选用上述 $L_9(3^4)$ 正交表进行正交试验设计，只要作 9 次试验就可以。

二、正交设计的基本步骤

利用正交表进行正交设计的基本步骤如下。

（1）根据试验目的和要求，确定试验指标，并拟定影响试验指标的因素数和水平数；

（2）根据已确定的因素数和水平数，选用适当正交表，进行正交表的表头设计；

（3）根据正交表确定各次试验的试验条件，进行试验得到试验结果数据；

（4）对数据进行有关统计分析，得到相应结果（最优试验条件或进一步试验方案等）。

其中当确定了试验的因素及其相应的水平数，选择正交表时，首先要求正交表中水平数与每个因素的水平数一致，其次要求正交表的列数不少于所考察因素的个数，然后适当选用试验次数较少的正交表，将各个因素分别填入正交表的表头适当的列上，该过程称为表头设计。做好表头设计是正确进行正交试验设计的关键，表头设计完成后，试验方案也就由选定的正交表完全确定。

链接 R.A. 费希尔和试验设计

试验设计自 20 世纪 20 年代问世至今，其发展大致经历了三个阶段：即早期的单因素和多因素方差分析，传统的正交试验法等和近代的最优设计法等。

英国著名统计学家、数学家、数理统计学的奠基人之一 R.A.费希尔（R.A. Fisher）开创了试验设计法。他与 W.A.麦肯齐合作发表了第一个实验设计的实例，然后他提出了实验设计的基本思想，即减少偶然性因素的影响，使实验数据有一个合适的数学模型，以使使用方差分析的方法对数据进行分析。他在他的名著《实验设计》中提出了试验设计三原则：随机化、局部控制和重复。

试验设计的方法很多，除了费希尔提出的随机区组试验和拉丁方试验设计外，还有单因素试验、两因素试验、不完全区组试验、正交试验设计、最优试验设计、稳健试验设计、均匀试验设计等多种，构成了数理统计的分支学科。

第 3 节 正交试验的直观分析

下面我们通过对案例 9-1 的分析解决来介绍如何用**直观分析法**（又称**极差分析法**）进行正交试验设计和分析。

一、正交试验的表头设计

由于案例 9-1 考察 3 个因素，每个因素都是 3 个水平，故在 $m=3$（水平）的 $L_9(3^4)$、$L_{18}(3^7)$、$L_{27}(3^{13})$ 等正交表（见附表 13）中，选用能够安排 3 个因素且试验次数较少的正交表 $L_9(3^4)$。在 $L_9(3^4)$ 正交表中，3 个因素可安排在该表 4 列中的任意 3 列上，现分别将因素 A、B、C 安排在第 1、2、4 列上，得表 9-3。

表 9-3 用 $L_9(3^4)$ 正交表安排试验

列号		1	2	3	4
因素		A（温度）	B（时间）		C（加碱量）
试验号	1	1（75℃）	1（60 m）	1	1（25 kg）
	2	1	2（120 m）	2	2（35 kg）
	3	1	3（180 m）	3	3（50 kg）
	4	2（85℃）	1	2	3
	5	2	2	3	1
	6	2	3	1	2
	7	3（95℃）	1	3	2
	8	3	2	1	3
	9	3	3	2	1

现在就可根据表 9-3 给定的方案来安排试验。表中每列中的数字就代表对应因素的水平，每一行就是一次试验的试验条件。例如第一行就是第一号试验，各因素的水平都是 1，表示试验在 A_1（反应温度 75℃），B_1（反应时间 60 分钟），C_1（加碱量为 25 公斤）的条件下进行；第二号试验条件为 $A_1B_2C_2$，表示试验在反应温度 75℃、反应时间 120 分钟、加碱量为 35 公斤的条件下进行等等，如此进行 9 次试验。为防止系统误差，一般我们不按序号来作这 9 个试验，而应随机排序来完成这些试验，并将试验结果的数据记录在表的最后一列，如表 9-4 所示。

由表 9-4 中试验结果数据可看出，第 7 号试验的转化率最高，但其试验条件（$A_3B_1C_2$）未必是各因素水平的最优组合。为求最优试验条件，必须对试验结果进行统计分析。

二、直观分析法的分析步骤

下面我们给出对案例 9-1 正交试验数据进行分析求解的步骤。

案例 9-1（续一）

解：（直观分析法）

表 9-4 直观分析法计算表

列号		1	2	3	4	试验结果
因素		A（温度）	B（时间）		C（加碱量）	转化率 y_i
试验号	1	1	1	1	1	34
	2	1	2	2	2	57
	3	1	3	3	3	41
	4	2	1	2	3	56
	5	2	2	3	1	72
	6	2	3	1	2	75
	7	3	1	3	2	85
	8	3	2	1	3	80
	9	3	3	2	1	78
$\bar{K}_1$		44	58.333	63	61.333	
$\bar{K}_2$		67.667	69.667	63.66	72.333	
$\bar{K}_3$		81	64.667	66	59	
R		37	11.334	3	13.333	

（一）计算每个因素各水平的试验结果平均值 $\bar{K}_i$

由表 9-4 知，各因素同一水平下各做了 3 次试验，我们对表 9-4 中的每个因素列中同一水平所对应的试验结果（转化率 y_i）分别求其平均值 $\bar{K}_i$；

如对因素 A 的 3 个水平 A_1，A_2，A_3，求其平均转化率

A_1：平均转化率 $\bar{K}_1=(y_1+y_2+y_3)/3=(34+57+41)/3=44$

A_2：平均转化率 $\bar{K}_2=(y_4+y_5+y_6)/3=(56+72+75)/3=67.667$

A_3：平均转化率 $\bar{K}_3=(y_7+y_8+y_9)/3=(85+80+78)/3=81$

注意到 A 因素取同一水平时的 3 次试验中，因素 B、C 均取遍三个水平，而且三个水平各出现 1 次，表明对因素 A 的每个水平而言，B、C 因素的变动是平等的，故上述计算的平均转化率 $\bar{K}_i$（i=1，2，3）分别反映了因素 A 的三个不同水平对试验指标影响的大小，其中因素 A 取第三水平 A_3 时最好，平均转化率最高，达 64%。同样可计算出因素 B、C 的各水平的平均转化率，结果见表 9-4。

（二）求出每个因素的极差 R，确定因素的主次

因素列中各水平的试验结果平均值 $\bar{K}_i$ 的最大值与最小值之差称为该因素的极差，用 R 表示。则因素 A、B、C 的极差分别是

因素 A 的极差：$R_1=81-44=37$；

因素 B 的极差：$R_2=69.667-58.333=11.334$；

因素 C 的极差：$R_3=72.333-59=13.333$

由于正交表的均衡搭配特性，各个因素列的平均转化率的差异可认为是由该因素列的不同水平所引起，而该列极差的大小，就表明该因素对试验结果影响的大小，故各因素极差的大小也就决定了试验中各因素的主次。

在本例中，由表 9-4 的极差 R 值知，A 因素（R=37）为主要因素，C 因素（R=13.333）次之，B 因素（R=11.334）是最次要因素，即各因素的主次顺序为

主→次：A，C，B

如果要大致考虑各因素对试验指标影响的显著性，则在正交表中必须有未排因素的列（称为**空列**）。如在本例中，我们可在表 9-4 中计算未排因素的空列第 4 列的极差 R_4，这里 $R_4=3$，其值较小，大致反应了试验误差的大小。（如果空列的极差较大，则因素间可能有交互作用）。而因素 A、C、B 的极差显著大于 R_4，故因素 A、C、B 的影响是显著的。这里显著性的判定较为粗略，如需准确考察各个因素对试验指标影响的显著性，应采用下节介绍的正交试验的方差分析法。

（三）选取最优的水平组合，得到最优试验条件

每个因素都取其试验平均值最好的水平，简单组合起来就得到最优试验条件。本例即为使平均转化率达到最大的水平组合，即 $A_3B_2C_2$ 是所求的最优试验条件。故最优试验条件为反应温度 95℃、反应时间 120 分钟、加碱量为 35 公斤。

在实际应用中，在确定最优试验条件时，主要因素一定取最好水平，而次要因素特别是不显著的往往可视条件、成本等而取适当的水平，在此基础上来确定各因素的水平的最优组合。

值得注意的是，我们得到的这个试验条件并没有包含在已做过的 9 次试验中，如果按这个最优试验条件作验证性试验一般会得到比那 9 次试验更好的结果。

（四）各因素水平变化时试验指标的变化规律

这里，我们以因素为横坐标，以试验指标为纵坐标作出三个因素的各水平与试验指标间的变化规律图，如图 9-1 所示。

从图 9-1 中可知，因素 A（反应温度）从 75℃增加到 95℃，转化率逐渐上升，而因素 B（反应时间）从 60 分钟增加到 180 分钟及因素 C（加碱量）从 25 公斤增加到 50 公斤，转化率是先上升，后下降。为此，如果我们取反应温度大于 95℃的水平、反应时间在 120 分钟左右、加碱量在 35 公斤左右的水平，进行进一步的探索性试验，就有可能得到更高的转化率。这就为我们制定进一步试验的方案指明了方向。

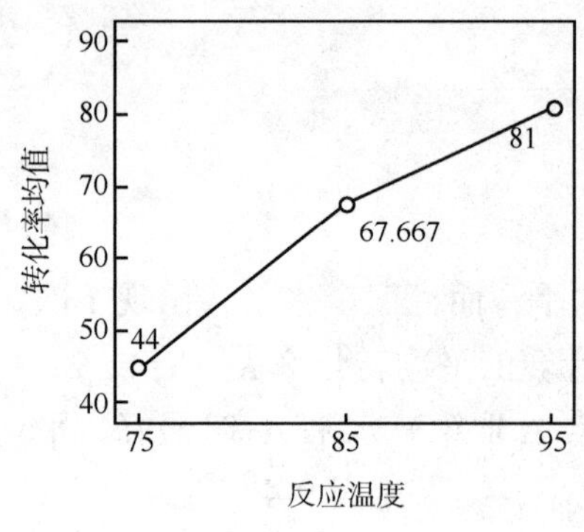

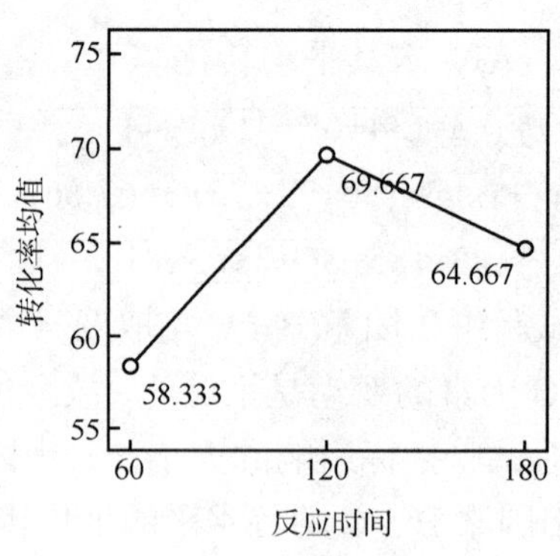

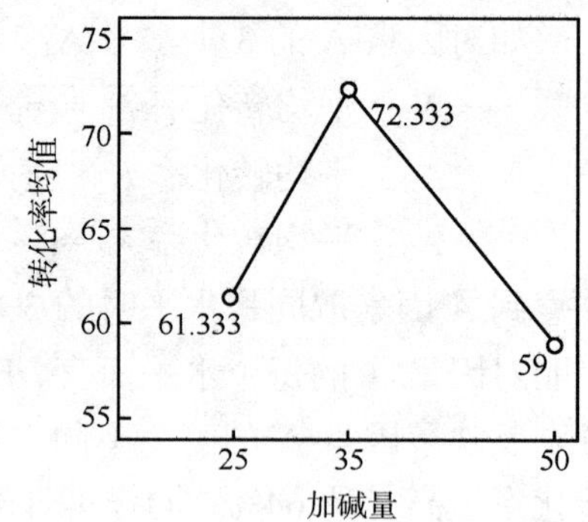

图 9-1 因素与试验指标间的变化规律图

第 4 节 正交试验的方差分析法

正交试验的直观分析法简单直观，计算量较少，便于普及和推广，是一种较好的分析方法。但它不能区别试验结果的差异是由因素水平的改变所引起的，还是由试验的随机波动所引起的。为解决这个问题，需要对试验结果进行方差分析。

方差分析的思想和步骤与第 6 章的两因素方差分析法类似，即先将试验结果的总离差平方和分解为各因素（包括交互作用）及误差的离差平方和，然后求出各 F 值，作 F 检验，从而确定哪些因素和交互作用对试验指标有显著性影响。

下面结合本章第 1 节的案例 9-1 用 SPSS 软件计算来介绍正交设计对结果的方差分析方法。

【SPSS 软件应用】 在 SPSS 中，正交实验设计的结果的方差分析可通过菜单【分析】→【一般线性模型】→【单变量】的途径来实现。

在 SPSS 中，将表 9-3 中正交设计表各列数据作为因素变量，转化率试验数据作为观测变量，建立 SPSS 数据集＜正交设计的转化率＞，如图 9-2 所示。

	反应温度A	反应时间B	E	加碱量C	转化率
1	1	1	1	1	34
2	1	2	2	2	57
3	1	3	3	3	41
4	2	1	2	3	56
5	2	2	3	1	72
6	2	3	1	2	75
7	3	1	3	2	85
8	3	2	1	3	80
9	3	3	2	1	78

图 9-2 数据集＜正交设计的转化率＞

在 SPSS 中，打开该数据集，从菜单选择【分析】→【一般线性模型】→【单变量】，在【单变量】主对话框中，如图 9-3 所示，选定：

转化率→因变量（D）；反应温度 A、反应时间 B、加碱量 C→固定因子（F）

再点击选项【模型】，进入对话框【单变量：模型】，如图 9-4 所示，选定：

指定模型⊙设定（C）；反应温度 A、反应时间 B、加碱量 C→模型（M）

点击继续。

最后点击确定，即可得到多因素方差分析的相应的 SPSS 输出结果。其主要的输出结果如图 9-5 所示。其中“源”为方差来源，“III 型平方和”为离差平方和，F 为 F 检验值，“显著性”为 P 值。

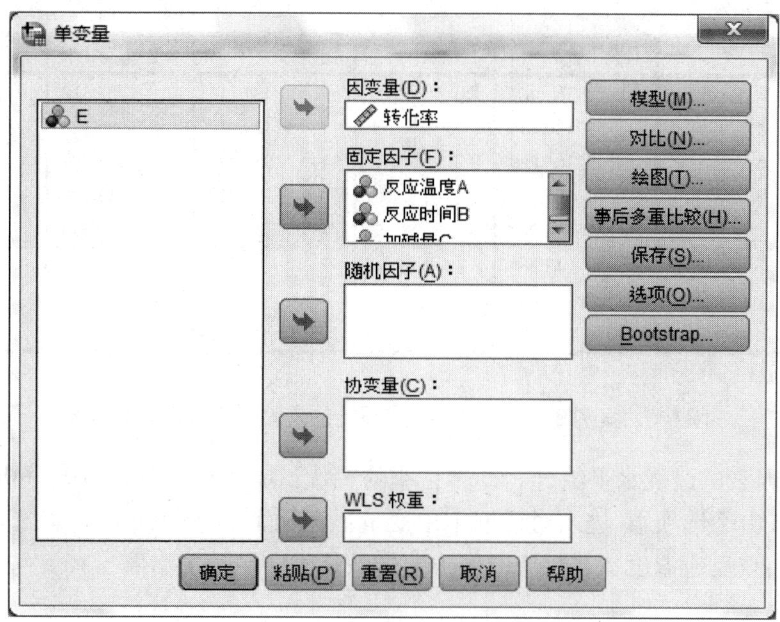

图 9-3　对话框【单变量】

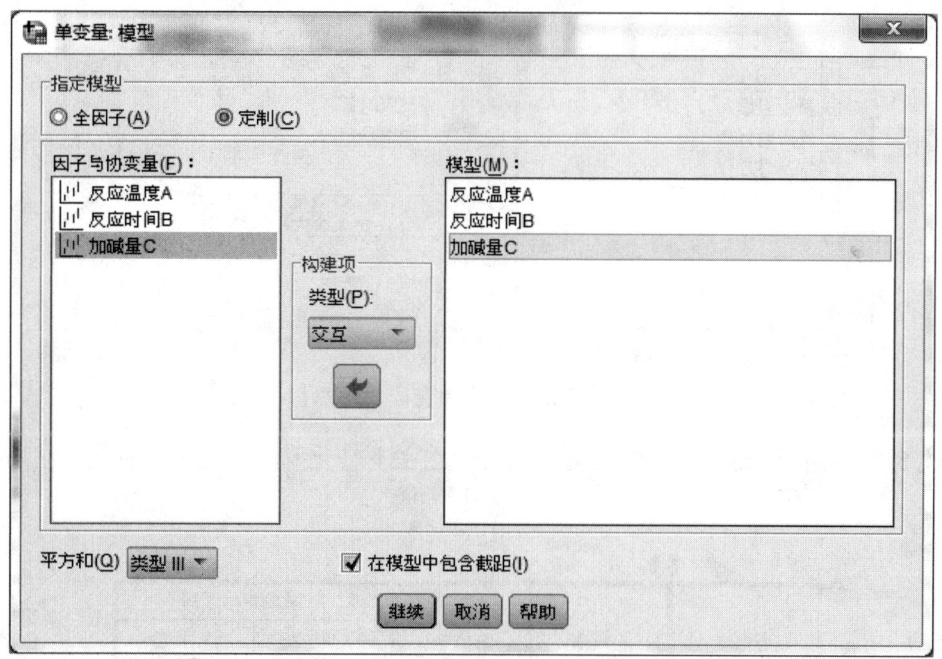

图 9-4　对话框【单变量：模型】

由图 9-5 给出的正交设计数据方差分析表（“主体间效应的检验”表）知，对显著水平 α=0.05，有如下的统计判断结果。

对因素 A：因为概率 P 值（显著性）=0.007＜0.05，故认为因素 A 显著；

对因素 B：因为概率 P 值（显著性）=0.071＞0.05，故认为因素 B 不显著；

对因素 C：因为概率 P 值（显著性）=0.047＜0.05，故认为因素 C 显著；

总之，因素 A、C 的作用显著，因素 B 作用不显著。因素的主次顺序为（F 值从大到小）：

主→次：A，C，B

主体间效应的检验

因变量：转化率

源	Ⅲ型平方和	自由度	均方	F	显著性
校正的模型	2604.667[a]	6	434.111	58.313	0.017
截距	37120.444	1	37120.444	4986.328	0.000
反应温度 A	2106.889	2	1053.444	141.507	0.007
反应时间 B	193.556	2	96.778	13.000	0.071
加碱量 C	304.222	2	152.111	20.433	0.047
错误	14.889	2	7.444		
总计	39740.000	9			
校正后的总变异	2619.556	8			

a. $R^2 = 0.994$（调整后的 $R^2 = 0.977$）。

图 9-5 案例 9-1 的 SPSS 正交设计的方差分析主要输出结果

如果需要得到因素的最优水平组合，即转化率的最优试验条件，可在方差分析的【单变量】对话框（图 9-3）中再点击【选项】，进入对话框【单变量：选项】，如图 9-6 所示，选定：

反应温度 A、反应时间 B、加碱量 C→显示平均值（M）

点击继续。

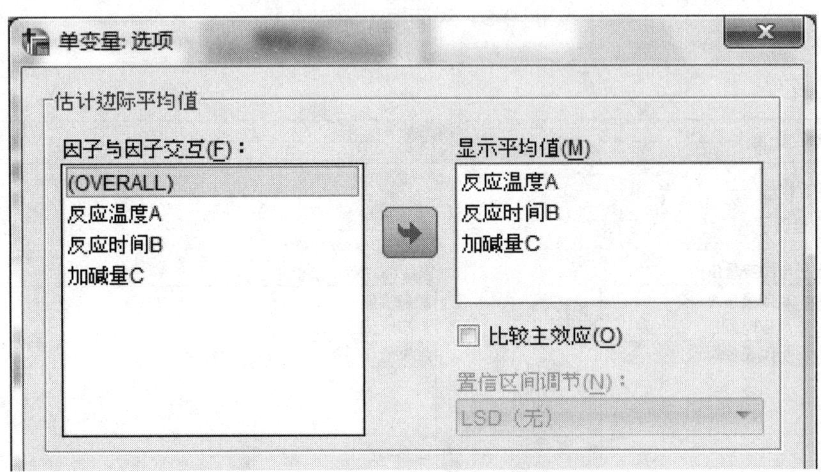

图 9-6 对话框【单变量：选项】

完成上述 SPSS 操作后即可得到有关诸因素各个水平下转化率的平均值，如图 9-7 所示。

估计边际平均值

1. 反应温度 A

因变量：转化率

反应温度 A	平均值	标准误	95% 的置信区间	
			下限值	上限值
75	44.000	1.575	37.222	50.778
85	67.667	1.575	60.889	74.445
95	81.000	1.575	74.222	87.778

2. 反应时间 B

因变量：转化率

反应时间 B	平均值	标准误	95% 的置信区间	
			下限值	上限值
60	58.333	1.575	51.555	65.111
120	69.667	1.575	62.889	76.445
180	64.667	1.575	57.889	71.445

3. 加碱量 C

因变量：转化率

加碱量 C	平均值	标准误	95% 的置信区间	
			下限值	上限值
25	61.333	1.575	54.555	68.111
35	72.333	1.575	65.555	79.111
50	59.000	1.575	52.222	65.778

图 9-7　案例 9-1 的 SPSS 中各因素的均值输出结果

根据图 9-7 SPSS 输出结果，将每个因素都取其平均值的最大值对应的水平简单组合起来就得到最优试验条件。故在本例中最优试验条件为 $A_3B_2C_2$：反应温度 A 为 95℃（平均值=81）、反应时间 120 分钟（平均值= 69.667）、加碱量为 35 公斤（平均值 72.333）。

链 接　数理统计学的分支学科

数理统计学内容丰富，分支学科很多，大体上可以划分为以下几类。

第一类分支学科是抽样调查和试验设计。它们主要讨论在观测和实验数据的收集中有关的理论和方法问题，但并非与统计推断无关。

第二类分支学科为数甚多，其任务都是讨论统计推断的原理和方法。各分支的形成是基于：①特定的统计推断形式，如参数估计和假设检验；②特定的统计观点，如贝叶斯统计与统计决策理论；③特定的理论模型或样本结构，如非参数统计、多元统计分析、回归分析、相关分析、序贯分析，时间序列分析和随机过程统计。

第三类是一些针对特殊的应用问题而发展起来的分支学科，如产品抽样检验、可靠性统计、统计质量管理等。

本 章 小 结

（一）正交试验设计

名目	内容
安排试验的表	正交表
正交试验设计基本步骤	1. 确定试验指标，并拟定影响试验指标的因素数和水平数； 2. 选用适当正交表，进行正交表的表头设计； 3. 根据正交表确定各次试验的试验条件，进行试验得到试验结果数据； 4. 利用直观分析法或方差分析法等进行正交分析； 5. 得到最优试验条件或进一步试验方案。

（二）正交试验数据的直观分析法

方法	步骤
直观分析法	1. 计算每个因素各水平的综合平均值 $\bar{K}_i$； 2. 利用直观分析法计算表，求出每个因素的极差 R； 3. 根据极差 R 从大到小，确定因素的主次； 4. 选取最优的水平组合，得到最优试验条件。

直观分析法计算表

列号因素	1 A	2 B	… …	试验结果
试验号	正交表			结果数据
$\bar{K}_1$ $\bar{K}_2$ ⋮ $\bar{K}_s$	同一水平所对应的试验结果的平均值			
极差 R_j	$R=\max\limits_{1\leqslant i\leqslant s}\{\bar{K}_i\}-\min\limits_{1\leqslant i\leqslant s}\{\bar{K}_i\}$			

自测题

一、名词解释

试验设计，试验设计三原则，正交（试验）设计，正交表。

二、填空题

1. 正交试验中，若选用正交表 $L_{27}(3^{13})$，则共需进行________次试验，最多可以安排________个________水平的因素。
2. 用 $L_9(3^4)$ 正交表安排试验，如果 A 因素对应各水平的 $\bar{K}_1=22$，$\bar{K}_2=11$，$\bar{K}_3=18$，则 A 因素的极差 R_A=________。

三、单选题

对因素 A、B、C、D 用 $L_9(3^4)$ 正交表安排试验，用直观分析法对试验结果进行正交分析和计算，所得因素 A、B、C、D 的极差分别为：

$R_A=57$，$R_B=12$，$R_C=76$，$R_D=7$，

则各因素对试验结果的影响从大到小的次序为（　）。

A. A、B、C、D　　B. B、D、A、C
C. C、A、B、D　　D. D、B、A、C

四、应用分析题

1. 某制药厂在试制某种新药的过程中，为提高收率考虑 A，B，C，D 四个因素.每个因素各取三个水平，选用正交表 $L_9(3^4)$，试验方案及结果见下表.（其中收率越高越好）

列号		1	2	3	4	试验结果
因素		A	B	C	D	收率（%）
试验号	1	1	1	1	1	51
	2	1	2	2	2	71
	3	1	3	3	3	58
	4	2	1	2	3	82
	5	2	2	3	1	69
	6	2	3	1	2	59
	7	3	1	3	2	77
	8	3	2	1	3	85
	9	3	3	2	1	84

试用直观分析法判别因素的主次顺序，并求出其最优方案。

五、上机实训题

1. 某药厂为改革潘生丁环合成反应工艺，根据经验确定因素及水平如下：

反应温度 A(ºC)，$A_1=100$，$A_2=110$，$A_3=120$；

反应时间 B(h)，$B_1=6$，$B_2=8$，$B_3=10$；

投料比 C(mol/mol)，$C_1=1:1.2$，$C_2=1:1.6$，$C_3=1:2.0$

选用 $L_9(3^4)$ 正交表，分别将因素 A、B 和 C 安置在第 1，2 和 3 列上，9 次试验的收率分别为

40.9，58.2，71.6，40.0，73.7，39.0，62.1，43.2，57.0，

试用 SPSS 对该正交设计试验结果进行方差分析，判别因素的主次顺序和显著性，并求出其最优试验条件。

参考文献

车荣强，2012. 概率论与数理统计. 2 版.上海：复旦大学出版社

高祖新，2016. 医药数理统计方法. 6 版. 北京：人民卫生出版社

高祖新，2016. 医药数理统计方法学习指导与习题集. 2 版. 北京：人民卫生出版社

高祖新，韩可勤，言方荣，2018. 医药应用概率统计. 3 版. 北京：科学出版社

高祖新，刘更新，2017. 医药数理统计. 3 版. 北京：中国医药科技出版社

高祖新，言方荣，2018. 医药统计分析与 SPSS 软件应用. 北京：人民卫生出版社

高祖新，言方荣，2020. 概率论与数理统计. 2 版. 南京：南京大学出版社

高祖新，言方荣，王菲，2019. SPSS 医药统计教程. 北京：人民卫生出版社

高祖新，尹勤，2014. 医药数理统计. 3 版. 北京：科学出版社

侯丽英，2018. 医药数理统计. 3 版. 北京：人民卫生出版社

贾俊平，何晓群，金勇进，2018. 统计学. 7 版. 北京：中国人民大学出版社

刘仁权，2016. SPSS 统计分析教程. 北京：中国中医药出版社

马志庆，杨松涛，2020. 医药数理统计. 6 版. 北京：科学出版社

赵红，2016. 医学统计学. 北京：人民卫生出版社

祝国强，2014. 医药数理统计方法. 3 版. 北京：高等教育出版社

附录

常用统计表

附表 1　二项分布表

$$P(X \geqslant k)=\sum_{i=k}^{n} C_n^i p^i (1-p)^{n-i}$$

n	k	p									
		0.01	0.02	0.04	0.06	0.08	0.1	0.2	0.3	0.4	0.5
5	5			0.00000	0.00000	0.00000	0.00001	0.00032	0.00243	0.01024	0.03125
	4	0.00000	0.00000	0.00001	0.00006	0.00019	0.00046	0.00672	0.03078	0.08704	0.18750
	3	0.00001	0.00008	0.00060	0.00197	0.00453	0.00856	0.05792	0.16308	0.08704	0.50000
	2	0.00098	0.00384	0.01476	0.03187	0.05436	0.08146	0.26272	0.47178	0.66304	0.81250
	1	0.04901	0.09608	0.18463	0.26610	0.34092	0.40951	0.67232	0.83193	0.92224	0.96875
10	10								0.00001	0.00010	0.00098
	9							0.00000	0.00014	0.00168	0.01074
	8						0.00000	0.00008	0.00159	0.01229	0.05469
	7				0.00000	0.00000	0.00001	0.00086	0.01059	0.05476	0.17188
	6			0.00000	0.00001	0.00004	0.00015	0.00637	0.04735	0.16624	0.37695
	5		0.00000	0.00002	0.00015	0.00059	0.00163	0.03279	0.15027	0.36690	0.62305
	4	0.00000	0.00003	0.00044	0.00203	0.00580	0.01280	0.12087	0.35039	0.61772	0.82813
	3	0.00011	0.00086	0.00621	0.01884	0.04008	0.07019	0.32220	0.61722	0.83271	0.94531
	2	0.00427	0.01618	0.05815	0.11759	0.18788	0.26390	0.62419	0.85069	0.95364	0.98926
	1	0.09562	0.18293	0.33517	0.46138	0.56561	0.65132	0.89263	0.97175	0.99395	0.99902
15	15									0.00000	0.00003
	14								0.00000	0.00003	0.00049
	13								0.00001	0.00028	0.00369
	12							0.00000	0.00009	0.00193	0.01758
	11							0.00001	0.00067	0.00935	0.05923
	10							0.00011	0.00365	0.03383	0.15088
	9					0.00000	0.00000	0.00079	0.01524	0.09505	0.30362
	8				0.00000	0.00001	0.00003	0.00424	0.05001	0.21310	0.50000
	7			0.00000	0.00015	0.00008	0.00031	0.01806	0.13114	0.39019	0.69638
	6		0.00000	0.00001	0.00015	0.00070	0.00225	0.06105	0.27838	0.59678	0.84912
	5	0.00000	0.00001	0.00022	0.00140	0.00497	0.01272	0.16423	0.48451	0.78272	0.94077
	4	0.00001	0.00018	0.00245	0.01036	0.02731	0.05556	0.35184	0.70713	0.90950	0.98242
	3	0.00042	0.00304	0.02029	0.05713	0.11297	0.18406	0.60198	0.87317	0.97289	0.99631
	2	0.00963	0.03534	0.11911	0.22624	0.34027	0.45096	0.83287	0.96473	0.99483	0.99951
	1	0.13994	0.26143	0.45791	0.60471	0.71370	0.79411	0.96482	0.99525	0.99953	0.99997
20	20										0.00000
	19									0.00000	0.00002
	18									0.00001	0.00020
	17								0.00000	0.00005	0.00129
	16								0.00001	0.00032	0.00591
	15								0.00004	0.00161	0.02069
	14							0.00000	0.00026	0.00647	0.05766
	13							0.00002	0.00128	0.02103	0.13159
	12							0.00010	0.00514	0.05653	0.25172
	11						0.00000	0.00056	0.01714	0.12752	0.41190
	10					0.00000	0.00001	0.00259	0.04796	0.24466	0.58810
	9				0.00000	0.00001	0.00006	0.00998	0.11333	0.40440	0.74828
	8			0.00000	0.00001	0.00009	0.00042	0.03214	0.22773	0.58411	0.86841
	7			0.00001	0.00011	0.00064	0.00239	0.08669	0.39199	0.74999	0.94234
	6		0.00000	0.00010	0.00087	0.00380	0.01125	0.19579	0.58363	0.87440	0.97931
	5	0.00000	0.00004	0.00096	0.00563	0.01834	0.04317	0.37305	0.76249	0.94905	0.99409
	4	0.00004	0.00060	0.00741	0.02897	0.07062	0.13295	0.58855	0.89291	0.98404	0.99871
	3	0.00100	0.00707	0.04386	0.11497	0.21205	0.32307	0.79392	0.96452	0.99639	0.99980
	2	0.01686	0.05990	0.18966	0.33955	0.48314	0.60825	0.93082	0.99236	0.99948	0.99998
	1	0.18209	0.33239	0.55800	0.70989	0.81131	0.87842	0.98847	0.99920	0.99996	1.00000

续表

n	k	p									
		0.01	0.02	0.04	0.06	0.08	0.1	0.2	0.3	0.4	0.5
	25										
	24										0.00000
	23										0.00001
	22									0.00000	0.00008
	21									0.00001	0.00046
	20									0.00005	0.00204
	19								0.00000	0.00028	0.00732
	18								0.00002	0.00121	0.02164
	17								0.00010	0.00433	0.05388
	16							0.00000	0.00045	0.01317	0.11476
	15							0.00001	0.00178	0.03439	0.21218
	14							0.00008	0.00599	0.07780	0.34502
25	13							0.00037	0.01747	0.15377	0.50000
	12						0.00000	0.00154	0.01425	0.26772	0.65498
	11					0.00000	0.00001	0.00556	0.09780	0.41423	0.78782
	10				0.00000	0.00001	0.00008	0.01733	0.18944	0.57538	0.88524
	9				0.00001	0.00008	0.00046	0.04677	0.32307	0.72647	0.94612
	8			0.00000	0.00007	0.00052	0.00226	0.10912	0.48815	0.84645	0.97836
	7		0.00000	0.00004	0.00051	0.00277	0.00948	0.21996	0.65935	0.92643	0.99268
	6		0.00001	0.00038	0.00306	0.01229	0.03340	0.38331	0.80651	0.97064	0.99796
	5	0.00000	0.00012	0.00278	0.01505	0.04514	0.09799	0.57933	0.90953	0.99053	0.99954
	4	0.00011	0.00145	0.01652	0.05976	0.13509	0.23641	0.76601	0.96676	0.99763	0.99992
	3	0.00195	0.01324	0.07648	0.18711	0.32317	0.46291	0.90177	0.99104	0.99957	0.99999
	2	0.02576	0.08865	0.26419	0.44734	0.60528	0.72879	0.97261	0.99843	0.99995	1.00000
	1	0.22218	0.39654	0.63960	0.78709	0.87564	0.92821	0.99622	0.99987	1.00000	1.00000
	30										
	29										
	28										
	27										0.00000
	26										0.00003
	25									0.00000	0.00016
	24									0.00001	0.00072
	23									0.00005	0.00261
	22								0.00000	0.00022	0.00806
	21								0.00001	0.00086	0.02139
	20								0.00004	0.00285	0.04937
	19								0.00016	0.00830	0.10024
	18							0.00000	0.00063	0.02124	0.18080
	17							0.00001	0.00212	0.04811	0.29233
30	16							0.00005	0.00617	0.09706	0.42777
	15							0.00023	0.01694	0.17577	0.57223
	14							0.00090	0.04005	0.28550	0.70767
	13						0.00000	0.00311	0.08447	0.42153	0.81920
	12					0.00000	0.00002	0.00949	0.15932	0.56891	0.89976
	11				0.00000	0.00001	0.00009	0.02562	0.26963	0.70853	0.95063
	10				0.00001	0.00007	0.00045	0.06109	0.41119	0.82371	0.97861
	9			0.00000	0.00005	0.00041	0.00202	0.12865	0.56848	0.90599	0.99194
	8			0.00002	0.00030	0.00197	0.00778	0.23921	0.71862	0.95648	0.99739
	7		0.00000	0.00015	0.00167	0.00825	0.02583	0.39303	0.84048	0.98282	0.99928
	6	0.00000	0.00003	0.00106	0.00795	0.02929	0.07319	0.57249	0.92341	0.99434	0.99984
	5	0.00001	0.00030	0.00632	0.03154	0.08736	0.17549	0.54477	0.96985	0.99849	0.99997
	4	0.00022	0.00289	0.03059	0.10262	0.21579	0.35256	0.87729	0.99068	0.99969	1.00000
	3	0.00332	0.02172	0.11690	0.26766	0.43760	0.58865	0.95582	0.99789	0.99995	1.00000
	2	0.03615	0.12055	0.33882	0.54453	0.70421	0.81630	0.98948	0.99969	1.00000	1.00000
	1	0.26030	0.45452	0.70614	0.84374	0.91803	0.95761	0.99876	1.00000	1.00000	1.00000

附表 2 泊松分布表

$$P(X \geqslant c)=\sum_{k=c}^{+\infty}\frac{\lambda^k}{k!}e^{-\lambda}$$

c	λ							
	0.01	0.05	0.10	0.15	0.2	0.3	0.4	0.5
0	1.0000000	1.0000000	1.0000000	1.0000000	1.0000000	1.0000000	1.0000000	1.000000
1	0.0099502	0.0487706	0.0951626	0.1392920	0.1812692	0.2591818	0.3296800	0.393469
2	.0000497	.0012091	.0046788	.0101858	.0175231	.0369363	.0615519	.090204
3	.0000002	.0000201	.0001547	.0005029	.0011485	.0035995	.0079263	.014388
4		.0000003	.0000038	.0000187	.0000568	.0002658	.0007763	.001752
5				.0000006	.0000023	.0000158	.0000612	.000172
6					.0000001	.0000008	.0000040	.000014
7							.0000002	.000001

c	λ								
	0.6	0.7	0.8	0.9	1.0	1.1	1.2	1.3	1.4
0	1.000000	1.000000	1.000000	1.000000	1.000000	1.000000	1.000000	1.000000	1.000000
1	0.451188	0.503415	0.550671	0.593430	0.632121	0.667129	0.698860	0.727468	0.753403
2	.121901	.155085	.191208	.227518	.264241	.300971	.337373	.373177	.408167
3	.023115	.034142	.047423	.062857	.080301	.099584	.120513	.142888	.166502
4	.003358	.005753	.009080	.010459	.018988	.025742	.033769	.043095	.053725
5	.000394	.000786	.001411	.002344	.003660	.005435	.007746	.010663	.014253
6	.000039	.000090	.000184	.000343	.000594	.000963	.001500	.002231	.003201
7	.000003	.000009	.000021	.000043	.000083	.000140	.000251	.000404	.000622
8		.000001	.000002	.000005	.000010	.000020	.000037	.000064	.000107
9					.000001	.000002	.000005	.000009	.000016
10							.000001	.000001	.000002

c	λ								
	1.5	1.6	1.7	1.8	1.9	2.0	2.5	3.0	3.5
0	1.000000	1.000000	1.000000	1.000000	1.000000	1.000000	1.000000	1.000000	1.000000
1	0.776870	0.798103	0.817316	0.834701	0.850431	0.864665	0.917915	0.950213	0.969803
2	.442175	.475069	.506754	.537163	.566251	.593994	.712703	.800852	.864112
3	.191153	.216642	.242777	.269379	.296280	.323324	.456187	.576810	.679153
4	.065642	.078813	.093189	.108708	.125298	.142877	.242424	.352768	.463367
5	.018576	.023682	.029615	.036407	.044081	.052653	.108822	.184737	.274555
6	.004456	.006040	.007999	.010378	.013219	.016564	.042021	.083918	.142386
7	.000926	.001336	.001875	.002569	.003446	.004534	.014187	.033509	.065288
8	.000170	.000260	.000388	.000562	.000793	.001097	.004247	.011905	.026739
9	.000028	.000045	.000072	.000110	.000163	.000237	.001140	.003803	.009874
10	.000004	.000007	.000012	.000019	.000030	.000046	.000277	.001102	.003315
11	.000001	.000001	.000002	.000003	.000005	.000008	.000062	.000292	.001019
12					.000001	.000001	.000013	.000071	.000289
13							.000002	.000016	.000076
14								.000003	.000019
15								.000001	.000004
16									.000001

续表

c	λ								
	4.0	4.5	5.0	5.5	6.0	6.5	7.0	7.5	8.0
0	1.000000	1.000000	1.000000	1.000000	1.000000	1.000000	1.000000	1.000000	1.000000
1	0.981684	0.988891	0.993262	0.995913	0.997521	0.998497	0.999088	0.999447	0.999665
2	.908422	.938901	.959572	.973436	.982649	.988724	.992705	.995299	.996981
3	.761897	.826422	.875348	.911624	.938031	.956964	970364	.979743	.986246
4	.566530	.657704	.734974	.798301	.848796	.888150	.918235	.940855	.957620
5	.371163	.467896	.559507	.642482	.714943	.776328	.827008	.867938	.900368
6	.214870	.297070	.384039	.471081	.554320	.630959	.699292	.758564	.808764
7	.110674	.168949	.237817	.313964	.393697	.473476	.550289	.621845	.686626
8	.051134	.089586	.133372	.190515	.256020	.327242	.401286	.475361	.547039
9	.021363	.040257	.068094	.105643	.152763	.208427	.270909	.338033	.407453
10	.008132	.017093	.031828	.053777	.083924	.122616	.169504	.223592	.283376
11	.002840	.006669	.013695	.025251	.042621	.066839	.098521	.137762	.184114
12	.000915	.002404	.005453	.010988	.020092	.033880	.053350	.079241	.111924
13	.000274	.000805	.002019	.004451	.008827	.016027	.027000	.042666	.063797
14	.000076	.000252	.000689	.001685	.003628	.007100	.012811	.021565	.034181
15	.000020	.000074	.000226	.000599	.001400	.002956	.005717	.010260	.017257
16	.000005	.000020	.000069	.000200	.000509	.001160	.002407	.004608	.008231
17	.000001	.000085	.000020	.000063	.000175	.000430	.000958	.001959	.003718
18		.000001	.000005	.000019	.000057	.000151	.000362	.000790	.001594
19			.000001	.000005	.000018	.000051	.000130	.000303	.000650
20				.000001	.000005	.000016	.000044	000111	.000253
21					.000001	.000005	.000014	000039	.000094
22						.000001	.000005	.000013	.000033
23							.000001	.000004	.000011
24								.000001	.000004
25									.000001

附表 3 标准正态分布表

$$\Phi(x)=\int_{-\infty}^{x}\frac{1}{\sqrt{2\pi}}\mathrm{e}^{-\frac{x^2}{2}}\mathrm{d}x$$

x	0.00	0.01	0.02	0.03	0.04	0.05	0.06	0.07	0.08	0.09
0.0	0.500000	0.503989	0.507978	0.511966	0.515953	0.519939	0.523922	0.527903	0.531881	0.535856
0.1	.539 828	.543 795	.547 758	.551 717	.555 670	.559 618	.563 559	.567 495	.571 424	.575 345
0.2	.579 260	.583 166	.587 064	.590 954	.594 835	.598 706	.602 568	.606 420	.610 261	.614 092
0.3	.617 911	.621 720	.625 516	.629 300	.633 072	.636 831	.640 576	.644 309	.648 027	.651 732
0.4	.655 422	.659 097	.662 757	.666 402	.670 031	.673 645	.677 242	.680 822	.684 386	.687 933
0.5	.691 462	.694 974	.698 468	.701 944	.705 401	.708 840	.712 260	.715 661	.719 043	.722 405
0.6	.725 747	.729 069	.732 371	.735 653	.738 914	.742 154	.745 373	.748 571	.751 748	.754 903
0.7	.758 036	.761 148	.764 238	.767 305	.770 350	.773 373	.776 373	.779 350	.782 305	.785 236
0.8	.788 145	.791 030	.793 892	.796 731	.799 546	.802 337	.805 105	.807 850	.810 570	.813 267
0.9	.815 940	.818 589	.821 214	.823 814	.826 391	.828 944	.831 472	.833 977	.836 457	.838 913
1.0	.841 345	.843 752	.846 136	.848 495	.850 830	.853 141	.855 428	.857 690	.859 929	.862 143
1.1	.864 334	.866 500	.868 643	.870 762	.872 857	.874 928	.876 976	.879 000	.881 000	.882 977
1.2	.884 930	.886 861	.888 768	.890 651	.892 512	.894 350	.896 165	.897 958	.899 727	.901 475
1.3	.903 200	.904 902	.906 582	.908 241	.909 877	.911 492	.913 085	.914 657	.916 207	.917 736
1.4	.919 243	.920 730	.922 196	.923 641	.925 066	.929 471	.927 855	.929 219	.930 563	.931 888
1.5	.933 193	.934 478	.935 745	.936 992	.938 220	.939 429	.940 620	.941 792	.942 947	.944 083
1.6	.945 201	.946 301	.947 384	.948 449	.949 497	.950 529	.951 543	.952 540	.953 521	.954 486
1.7	.955 435	.956 367	.957 284	.958 185	.959 070	.959 941	.960 796	.961 636	.962 462	.963 273
1.8	.964 070	.964 852	.965 620	.966 375	.967 116	.967 843	.968 557	.969 258	.969 946	.970 621
1.9	.971 283	.971 933	.972 571	.973 197	.973 810	.974 412	.975 002	.975 581	.976 148	.976 705
2.0	.977 250	.977 784	.978 308	.978 822	.979 325	.979 818	.980 301	.980 774	.981 237	.981 691
2.1	.982 136	.982 571	.982 997	.983 414	.983 823	.984 222	.984 614	.984 997	.985 371	.985 738
2.2	.986 097	.986 447	.986 791	.987 126	.987 455	.987 776	.988 089	.988 396	.988 696	.988 989
2.3	.989 276	.989 556	.989 830	.990 097	.990 358	.990 613	.990 863	.991 106	.991 344	.991 576
2.4	.991 802	.992 024	.992 240	.992 451	.992 656	.992 857	.993 053	.993 244	.993 431	.993 613
2.5	.993 790	.993 963	.994 132	.994 297	.994 457	.994 614	.994 766	.944 915	.995 060	.995 201
2.6	.995 339	.995 473	.995 604	.995 731	.995 855	.995 975	.996 093	.996 207	.996 319	.996 427
2.7	.996 533	.996 636	.996 736	.996 833	.996 928	.997 020	.997 110	.997 197	.997 282	.997 365
2.8	.997 445	.997 523	.997 599	.997 673	.997 744	.997 814	.997 882	.997 948	.998 012	.998 074
2.9	.998 134	.998 193	.998 250	.998 305	.998 359	.998 411	.998 462	.998 511	.998 559	.998 605
3.0	.998 650	.998 694	.998 736	.998 777	.998 817	.998 856	.998 893	.998 930	.998 965	.998 999
3.1	.999 032	.999 065	.999 096	.999 126	.999 155	.999 184	.999 211	.999 238	.999 264	.999 289
3.2	.999 313	.999 336	.999 359	.999 381	.999 402	.999 423	.999 443	.999 462	.999 481	.999 499
3.3	.999 517	.999 534	.999 550	.999 566	.999 581	.999 596	.999 610	.999 624	.999 638	.999 651
3.4	.999 663	.999 675	.999 687	.999 698	.999 709	.999 720	.999 730	.999 740	.999 749	.999 758
3.5	.999 767	.999 776	.999 784	.999 792	.999 800	.999 807	.999 815	.999 822	.999 828	.999 835
3.6	.999 841	.999 847	.999 853	.999 858	.999 864	.999 869	.999 874	.999 879	.999 883	.999 888
3.7	.999 892	.999 896	.999 900	.999 904	.999 908	.999 912	.999 915	.999 918	.999 922	.999 925
3.8	.999 928	.999 931	.999 933	.999 936	.999 938	.999 941	.999 943	.999 946	.999 948	.999 950
3.9	.999 952	.999 954	.999 956	.999 958	.999 959	.999 961	.999 963	.999 964	.999 966	.999 967
4.0	.999 968	.999 970	.999 971	.999 972	.999 973	.999 974	.999 975	.999 976	.999 977	.999 978
4.1	.999 979	.999 980	.999 981	.999 982	.999 983	.999 983	.999 984	.999 985	.999 985	.999 986
4.2	.999 987	.999 987	.999 988	.999 988	.999 989	.999 989	.999 990	.999 990	.999 991	.999 991
4.3	.999 991	.999 992	.999 992	.999 993	.999 993	.999 993	.999 993	.999 994	.999 994	.999 994
4.4	.999 995	.999 995	.999 995	.999 995	.999 996	.999 996	.999 996	.999 996	.999 996	.999 996
4.5	.999 997	.999 997	.999 997	.999 997	.999 997	.999 997	.999 997	.999 998	.999 998	.999 998
4.6	.999 998	.999 998	.999 998	.999 998	.999 998	.999 998	.999 998	.999 998	.999 999	.999 999
4.7	.999 999	.999 999	.999 999	.999 999	.999 999	.999 999	.999 999	.999 999	.999 999	.999 999
4.8	.999 999	.999 999	.999 999	.999 999	.999 999	.999 999	.999 999	.999 999	.999 999	.999 999
4.9	1.000000	1.000000	1.000000	1.000000	1.000000	1.000000	1.000000	1.000000	1.000000	1.000000

注：本表对于 x 给出正态分布函数 $\Phi(x)$的数值。例：对于 x=2.35，$\Phi(x)$=0.990613。

附表 4 标准正态分布的双侧临界值表

$$P(|u| > u_{\alpha/2}) = \alpha$$

α	0.00	0.01	0.02	0.03	0.04	0.05	0.06	0.07	0.08	0.09
0.0	∞	2.575829	2.326348	2.170090	2.053749	1.959964	1.880794	1.811911	1.750686	1.695398
0.1	1.644854	1.598193	1.554774	1.514102	1.475791	1.439531	1.405072	1.371204	1.340755	1.310579
0.2	1.281552	1.253565	1.226528	1.200359	1.174987	1.150349	1.126391	1.103063	1.080319	1.058122
0.3	1.036433	1.015222	0.994458	0.974114	0.954165	0.934589	0.915365	0.896473	0.877896	0.859617
0.4	0.841621	0.823894	0.806421	0.789192	0.772193	0.755415	0.738847	0.722479	0.706303	0.690309
0.5	0.674490	0.658838	0.643345	0.628006	0.612813	0.597760	0.582841	0.568051	0.553385	0.538836
0.6	0.524401	0.510073	0.495850	0.481727	0.467699	0.453762	0.439913	0.426148	0.412463	0.398855
0.7	0.385320	0.371856	0.358459	0.345125	0.331853	0.318639	0.305481	0.292375	0.279319	0.266311
0.8	0.253347	0.240426	0.127545	0.214702	0.201893	0.189118	0.176374	0.163658	0.150969	0.138304
0.9	0.125661	0.113039	0.100434	0.087845	0.075270	0.062707	0.050154	0.037608	0.025069	0.012533

α	0.001	0.0001	0.00001	0.000001	0.0000001	0.00000001
$u_{\alpha/2}$	3.29053	3.89059	4.41717	4.89164	5.32672	5.73073

附表5 χ^2 分 布 表

$$P(\chi^2 > \chi^2_\alpha(n)) = \alpha$$

n	α											
	0.995	0.99	0.975	0.95	0.90	0.75	0.25	0.10	0.05	0.025	0.01	0.005
1	—	—	0.001	0.004	0.016	0.102	1.323	2.706	3.841	5.024	6.635	7.879
2	0.010	0.020	0.051	0.103	0.211	0.575	2.773	4.605	5.991	7.378	9.210	10.597
3	0.072	0.115	0.216	0.352	0.584	1.213	4.108	6.251	7.815	9.348	11.345	12.838
4	0.207	0.297	0.484	0.711	1.064	1.923	5.385	7.779	9.448	11.143	13.277	14.806
5	0.412	0.554	0.831	1.145	1.610	2.675	6.626	9.236	11.072	12.833	15.086	16.750
6	0.676	0.872	1.237	1.635	2.204	3.455	7.841	10.645	12.592	14.449	16.812	18.548
7	0.989	1.239	1.690	2.167	2.833	4.255	9.037	12.017	14.067	16.013	18.475	20.278
8	1.344	1.646	2.180	2.733	3.490	5.071	10.219	13.362	15.507	17.535	20.090	21.955
9	1.735	2.088	2.700	3.325	4.168	5.899	11.389	14.684	16.919	19.023	21.666	23.589
10	2.156	2.558	3.247	3.940	4.865	6.737	12.549	15.987	18.307	20.483	23.209	25.188
11	2.603	3.053	3.816	4.575	5.578	7.584	13.701	17.275	19.675	21.920	24.725	26.757
12	3.047	3.571	4.404	5.226	6.304	8.438	14.845	18.549	21.026	23.337	26.217	28.299
13	3.565	4.107	5.009	5.892	7.042	9.299	15.984	19.812	22.362	24.736	27.688	29.819
14	4.075	4.660	5.629	6.571	7.790	10.165	17.117	21.064	23.685	26.119	29.141	31.319
15	4.601	5.229	6.262	7.261	8.547	11.037	18.245	22.307	24.996	27.488	30.578	32.801
16	5.142	5.812	6.908	7.962	9.312	11.912	19.369	23.542	26.296	28.845	32.000	34.267
17	5.697	6.408	7.564	8.672	10.085	12.792	20.489	24.769	27.587	30.191	33.409	35.718
18	6.265	7.015	8.231	9.390	10.865	13.675	21.605	29.989	28.869	31.526	34.805	37.156
19	6.844	7.633	8.907	10.117	11.651	14.562	22.718	27.204	30.144	32.852	36.191	38.582
20	7.434	8.260	9.591	10.851	12.443	15.452	23.828	28.412	31.410	34.170	37.566	39.997
21	8.034	8.897	10.283	11.591	13.240	16.344	24.935	29.615	32.671	35.479	38.932	41.401
22	8.643	9.542	10.982	12.338	14.042	17.240	26.039	30.813	33.924	36.781	40.289	42.796
23	9.260	10.196	11.689	13.091	14.848	18.137	27.141	32.007	35.172	38.076	41.638	44.181
24	9.886	10.856	12.401	13.848	15.659	19.037	28.241	33.196	36.415	39.364	42.980	45.559
25	10.520	11.524	13.120	14.611	16.473	19.939	29.339	34.382	37.652	40.646	44.314	46.928
26	11.160	12.198	13.844	15.379	17.292	20.843	30.435	35.563	38.885	41.923	45.642	48.290
27	11.808	12.879	14.573	16.151	18.114	21.749	31.528	36.741	40.113	43.194	46.963	49.645
28	12.461	13.565	15.308	16.928	18.939	22.657	32.620	37.916	41.337	44.461	48.278	50.993
29	13.121	14.257	16.047	17.708	19.768	23.567	33.711	39.087	42.557	45.722	49.588	52.336
30	13.787	14.954	16.791	18.493	20.599	24.478	34.800	40.256	43.773	46.949	50.892	53.672
31	14.458	15.655	17.539	19.281	21.434	25.390	35.887	41.422	44.985	48.232	52.191	55.003
32	15.134	16.362	18.291	20.072	22.271	26.304	36.973	42.585	46.194	48.480	53.486	56.328
33	15.815	17.074	19.047	20.867	23.110	27.219	38.058	43.745	47.400	50.725	54.776	57.648
34	16.501	17.789	19.806	21.664	23.952	28.136	39.141	44.903	48.602	51.966	56.061	58.964
35	17.192	18.509	20.569	22.465	24.797	29.054	40.223	46.059	49.802	53.203	57.342	60.275
36	17.887	19.233	21.336	23.269	25.643	29.973	41.304	47.212	50.998	54.437	58.619	61.581
37	18.586	19.960	22.106	24.075	26.492	30.893	42.383	48.363	52.192	55.668	59.892	62.883
38	19.289	20.691	22.878	24.884	27.343	31.815	43.462	49.513	53.384	56.896	61.162	64.181
39	19.996	21.426	23.654	25.695	28.196	32.737	44.539	50.660	54.572	58.120	62.428	65.476
40	20.707	22.164	24.433	26.509	29.051	33.660	45.616	51.805	55.758	59.342	63.691	66.766
41	21.421	22.906	25.215	27.326	29.907	34.585	46.692	52.949	56.942	60.561	64.950	68.053
42	22.138	23.650	25.999	28.144	30.765	35.510	47.766	54.909	58.124	61.777	66.206	69.336
43	22.859	24.398	26.785	28.965	31.625	36.436	48.840	55.230	59.354	62.990	67.459	70.616
44	23.584	25.148	27.575	29.787	32.487	37.363	49.913	56.369	60.481	64.201	68.710	71.893
45	24.311	25.901	28.366	30.621	33.350	38.291	50.985	57.505	61.656	65.410	69.957	73.166

附表6 t 分 布 表

$$P(t>t_{\alpha}(n))=\alpha$$

n	α					
	0.25	0.10	0.05	0.025	0.01	0.005
1	1.000 0	3.077 7	6.313 8	12.706 2	31. 8207	63.657 4
2	0.816 5	1.885 6	2.920 0	4.302 7	6.964 6	9.924 8
3	0.764 9	1.637 7	2.353 4	3.182 4	4.540 7	5.840 9
4	0.740 7	1.533 2	2.131 8	2.776 4	3.746 9	4.604 1
5	0.726 7	1.475 9	2.015 0	2.570 6	3.364 9	4.032 2
6	0.717 6	1.439 8	1.943 2	2.446 9	3.142 7	3.707 4
7	0.711 1	1.414 9	1.894 6	2.364 6	2.998 0	3.499 5
8	0.706 4	1.396 8	1.859 5	2.306 0	2.896 5	3.355 4
9	0.702 7	1.383 0	1.833 1	2.262 2	2.821 4	3.249 8
10	0.699 8	1.372 2	1.812 5	2.228 1	2.763 8	3.169 3
11	0.697 4	1.363 4	1.795 9	2.201 0	2.718 1	3.105 8
12	0.695 5	1.356 2	1.782 3	2.178 8	2.681 0	3.054 5
13	0.693 8	1.350 2	1.770 9	2.160 4	2.650 3	3.012 3
14	0.692 4	1.345 0	1.761 3	2.144 8	2.624 5	2.976 8
15	0.691 2	1.340 6	1.753 1	2.131 5	2.602 5	2.946 7
16	0.690 1	1.368 8	1.745 9	2.119 9	2.583 5	2.920 8
17	0.689 2	1.333 4	1.739 6	2.109 8	2.566 9	2.898 2
18	0.688 4	1.330 4	1.734 1	2.100 9	2.552 4	2.878 4
19	0.687 6	1.327 7	1.729 1	2.093 0	2.539 5	2.860 9
20	0.687 0	1.325 3	1.724 7	2.086 0	2.528 0	2.845 3
21	0.686 4	1.323 2	1.720 7	2.079 6	2.517 7	2.831 4
22	0.685 8	1.321 2	1.717 1	2.073 9	2.508 3	2.818 8
23	0.685 3	1.319 5	1.713 9	2.068 7	2.499 9	2.807 3
24	0.684 8	1.317 8	1.710 9	2.063 9	2.492 2	2.796 9
25	0.684 4	1.316 3	1.708 1	2.059 5	2.485 1	2.787 4
26	0.684 0	1.315 0	1.705 6	2.055 5	2.478 6	2.778 7
27	0.683 7	1.313 7	1.703 3	2.051 8	2.472 7	2.770 7
28	0.683 4	1.312 5	1.701 1	2.048 4	2.467 1	2.763 3
29	0.683 0	1.311 4	1.699 1	2.045 2	2.462 0	2.756 4
30	0.682 8	1.310 4	1.697 3	2.042 3	2.457 3	2.750 0
31	0.682 5	1.309 5	1.695 5	2.039 5	2.452 8	2.744 0
32	0.682 2	1.308 6	1.693 9	2.036 9	2.448 7	2.738 5
33	0.682 0	1.307 7	1.692 4	2.034 5	2.444 8	2.733 3
34	0.681 8	1.307 0	1.690 9	2.032 2	2.441 1	2.728 4
35	0.681 6	1.306 2	1.689 6	2.030 1	2.437 7	2.723 8
36	0.681 4	1.305 5	1.688 3	2.028 1	2.4345	2.719 5
37	0.681 2	1.304 9	1.687 1	2.026 2	2.431 4	2.715 4
38	0.681 0	1.304 2	1.686 0	2.024 4	2.428 6	2.711 6
39	0.680 8	1.303 6	1.684 9	2.022 7	2.425 8	2.707 9
40	0.680 7	1.303 0	1.683 9	2.021 1	2.423 3	2.704 5
41	0.680 5	1.302 5	1.682 9	2.019 5	2.420 8	2.701 2
42	0.680 4	1.302 0	1.682 0	2.018 1	2.418 5	2.698 1
43	0.680 2	1.301 6	1.681 1	2.016 7	2.416 3	2.695 1
44	0.680 1	1.301 1	1.680 2	2.015 4	2.414 1	2.692 3
45	0.680 0	1.300 6	1.679 4	2.014 1	2.412 1	2.689 6

附表7 F 分 布 表

$$P(F > F_{\alpha}(n_1, n_2)) = \alpha$$

$$\alpha = 0.10$$

n_2	n_1																		
	1	2	3	4	5	6	7	8	9	10	12	15	20	24	30	40	60	120	∞
1	39.86	49.50	53.59	55.83	57.24	58.20	58.91	59.44	59.86	60.19	60.71	61.22	61.74	62.00	62.26	62.53	62.79	63.06	63.33
2	8.53	9.00	9.16	9.24	9.29	9.33	9.35	9.37	9.38	9.39	9.41	9.42	9.44	9.45	9.46	9.47	9.47	9.48	9.49
3	5.54	5.46	5.39	5.34	5.31	5.28	5.27	5.25	5.24	5.23	5.22	5.20	5.18	5.18	5.17	5.16	5.15	5.14	5.13
4	4.54	4.32	4.19	4.11	4.05	4.01	3.98	3.95	3.94	3.92	3.90	3.87	3.84	3.83	3.82	3.80	3.79	3.78	3.72
5	4.06	3.78	3.62	3.52	3.45	3.40	3.37	3.34	3.32	3.30	3.27	3.24	3.21	3.19	3.17	3.16	3.14	3.12	3.10
6	3.78	3.46	3.09	3.18	3.11	3.05	3.01	2.98	2.96	2.94	2.90	2.87	2.84	2.82	2.80	2.78	2.76	2.74	2.72
7	3.59	3.26	3.07	2.96	2.88	2.83	2.78	2.57	2.72	2.70	2.67	2.63	2.59	2.58	2.56	2.54	2.51	2.49	2.47
8	3.46	3.11	2.92	2.81	2.73	2.67	2.62	2.95	2.56	2.54	2.50	2.46	2.42	2.40	2.38	2.36	2.34	2.32	2.29
9	3.36	3.01	2.81	2.69	2.61	2.55	2.51	2.47	2.44	2.42	2.38	2.34	2.30	2.28	2.25	2.23	2.21	2.18	2.16
10	3.29	2.92	2.73	2.61	2.52	2.46	2.41	2.38	2.35	2.32	2.28	2.34	2.20	2.18	2.16	2.13	2.11	2.08	2.06
11	3.23	2.86	2.66	2.54	2.45	2.39	2.34	2.30	2.27	2.25	2.21	2.17	2.12	2.10	2.08	2.05	2.03	2.00	1.97
12	3.18	2.81	2.61	2.48	2.39	2.33	2.38	2.24	2.21	2.19	2.15	2.10	2.06	2.04	2.01	1.99	1.96	1.93	1.90
13	3.14	2.76	5.56	2.43	2.35	2.28	2.23	2.20	2.16	2.14	2.10	2.05	2.01	1.98	1.96	1.93	1.90	1.88	1.85
14	3.10	2.73	2.52	2.39	2.31	2.24	2.19	2.15	2.12	2.10	2.05	2.01	2.96	1.94	1.91	1.89	1.86	1.83	1.80
15	3.07	2.70	2.49	2.36	2.27	2.21	2.16	2.12	2.09	2.06	2.02	1.97	1.92	1.90	1.87	1.85	1.82	1.79	1.76
16	3.05	2.67	2.46	2.33	2.24	2.18	2.13	2.09	2.06	2.03	1.99	1.94	1.89	1.87	1.84	1.81	1.78	1.75	1.72
17	3.03	2.64	2.44	2.31	2.22	2.15	2.10	2.06	2.03	2.00	1.96	1.91	1.86	1.84	1.81	1.78	1.75	1.72	1.69
18	3.01	2.62	2.42	2.29	2.20	2.13	2.08	2.04	2.00	1.98	1.93	1.89	1.84	1.81	1.78	1.75	1.72	1.69	1.66
19	2.99	2.61	2.40	2.27	2.18	2.11	2.06	2.02	1.98	1.96	1.91	1.86	1.81	1.79	1.76	1.73	1.70	1.67	1.63
20	2.97	2.59	2.38	2.25	2.16	2.09	2.04	2.00	1.96	1.94	1.89	1.84	1.79	1.77	1.74	1.71	1.68	1.64	1.61
21	2.96	2.57	2.36	2.23	2.14	2.08	2.02	1.98	1.95	1.92	1.87	1.83	1.78	1.75	1.72	1.69	1.66	1.62	1.59
22	2.95	2.56	2.35	2.22	2.13	2.06	2.01	1.97	1.93	1.90	1.86	1.81	1.76	1.73	1.70	1.67	1.64	1.60	1.57
23	2.94	2.55	2.34	2.21	2.11	2.05	1.99	1.95	1.92	1.89	1.84	1.80	1.74	1.72	1.69	1.66	1.62	1.59	1.55
24	2.93	2.54	2.33	2.19	2.10	2.04	1.98	1.94	1.91	1.88	1.83	1.78	1.73	1.70	1.67	1.64	1.61	1.57	1.53
25	2.92	2.53	2.32	2.18	2.09	2.02	1.97	1.93	1.89	1.87	1.82	1.77	1.72	1.69	1.66	1.63	1.59	1.56	1.52
26	2.91	2.52	2.31	2.17	2.08	2.01	1.96	1.92	1.88	1.86	1.81	1.76	1.71	1.69	1.65	1.61	1.58	1.54	1.50
27	2.90	2.51	2.30	2.17	2.07	2.00	1.95	1.91	1.87	1.85	1.80	1.75	1.70	1.67	1.64	1.60	1.57	1.53	1.49
28	2.89	2.50	2.29	2.16	2.06	2.00	1.94	1.90	1.87	1.84	1.79	1.74	1.69	1.66	1.63	1.59	1.56	1.52	1.48
29	2.89	2.50	2.28	2.15	2.06	1.99	1.93	1.89	1.86	1.83	1.78	1.73	1.68	1.65	1.62	1.58	1.55	1.51	1.47
30	2.89	2.49	2.28	2.14	2.05	1.98	1.93	1.88	1.85	1.82	1.77	1.72	1.67	1.64	1.61	1.57	1.54	1.50	1.46
40	2.84	2.44	2.23	2.09	2.00	1.93	1.87	1.83	1.79	1.76	1.71	1.66	1.61	1.57	1.54	1.51	1.47	1.42	1.38
60	2.79	2.39	2.18	2.04	1.95	1.87	1.82	1.77	1.74	1.71	1.66	1.60	1.54	1.51	1.48	1.44	1.40	1.35	1.29
120	2.75	2.35	2.13	1.99	1.90	1.82	1.77	1.72	1.68	1.65	1.60	1.55	1.48	1.45	1.41	1.37	1.32	1.26	1.19
∞	2.71	2.30	2.08	1.94	1.85	1.77	1.72	1.67	1.63	1.60	1.55	1.49	1.42	1.38	1.34	1.30	1.24	1.17	1.00

续表

$\alpha=0.05$

n_2	n_1																		
	1	2	3	4	5	6	7	8	9	10	12	15	20	24	30	40	60	120	∞
1	161.40	199.50	215.70	224.60	230.20	234.00	236.80	238.90	240.50	241.90	243.9	245.9	248.0	249.1	250.1	251.1	252.3	253.3	254.3
2	18.51	19.00	19.16	19.25	19.30	19.33	19.35	19.37	19.38	19.40	19.41	19.43	19.45	19.45	19.46	19.47	19.48	19.49	19.50
3	10.13	9.55	9.28	9.12	9.01	8.94	8.89	8.85	8.81	8.79	8.74	8.70	8.66	8.64	8.62	8.59	8.57	8.55	8.53
4	7.71	6.94	6.59	6.39	6.26	6.16	6.09	6.04	6.00	5.96	5.91	5.86	5.80	5.77	5.75	5.72	5.69	5.66	5.63
5	6.61	5.79	5.41	5.19	5.05	4.95	4.88	4.82	4.77	4.74	4.68	4.62	4.56	4.53	4.50	4.46	4.43	4.40	4.36
6	5.99	5.14	4.76	4.53	4.39	4.28	4.21	4.15	4.10	4.06	4.00	3.94	3.87	3.84	3.81	3.77	3.74	3.70	3.67
7	5.59	4.74	4.35	4.12	3.97	3.87	3.79	3.73	3.68	3.64	3.57	3.51	3.44	3.41	3.83	3.34	3.30	3.27	323
8	5.32	4.46	4.07	3.84	3.69	3.58	3.50	3.44	3.39	3.35	3.28	3.22	3.15	3.12	3.08	3.04	3.01	2.97	2.93
9	5.12	4.26	3.86	3.63	3.48	3.37	3.29	3.23	3.18	3.14	3.07	3.01	2.94	2.90	2.86	2.83	2.79	2.75	2.71
10	4.96	4.10	3.71	3.48	3.33	3.22	3.14	3.07	3.02	2.98	2.91	2.85	2.77	2.74	2.70	2.66	2.62	2.58	2.54
11	4.84	3.98	3.59	3.66	3.20	3.09	3.01	2.95	2.90	2.85	2.79	2.72	2.65	2.61	2.57	2.53	2.49	2.45	2.40
12	4.75	3.89	3.49	3.26	3.11	3.00	2.91	2.85	2.80	2.75	2.69	2.62	2.54	2.51	2.47	2.43	2.38	2.34	2.30
13	4.67	3.81	3.41	3.18	3.03	2.95	2.83	2.77	2.71	2.67	2.60	2.53	2.46	2.42	2.38	2.34	2.30	2.25	2.21
14	4.60	3.74	3.34	3.11	2.96	2.85	2.76	2.70	2.65	2.60	2.53	2.46	2.39	2.35	2.31	2.27	2.22	2.18	2.13
15	4.54	3.68	3.29	3.06	2.90	2.79	2.71	2.64	2.59	2.54	2.48	2.40	2.33	2.29	2.25	2.20	2.16	2.11	2.07
16	4.49	3.63	3.24	3.01	2.85	2.74	2.66	2.59	2.54	2.49	2.42	2.35	2.28	2.24	2.19	2.15	2.11	2.06	2.01
17	4.45	3.59	3.20	2.96	2.81	2.70	2.61	2.55	2.49	2.45	2.38	2.31	2.23	2.19	2.15	2.10	2.06	2.01	1.96
18	4.41	3.55	3.16	2.93	2.77	2.66	2.58	2.51	2.46	2.41	2.34	2.27	2.19	2.15	2.11	2.06	2.02	1.97	1.92
19	4.38	3.52	3.13	2.90	2.74	2.63	2.54	2.48	2.42	2.33	2.31	2.23	2.16	2.11	2.07	2.03	1.98	1.93	1.88
20	4.35	3.49	3.10	2.87	2.71	2.60	2.51	2.45	2.39	2.35	2.28	2.20	2.12	2.08	2.04	1.99	1.95	1.90	1.84
21	4.32	3.47	3.07	2.84	2.68	2.57	5.49	2.42	2.37	2.32	2.25	2.18	2.10	2.05	2.01	1.96	1.92	1.87	1.81
22	4.30	3.44	3.05	2.82	2.66	2.55	2.46	2.40	2.34	2.30	2.23	2.15	2.07	2.03	1.98	1.94	1.89	1.84	1.78
23	4.28	3.42	3.03	2.80	2.64	2.53	2.44	2.37	2.32	2.27	2.20	2.13	2.05	2.01	1.96	1.91	1.86	1.81	1.76
24	4.26	3.40	3.01	2.78	2.62	2.51	2.42	2.36	2.30	2.25	2.18	2.11	2.03	1.98	1.94	1.89	1.84	1.79	1.73
25	4.24	3.39	2.99	2.76	2.60	2.49	2.40	2.34	2.28	2.24	2.16	2.09	2.01	1.96	1.93	1.87	1.82	1.77	1.71
26	4.23	3.37	2.98	2.74	2.59	2.47	2.39	2.32	2.27	2.22	2.15	2.07	1.99	1.95	1.90	1.85	1.80	1.75	1.69
27	4.21	3.35	2.95	2.73	2.57	2.46	2.37	2.31	2.25	2.20	2.13	2.06	1.97	1.93	1.88	1.84	1.79	1.73	1.67
28	4.20	3.34	2.96	2.71	2.56	2.45	2.36	2.29	2.24	2.19	2.12	2.04	1.96	1.91	1.87	1.82	1.77	1.71	1.65
29	4.18	3.33	2.93	2.70	2.55	2.43	2.35	2.23	2.22	2.18	2.10	2.03	1.94	1.90	1.85	1.81	1.75	1.70	1.64
30	4.17	3.32	2.92	2.69	2.53	2.42	2.33	2.27	2.21	2.16	2.09	2.01	1.93	1.89	1.84	1.79	1.71	1.68	1.62
40	4.08	3.23	2.84	2.61	2.45	2.34	2.25	2.18	2.12	2.08	2.00	1.92	1.84	1.79	1.74	1.69	1.64	1.58	1.51
60	4.00	3.15	2.76	2.53	2.37	2.25	2.17	2.10	2.04	1.99	1.92	1.84	1.75	1.70	1.65	1.59	1.53	1.47	1.39
120	3.92	3.07	2.68	2.45	2.28	2.17	2.09	2.02	1.96	1.91	1.83	1.75	1.66	1.61	1.55	1.50	1.43	1.35	1.25
∞	3.84	3.00	2.60	2.37	2.21	2.10	2.01	1.94	1.88	1.83	1.75	1.67	1.57	1.52	1.46	1.39	1.32	1.22	1.00

续表

α=0.025

n_2	n_1																		
	1	2	3	4	5	6	7	8	9	10	12	15	20	24	30	40	60	120	∞
1	647.8	799.5	864.2	899.6	921.8	937.1	948.2	956.7	963.3	968.6	976.7	984.9	993.1	997.2	1001	1006	1010	1014	1018
2	38.51	39.00	39.17	39.25	39.30	39.33	39.86	39.37	39.39	39.40	39.41	39.43	39.45	39.46	39.46	39.47	39.48	39.49	39.50
3	17.44	16.04	15.44	15.10	14.88	14.73	14.62	14.54	14.47	14.42	14.34	14.25	14.17	14.12	14.08	14.04	13.99	13.95	13.90
4	12.22	10.65	9.98	9.60	9.36	9.20	9.07	8.98	8.90	8.84	8.75	8.66	8.65	8.51	8.46	8.41	8.36	8.31	8.26
5	10.01	8.43	7.76	7.39	7.15	6.98	6.85	6.76	6.68	6.62	6.52	6.34	6.33	6.28	6.32	6.18	6.12	6.07	6.02
6	8.81	7.26	6.60	6.23	5.99	5.82	5.70	5.60	5.52	5.45	5.37	5.27	5.17	5.12	5.07	5.01	4.96	4.90	4.85
7	8.07	6.54	5.89	5.52	5.29	5.12	4.99	4.90	4.82	4.76	4.67	4.57	4.47	4.42	4.36	4.31	4.25	4.20	4.14
8	7.57	6.06	5.42	5.05	4.82	4.65	4.53	4.43	4.36	4.30	4.20	4.10	4.00	3.95	3.89	3.84	3.78	3.73	3.67
9	7.21	5.71	5.08	4.72	4.48	4.32	4.20	4.10	4.03	3.96	3.87	3.77	3.67	3.61	3.56	3.51	3.45	3.39	3.33
10	6.94	5.46	4.83	4.47	4.24	4.07	3.95	3.85	3.78	3.72	3.62	3.52	3.42	3.37	3.31	3.26	3.20	3.14	3.08
11	6.72	5.26	4.63	4.28	4.04	3.88	3.76	3.66	4.59	3.53	3.45	3.33	3.23	3.17	3.12	3.06	3.00	2.94	2.88
12	6.55	5.10	4.47	4.12	3.89	3.73	3.61	3.51	3.44	3.37	3.28	3.18	3.07	3.02	2.96	2.91	2.85	2.79	2.72
13	6.41	4.97	4.35	4.00	3.77	3.60	3.48	3.39	3.31	3.25	3.15	3.05	2.95	2.89	2.84	2.78	2.72	2.66	2.60
14	6.30	4.86	4.24	3.89	3.66	3.50	3.38	3.29	3.21	3.15	3.05	2.95	2.84	2.79	2.73	2.67	2.61	2.55	2.49
15	6.20	4.77	4.15	3.80	3.58	3.41	3.29	3.20	3.12	3.06	2.96	2.86	2.76	2.70	2.64	2.59	2.52	2.46	2.40
16	6.12	4.69	4.08	3.73	3.50	3.34	3.22	3.12	3.05	2.99	2.89	2.79	2.68	2.63	2.57	2.51	2.45	2.38	2.32
17	6.04	4.62	4.01	3.66	3.44	3.28	3.16	3.06	2.98	2.92	2.82	2.72	2.62	2.56	2.50	2.44	2.38	2.32	2.25
18	5.98	4.56	3.95	3.61	3.38	3.22	3.10	3.01	2.92	2.87	2.77	2.67	2.56	2.50	2.44	2.38	2.32	2.26	2.19
19	5.92	4.51	3.90	3.56	3.33	3.17	3.05	2.96	2.88	2.82	2.72	2.62	2.51	2.45	2.39	2.33	2.27	2.20	2.13
20	5.87	4.46	3.86	3.51	3.29	3.13	3.01	2.91	2.84	2.77	2.68	2.57	2.46	2.41	2.35	2.29	2.22	2.16	2.09
21	5.83	4.42	3.82	3.48	3.25	3.09	2.97	2.87	2.80	2.73	2.64	2.53	2.42	2.37	2.31	2.95	2.18	2.11	2.04
22	5.79	4.38	3.78	3.44	3.22	3.05	2.93	2.84	2.76	2.70	2.60	2.50	2.39	2.33	2.27	2.21	2.14	2.08	2.00
23	5.75	4.35	3.75	3.41	3.18	3.05	2.90	2.81	2.73	2.67	2.57	2.47	2.30	2.36	2.24	2.18	2.11	2.04	1.97
24	5.72	4.32	3.72	3.38	3.15	2.99	2.87	2.78	2.70	2.64	2.54	2.44	2.33	2.27	2.21	2.15	2.08	2.01	1.94
25	5.69	4.29	3.69	3.35	3.13	2.97	2.85	2.75	2.68	2.61	2.51	2.41	2.30	2.24	2.18	2.12	2.05	1.98	1.91
26	5.66	4.27	3.67	3.33	3.10	2.94	2.82	2.73	2.65	2.59	2.49	2.39	2.28	2.22	2.16	2.09	2.03	1.95	1.88
27	5.63	4.24	3.65	3.31	3.08	2.92	2.80	2.71	2.63	2.57	2.47	2.36	2.25	2.19	2.13	2.07	2.00	1.93	1.85
28	5.61	4.22	3.63	3.29	3.06	2.90	2.78	2.69	2.61	2.55	2.45	2.34	2.23	2.17	2.11	2.05	1.98	1.91	1.83
29	5.59	4.20	3.61	3.27	3.04	2.88	2.76	2.67	2.59	2.53	2.43	2.32	2.21	2.15	2.09	2.03	1.96	1.89	1.81
30	5.57	4.18	3.59	3.25	3.03	2.87	2.75	2.65	2.57	2.51	2.41	2.31	2.20	2.14	2.07	2.01	1.94	1.87	1.79
40	5.42	4.05	3.46	3.13	2.90	2.74	2.62	2.53	2.45	2.39	2.29	2.18	2.07	2.01	1.94	1.88	1.80	1.72	1.64
60	5.29	3.93	3.34	3.01	2.79	2.63	2.51	2.41	2.33	2.27	2.17	2.06	1.94	1.88	1.82	1.74	1.67	1.58	1.47
120	5.15	3.80	3.23	2.89	2.67	2.52	2.39	2.30	2.22	2.16	2.05	1.94	1.82	1.76	1.69	1.61	1.53	1.43	1.31
∞	5.02	3.69	3.12	2.79	2.57	2.41	2.29	2.19	2.11	2.05	1.94	1.83	1.77	1.64	1.57	1.48	1.39	1.27	1.00

续表

$\alpha=0.01$

n_2	n_1																		
	1	2	3	4	5	6	7	8	9	10	12	15	20	24	30	40	60	120	∞
1	4052	4995	5403	5625	5764	5859	5928	5982	6022	6056	6106	6157	6209	6235	6261	6287	6313	6339	6366
2	98.50	99.00	99.17	99.25	99.30	99.33	99.36	99.37	99.39	99.40	99.42	99.43	99.45	99.46	99.47	99.47	99.48	99.49	99.50
3	34.12	30.82	29.46	28.71	28.24	27.91	27.67	27.49	27.35	27.23	27.05	26.87	26.69	26.60	26.50	26.41	26.32	26.22	26.13
4	21.20	18.00	16.69	15.98	15.52	15.21	14.98	14.80	14.66	14.55	14.37	14.20	14.02	13.93	13.84	13.75	13.65	13.56	13.46
5	16.26	13.27	12.06	11.39	10.97	10.67	10.46	10.29	10.16	10.05	9.89	9.72	9.55	9.47	9.38	9.29	9.20	9.11	9.02
6	13.75	10.92	9.78	9.15	8.75	8.47	8.26	8.10	7.98	7.87	7.72	7.56	7.40	7.31	7.23	7.14	7.06	6.97	6.88
7	12.25	9.55	8.45	7.85	7.46	7.19	6.99	6.84	6.72	6.62	6.47	6.31	6.16	6.07	5.99	5.91	5.82	5.74	5.65
8	11.26	8.65	7.59	7.01	6.63	6.37	6.18	6.03	5.91	5.81	5.67	5.52	5.39	5.28	5.20	5.12	5.03	4.95	4.86
9	10.56	8.02	6.99	6.42	6.06	5.80	5.61	2.47	5.35	5.26	5.11	4.96	4.81	4.73	4.65	4.57	4.48	4.40	4.31
10	10.04	7.56	6.55	5.99	5.64	5.39	5.20	5.06	4.94	4.85	4.71	4.56	4.41	4.33	4.25	4.17	4.08	4.00	3.91
11	9.65	7.21	6.22	5.67	5.32	5.07	4.98	4.47	4.63	4.54	4.40	4.25	4.10	4.02	3.94	3.86	4.78	3.69	3.60
12	9.33	6.93	5.95	5.41	5.06	4.82	4.64	4.50	4.39	4.30	4.16	4.01	3.86	3.78	3.70	3.62	3.54	3.45	3.36
13	9.07	6.70	5.74	5.21	4.86	4.62	4.44	4.30	4.19	3.10	3.96	3.82	3.66	3.59	3.51	3.43	3.34	3.25	3.17
14	8.86	6.51	5.56	5.04	4.69	4.46	4.28	4.14	4.03	3.94	3.80	3.66	3.51	3.43	3.35	3.27	3.18	3.09	3.00
15	8.68	6.36	5.42	4.89	4.56	4.32	4.14	4.00	3.89	3.80	3.67	3.52	3.37	3.29	3.21	3.13	3.05	2.96	2.87
16	8.53	6.23	5.29	4.77	4.44	4.20	4.03	3.89	3.78	3.69	3.55	3.41	3.26	3.18	3.10	3.02	2.93	2.84	2.75
17	8.40	6.11	5.18	4.67	4.34	4.10	3.93	3.79	3.68	3.59	3.46	3.31	3.16	3.08	3.00	2.92	2.83	2.75	2.65
18	8.29	6.01	5.09	4.58	4.25	4.01	3.84	3.71	3.60	3.51	3.37	3.23	3.08	3.00	2.92	2.84	2.75	2.66	2.57
19	8.18	5.93	5.01	4.50	4.17	3.94	3.77	3.63	3.52	3.43	3.30	3.15	3.00	2.92	2.84	2.76	2.67	2.58	2.49
20	8.10	5.85	4.94	4.43	4.10	3.87	3.70	3.56	3.46	3.37	3.23	3.09	2.94	2.86	2.78	2.69	2.61	2.52	2.42
21	8.02	5.78	4.87	4.37	4.04	3.81	3.64	3.51	3.40	3.31	3.17	3.03	2.88	2.80	2.72	2.64	2.55	2.46	2.36
22	7.95	5.72	4.82	4.31	3.99	3.76	3.59	3.45	3.35	3.26	3.12	2.98	2.83	2.75	2.67	2.58	2.50	2.40	2.31
23	7.88	5.66	4.76	4.26	3.94	3.71	3.54	3.41	3.30	3.21	3.07	2.93	2.78	2.70	2.62	2.54	2.45	2.35	2.26
24	7.82	5.61	4.72	4.22	3.90	3.67	3.50	3.36	3.26	3.17	3.03	2.89	2.74	2.66	2.58	2.49	2.40	2.31	2.21
25	7.77	5.57	4.68	4.18	3.85	3.63	3.46	3.32	3.22	3.13	2.99	2.85	2.70	2.62	2.54	2.45	2.36	2.27	2.17
26	7.72	5.53	4.64	4.14	3.82	3.59	3.42	3.29	3.18	3.09	2.96	2.81	2.66	2.58	2.50	2.42	2.33	2.23	2.13
27	7.68	5.49	4.60	4.11	3.78	3.56	3.39	3.26	3.15	3.06	2.93	2.78	2.63	2.55	2.47	2.38	2.29	2.20	2.10
28	7.64	5.45	4.57	4.07	3.75	3.53	3.36	3.23	3.12	3.03	2.90	2.75	2.60	2.52	2.44	2.35	2.26	2.17	2.06
29	7.60	5.42	4.54	4.04	3.73	3.50	3.33	3.20	3.09	3.00	2.87	2.73	2.57	2.49	2.41	2.33	2.23	2.14	2.03
30	7.56	5.39	4.51	4.02	3.70	3.47	3.03	3.17	3.07	2.98	2.84	2.70	2.55	2.47	2.39	2.30	2.21	2.11	2.01
40	7.31	5.18	4.31	3.83	3.51	3.29	3.12	2.99	2.89	2.80	2.66	2.52	2.37	2.29	2.20	2.11	2.02	1.92	1.80
60	7.08	4.98	4.13	3.65	3.34	3.12	2.95	2.82	2.72	2.63	2.50	2.35	2.20	2.12	2.03	1.94	1.84	1.73	1.60
120	6.85	4.79	3.95	3.48	3.17	2.96	2.79	2.66	2.56	2.47	2.34	2.19	2.03	1.95	1.86	1.76	1.66	1.53	1.38
∞	6.63	4.61	3.78	3.32	3.02	2.80	2.64	2.51	2.41	2.32	2.18	2.04	1.88	1.79	1.70	1.59	1.47	1.32	1.00

附表 8 二项分布参数 p 的置信区间表

$1-\alpha=0.95$

m	$n-m$												
	1	2	3	4	5	6	7	8	9	10	12	14	16
0	0.975	0.842	0.708	0.602	0.522	0.459	0.410	0.369	0.336	0.308	0.265	0.232	0.202
	0.000	0.000	0.000	0.000	0.000	0.000	0.000	0.000	0.000	0.000	0.000	0.000	0.000
1	.987	.906	.806	.716	.641	.579	.527	.483	.445	.413	.360	.319	.287
	.013	.008	.006	.005	.004	.004	.003	.003	.003	.002	.002	.002	.001
2	.992	.932	.853	.777	.710	.651	.600	.556	.518	.484	.428	.383	.347
	.094	.088	.053	.043	.037	.032	.028	.025	.023	.021	.018	.016	.014
3	.994	.947	.882	.816	.756	.701	.652	.610	.572	.538	.481	.434	.396
	.194	.147	.118	.099	.085	.075	.067	.060	.055	.050	.043	.038	.034
4	.995	.957	.901	.843	.788	.738	.692	.651	.614	.581	.524	.476	.437
	.284	.233	.184	.157	.137	.122	.109	.099	.019	.084	.073	.064	.057
5	.996	.963	.915	.863	.813	.766	.723	.684	.649	.616	.560	.512	.417
	.359	.290	.245	.212	.187	.167	.151	.139	.128	.118	.103	.091	.082
6	.996	.968	.925	.878	.833	.789	.749	.711	.677	.646	.590	.543	.502
	.421	.349	.299	.262	.234	.211	.192	.177	.163	.152	.133	.119	.107
7	.997	.972	.933	.891	.849	.808	.770	.734	.701	.671	.616	.570	.529
	.473	.400	.348	.308	.277	.251	.230	.213	.198	.184	.163	.146	.132
8	.997	.975	.840	.901	.861	.832	.787	753	.722	.692	.639	.593	.553
	.517	.444	.380	.349	.316	.289	.266	.247	.230	.215	.191	.172	.156
9	.997	.977	.945	.909	.872	.837	.802	.770	.740	.711	.660	.615	.575
	.555	.482	.428	.386	.351	.323	.299	.278	.260	.244	.218	.197	.180
10	.998	.979	.950	.916	.882	.848	.816	.785	.756	.728	.678	.634	.595
	.587	.516	.462	.419	.384	.354	.329	.308	.289	.272	.224	.221	.292
12	.998	.982	.957	.927	.897	.867	.837	.809	.782	.756	.709	.666	.628
	.640	.572	.519	.476	.440	.410	.384	.361	.304	.322	.291	.266	.245
14	.998	.984	.962	.936	.909	.881	.854	.828	.803	.779	.734	.694	.657
	.681	.617	.566	.524	.488	.457	.430	.407	.385	.336	.334	.396	.283
16	.999	.986	.966	.943	.918	.893	.868	.844	.820	.798	.755	.717	.681
	.713	.653	.604	.563	.529	.498	.471	.447	.425	.405	.372	.343	.319
18	.999	.988	.970	.948	.925	.902	.879	.857	.835	.814	.773	.736	.702
	.740	.683	.637	.597	.564	.533	.506	.482	.460	.440	.406	.376	.351
20	.999	.989	.972	.953	.932	.910	.889	.868	.847	.827	.789	.753	.720
	.762	.708	.664	.626	.593	.564	.537	.513	.492	.472	.437	.407	.381
22	.999	.990	.975	.956	.937	.917	.897	.877	.858	.839	.803	.768	.737
	.781	.730	.688	.651	.619	.590	.565	.541	.519	.500	.465	.434	.408
24	.999	.991	.976	.960	.942	.923	.904	.885	.867	.849	.814	.782	.751
	.797	.749	.708	.673	.642	.614	.589	.566	.545	.525	.490	.460	.433
26	.999	.991	.978	.962	.945	.928	.910	.893	.875	.658	.825	.794	.764
	.810	.765	.726	.693	.663	.636	.611	.588	.567	.548	.513	.483	.456
28	.999	.992	.980	.965	.949	.932	.916	.899	.882	.866	.834	.804	.776
	.822	.779	.743	.710	.681	.655	.631	.609	.588	.569	.535	.504	.478
30	.999	.992	.981	.967	.952	.936	.920	.904	.889	.873	.843	.814	.786
	.833	.792	.757	.725	.697	.672	.649	.627	.607	.588	.554	.524	.498
40	.999	.994	.985	.975	.963	.951	.938	.925	.912	.900	.875	.850	.827
	.871	.838	.809	.783	.759	.737	.717	.689	.679	.662	.631	.602	.578
60	1.000	.996	.990	.983	.975	.966	.957	.948	.939	.929	.911	.893	.874
	.912	.888	.867	.848	.830	.813	.797	.782	.767	.752	.727	.703	.681
100	1.000	.998	.994	.989	.984	.979	.973	.967	.962	.955	.943	.931	.919
	.946	.931	.917	.904	.892	.881	.870	.859	.849	.838	.820	.802	.786
200	1.000	.999	.997	.995	.992	.989	.986	.983	.980	.977	.970	.964	.957
	.973	.965	.957	.951	.944	.938	.932	.926	.920	.914	.903	.893	.883
500	1.000	1.000	.999	.998	.997	.996	.995	.993	.992	.991	.988	.985	.982
	.989	.986	.983	.980	.977	.974	.972	.969	.967	.964	.960	.955	.950

续表

1− α=0.95

m	n−m											
	18	20	22	24	26	28	30	40	60	100	200	500
0	0.185	0.168	0.154	0.142	0.132	0.123	0.116	0.088	0.060	0.036	0.018	0.007
	0.000	0.000	0.000	0.000	0.000	0.000	0.000	0.000	0.000	0.000	0.000	0.000
1	.260	.238	.219	.203	.190	.178	.167	.129	.088	.054	.027	.011
	.001	.001	.001	.001	.001	.001	.001	.001	.000	.000	.000	.000
2	.317	.292	.270	.251	.235	.221	.208	.162	.112	.069	.035	.014
	.012	.011	.010	.009	.009	.008	.008	.006	.004	.002	.001	.000
3	.363	.336	.312	.292	.274	.257	.243	.191	.133	.083	.043	.017
	.030	.028	.025	.024	.022	.020	.019	.015	.010	.006	.003	.001
4	.403	.374	.349	.327	.307	.290	.275	.217	.152	.096	.049	.020
	.052	.047	.440	.040	.038	.035	.033	.025	.017	.001	.005	.002
5	.436	.407	.381	.358	.337	.319	.303	.241	.170	.108	.056	.023
	.075	.068	.063	.058	.055	.051	.048	.037	.025	.016	.008	.003
6	.467	.436	.410	.386	.364	.345	.328	.263	.187	.119	.062	.026
	.098	.090	.083	.077	.072	.068	.064	.049	.034	.021	.011	.004
7	.494	.463	.435	.411	.389	.369	.351	.283	.203	.130	.068	.028
	.121	.111	.103	.096	.090	.084	.080	.062	.043	.027	.014	.005
8	.518	.487	.459	.434	.412	.391	.373	.302	.218	.141	.074	.031
	.143	.132	.123	.115	.107	.101	.096	.075	.052	.033	.017	.007
9	.540	.508	.481	.455	.433	.412	.393	.321	.233	.151	.080	.033
	.165	.153	.142	.133	.125	.118	.111	.088	.061	.038	.020	.008
10	.560	.528	.500	.475	.452	.431	.412	.338	.248	.162	.086	.036
	.186	.173	.161	.151	.142	.134	.127	.100	.071	.045	.023	.009
12	.594	.563	.535	.510	.487	.465	.446	.369	.273	.180	.097	.040
	.227	.211	.197	.186	.175	.166	.157	.125	.089	.057	.030	.012
14	.624	.593	.566	.540	.517	.496	.476	.398	.297	.198	.107	.045
	.264	.247	.232	.218	.206	.196	.186	.150	.107	.069	.036	.015
16	.649	.619	.592	.567	.544	.522	.502	.422	.319	.214	.117	.050
	.298	.280	.263	.249	.236	.224	.214	.173	.126	.081	.043	.018
18	.671	.642	.615	.590	.568	.547	.527	.445	.340	.230	.127	.054
	.329	.310	.293	.277	.264	.251	.240	.196	.143	.093	.050	.021
20	.690	.662	.636	.612	.589	.568	.548	.467	.359	.245	.137	.059
	.358	.338	.320	.304	.289	.276	.264	.217	.160	.105	.057	.024
22	.707	.680	.654	.631	.608	.588	.568	.487	.378	.260	.146	.062
	.385	.364	.346	.329	.314	.300	.287	.237	.177	.117	.063	.027
24	.723	.696	.671	.648	.626	.605	.586	.505	.395	.274	.155	.067
	.410	.388	.369	.352	.337	.322	.309	.257	.193	.128	.070	.030
26	.736	.711	.686	.663	.642	.622	.603	.522	.411	.287	.164	.072
	.432	.411	.392	.374	.358	.343	.330	.276	.208	.140	.077	.033
28	.749	.724	.700	.678	.657	.637	.618	.538	.426	.300	.172	.076
	.453	.432	.412	.395	.378	.363	.349	.294	.223	.153	.083	.036
30	.760	.736	.713	.691	.670	.651	.632	.552	.441	.313	.181	.080
	.437	.452	.432	.414	.397	.382	.368	.311	.237	.162	.090	.039
40	.804	.783	.763	.743	.724	.706	.689	.614	.503	.368	.220	.099
	.555	.533	.513	.495	.478	.462	.448	.386	.303	.231	.122	.053
60	.857	.840	.823	.807	.792	.777	.763	.697	.593	.455	.287	.136
	.660	.641	.622	.605	.589	.574	.559	.787	.407	.300	.181	.083
100	.907	.895	.883	.872	.860	.847	.838	.632	.700	.571	.395	.199
	.770	.755	.740	.726	.713	.700	.687	.878	.545	.429	.280	.138
200	.950	.943	.937	.930	.923	.917	.910	.780	.819	.720	.550	.319
	.873	.863	.854	.845	.836	.828	819	.780	.713	.605	.450	.253
500	.979	.976	.973	.970	.967	.964	.961	.947	.917	.862	.747	.531
	.946	.941	.937	.933	.928	.924	.920	.901	.864	.801	.681	.469

续表

$1-\alpha=0.99$

m	n-m 1	2	3	4	5	6	7	8	9	10	12	14	16
0	.995	.929	.829	.734	.653	.586	.531	.484	.445	.411	.357	.315	.282
	0.00	0.00	0.00	0.00	0.00	0.00	0.00	0.00	0.00	0.00	0.00	0.00	0.00
1	.997	.959	.889	.815	.746	.685	.632	.585	.544	.509	.449	.402	.363
	.003	.002	.001	.001	.001	.001	.001	.001	.001	.000	.000	.000	.000
2	.998	.971	.917	.856	.797	.742	.693	.648	.608	.573	.512	.463	.422
	.041	.029	.023	.019	.016	.014	.012	.011	.010	.009	.008	.007	.006
3	.999	.977	.934	.882	.830	.781	.735	.693	.655	.621	.561	.510	.468
	.111	.083	.066	.055	.047	.042	.037	.033	.030	.028	.024	.021	.019
4	.999	.981	.945	.900	.854	.809	.767	.728	.691	.658	.599	.549	.507
	.185	.144	.118	.100	.087	.077	.069	.062	.057	.053	.045	.040	.036
5	.999	.984	.953	.913	.872	.831	.791	.755	.720	.688	.631	.582	.539
	.254	.203	.170	.146	.128	.114	.103	.094	.087	.080	.070	.062	.055
6	.999	.986	.958	.923	.886	.848	.811	.777	.744	.714	.658	.610	.567
	.315	.258	.219	.191	.169	.152	.138	.127	.117	.109	.095	.085	.076
7	.999	.988	.963	.931	.897	.962	.928	.795	.764	.735	.681	.634	.592
	.368	.307	.265	.233	.209	.189	.172	.159	.147	.137	.121	.108	.097
8	.999	.989	.967	.938	.906	.873	.841	.811	.781	.753	.701	.655	.614
	.415	.352	.307	.272	.245	.223	.205	.189	.176	.165	.146	.131	.119
9	.999	.990	.970	.943	.913	.883	.853	.824	.795	.768	.718	.674	.634
	.456	.392	.345	.309	.280	.256	.236	.219	.205	.192	.171	.154	.140
10	1.00	.991	.972	.947	.920	.891	.863	.835	.808	.782	.734	.690	.651
	.491	.427	.379	.342	.312	.286	.265	.247	.232	.218	.195	.176	.161
12	1.00	.992	.976	.955	.930	.905	.879	.854	.829	.805	.760	.719	.682
	.551	.488	.439	.401	.369	.342	.319	.299	.282	.266	.240	.218	.200
14	1.00	.993	.979	.960	.938	.915	.892	.869	.846	.824	.782	.743	.707
	.598	.537	.490	.451	.418	.390	.366	.345	.326	.310	.281	.257	.237
16	1.00	.994	.981	.964	.945	.924	.903	.881	.860	.839	.800	.763	.728
	.637	.578	.532	.493	.461	.433	.408	.386	.366	.349	.318	.293	.272
18	1.00	.995	.983	.968	.950	.931	.911	.891	.872	.852	.815	.780	.747
	.669	.613	.568	.530	.498	.469	.445	.422	.402	.384	.353	.326	.304
20	1.00	.995	.985	.971	.954	.936	.918	.900	.881	.863	.828	.794	.763
	.669	.642	.599	.562	.530	.502	.478	.455	.435	.417	.384	.357	.334
22	1.00	.996	.986	.973	.958	.941	.924	.907	.890	.873	.839	.807	.777
	.696	.668	.626	.530	.559	.531	.507	.484	.464	.445	.413	.385	.361
24	1.00	.996	.987	.975	.961	.946	.930	.913	.897	.881	.849	.819	.789
	.738	.690	.649	.615	.584	.557	.533	.511	.490	.471	.439	.410	.368
26	1.00	.996	.988	.977	.963	.949	.934	.919	.903	.888	.858	.829	.800
	.755	.709	.670	.637	.607	.580	.557	.535	.515	.496	.463	.434	.410
28	1.00	.996	.989	.978	.966	.952	.938	.924	.909	.494	.866	.838	.811
	.770	.726	.689	.656	.627	.602	.578	.559	.537	.518	.485	.457	.432
30	1.00	.997	.989	.980	.968	.955	.942	.928	.914	.900	.873	.846	.820
	.784	.741	.705	.674	.646	.621	.598	.577	.557	.539	.506	.478	.452
40	1.00	.998	.992	.984	.975	.965	.955	.944	.933	.921	.899	.876	.854
	.832	.797	.767	.740	.716	.694	.673	.654	.636	.619	.588	.560	.536
60	1.00	.998	.995	.989	.983	.976	.969	.961	.953	.945	.928	.912	.895
	.884	.859	.836	.816	.797	.780	.763	.748	.733	.719	.693	.668	.646
100	1.00	.999	.997	.993	.990	.985	.981	.976	.971	.965	.955	.943	.932
	.929	.912	.897	.884	.871	.858	.847	.836	.825	.815	.795	.777	.761
200	1.00	. 999	.998	.997	.995	.992	.990	.988	.985	.982	.976	.970	.964
	.964	.955	.947	.939	.932	.925	.919	.913	.807	.901	.890	.878	.868
500	1.00	1.00	.999	.999	.998	.997	.996	.995	.994	.993	.990	.988	.985
	.985	.982	.978	.975	.972	.969	.967	.964	.961	.959	.953	.949	.944

续表

$1-\alpha=0.99$

m	$n-m$											
	18	20	22	24	26	28	30	40	60	100	200	500
0	0.255	0.233	0.214	0.198	0.184	0.173	0.162	0.124	0.085	0.052	0.026	0.011
	0.000	0.000	0.000	0.000	0.000	0.000	0.000	0.000	0.000	0.000	0.000	0.000
1	.331	.304	.281	.262	.245	.230	.216	.168	.116	.071	.036	.015
	.000	.000	.000	.000	.000	.000	.000	.000	.000	.000	.000	.000
2	.387	.358	.332	.310	.291	.274	.259	.203	.141	.088	.045	.018
	.005	.005	.004	.004	.004	.004	.003	.002	.002	.001	.001	.000
3	.432	.401	.374	.351	.330	.311	.295	.233	.164	.103	.053	.022
	.017	.015	.014	.013	.012	.011	.011	.008	.005	.003	.002	.001
4	.470	.438	.410	.385	.363	.344	.326	.260	.184	.116	.061	.025
	.032	.029	.027	.025	.023	.022	.020	.016	.011	.007	.003	.001
5	.502	.470	.441	.416	.393	.373	.354	.284	.203	.129	.068	.028
	.050	.046	.042	.039	.037	.034	.032	.025	.017	.010	.005	.002
6	.531	.498	.469	.443	.420	.398	.379	.306	.220	.142	.075	.031
	.069	.064	.059	.054	.051	.048	.045	.035	.024	.015	.008	.003
7	.555	.522	.493	.467	.443	.422	.402	.327	.237	.153	.081	.033
	.089	.082	.076	.070	.066	.062	.058	.045	.031	.019	.010	.004
8	.578	.545	.516	.489	.465	.443	.423	.346	.252	.164	.087	.036
	.109	.100	.093	.087	.031	.076	.072	.056	.039	.024	.012	.005
9	.598	.565	.536	.510	.485	.463	.443	.364	.267	.175	.093	.039
	.128	.119	.110	.103	.097	.091	.086	.067	.047	.029	.015	.006
10	.616	.583	.555	.529	.504	.482	.461	.331	.281	.185	.099	.041
	.148	.137	.127	.119	.112	.106	.100	.079	.055	.035	.018	.007
12	.647	.616	.587	.561	.537	.515	.494	.412	.307	.205	.110	.047
	.185	.172	.161	.151	.142	.134	.127	.101	.072	.045	.024	.010
14	.674	.643	.615	.590	.566	.543	.522	.440	.332	.223	.122	.051
	.220	.206	.193	.181	.171	.162	.154	.124	.088	.057	.030	.012
16	.696	.666	.639	.614	.590	.568	.548	.464	.354	.239	.132	.056
	.253	.237	.223	.211	.200	.189	.180	.146	.105	.068	.036	.015
18	.716	.687	.661	.636	.612	.591	.570	.486	.374	.255	.142	.061
	.284	.267	.252	.238	.226	.215	.205	.167	.122	.079	.042	.018
20	.733	.405	.679	.655	.632	.611	.591	.507	.394	.271	.152	.066
	.313	.295	.279	.264	.251	.239	.229	.187	.137	.090	.048	.020
22	.748	.721	.696	.673	.650	.629	.609	.526	.411	.286	.162	.070
	.339	.321	.304	.289	.274	.263	.251	.207	.153	.101	.054	.023
24	.762	.736	.711	.688	.666	.646	.626	.543	.428	.300	.171	.075
	.364	.345	.327	.312	.298	.285	.273	.126	.168	.112	.061	.026
26	.774	.749	.726	.702	.681	.661	.642	.560	.444	.313	.180	.079
	.388	.368	.350	.334	.319	.306	.293	.244	.183	.122	.067	.029
28	.785	.761	.737	.715	.694	.675	.656	.575	.459	.326	.186	.083
	.409	.389	.371	.354	.339	.325	.312	.262	.198	.133	.073	.031
30	795	.771	.749	.727	.707	.688	.669	.589	.473	.339	.197	.088
	.430	.409	.391	.374	.358	.344	.331	.278	.212	.143	.079	.034
40	.833	.813	.793	.774	.756	.738	.722	.646	.534	.394	.237	.108
	.514	.493	.474	.457	.440	.425	.411	.354	.276	.193	.110	.048
60	.878	.863	.847	.832	.817	.802	.788	.724	.620	.479	.305	.145
	.625	.606	.589	.572	.556	.541	.527	.466	.380	.278	.167	.076
100	.921	.910	.899	.888	.876	.867	.857	.807	.722	.593	.407	.209
	.745	.729	.714	.700	.687	.674	.661	.606	.521	.407	.265	.129
200	.958	.952	.946	.939	.933	.927	.921	.890	.833	.735	.565	.332
	.858	.848	.838	.829	.820	.811	.803	.763	.695	.593	.475	.243
500	.982	.980	.977	.974	.971	.969	.966	.952	.924	.871	.757	.541
	.939	.934	.930	.925	.921	.917	.912	.892	.855	.791	.668	.459

附表 9　两配对比较符号秩和检验用 T 界值表

n	单侧：0.05 双侧：0.10	0.025 0.05	0.01 0.02	0.005 0.010
5	0～15（0.0312）			
6	2～19（0.0469）	0～21（0.0156）		
7	3～25（0.0391）	0～26（0.0234）	0～28（0.0078）	
8	5～31（0.0391）	3～33（0.0195）	1～35（0.0078）	0～36（0.0039）
9	8～37（0.0488）	5～40（0.0195）	3～42（0.0098）	1～44（0.0039）
10	10～45（0.0420）	8～47（0.0244）	5～50（0.0098）	3～52（0.0049）
11	13～53（0.0415）	10～56（0.0210）	7～59（0.0093）	5～61（0.0049）
12	17～61（0.0461）	13～65（0.0212）	9～69（0.0081）	7～71（0.0046）
13	21～70（0.0471）	17～74（0.0239）	12～79（0.0085）	9～82（0.0040）
14	25～80（0.0453）	21～84（0.0247）	15～90（0.0083）	12～93（0.0043）
15	30～90（0.0473）	25～95（0.0240）	19～101（0.0090）	15～105（0.0042）
16	35～101（0.0467）	29～107（0.0222）	23～113（0.0091）	19～117（0.0046）
17	41～112（0.0492）	34～119（0.0224）	27～126（0.0087）	23～130（0.0047）
18	47～124（0.0494）	40～131（0.0241）	32～139（0.0091）	27～144（0.0045）
19	53～137（0.0478）	46～144（0.0247）	37～153（0.0090）	32～158（0.0047）
20	60～150（0.0487）	52～158（0.0242）	43～167（0.0096）	37～173（0.0047）
21	67～164（0.0479）	58～173（0.0230）	49～182（0.0097）	42～189（0.0045）
22	75～178（0.0492）	65～188（0.0231）	55～198（0.0095）	48～205（0.0046）
23	88～193（0.0490）	73～203（0.0242）	62～214（0.0098）	54～222（0.0046）
24	91～209（0.0475）	81～219（0.0245）	69～231（0.0097）	61～239（0.0048）
25	100～225（0.0479）	89～236（0.0241）	76～249（0.0094）	68～257（0.0048）

注：（）内为单侧确切概率。

附表 10 两样本比较秩和检验用 T 界值表

	单侧	双侧
1 行	$P=0.05$	$P=0.10$
2 行	$P=0.025$	$P=0.05$
3 行	$P=0.01$	$P=0.02$
4 行	$P=0.005$	$P=0.01$

n_1（较小 n）	n_2-n_1										
	0	1	2	3	4	5	6	7	8	9	10
2				3～13	3～15	3～17	4～18	4～20	4～22	4～24	5～25
							3～19	3～21	3～23	3～25	4～26
3	6～15	6～18	7～20	8～22	8～25	9～27	10～29	10～32	11～34	11～37	12～39
			6～21	7～23	7～26	8～28	8～31	9～33	9～36	10～38	10～41
					6～27	6～30	7～32	7～35	7～38	8～40	8～43
							6～33	6～36	6～39	7～41	7～44
4	11～25	12～28	13～31	14～34	15～37	16～40	17～43	18～46	19～49	20～52	21～55
	10～26	11～29	12～32	13～35	14～38	14～42	15～45	16～48	17～51	18～54	19～57
		10～30	11～33	11～37	12～40	13～43	13～47	14～50	15～53	15～57	16～60
			10～34	10～38	11～41	11～45	12～48	12～52	13～55	13～59	14～62
5	19～36	20～40	21～44	23～47	24～51	26～54	27～58	28～62	30～65	31～69	33～72
	17～38	18～42	20～45	21～49	22～53	23～57	24～61	26～64	27～68	28～72	29～76
	16～39	17～43	18～47	19～51	20～55	21～59	22～63	23～67	24～71	25～75	26～79
	15～40	16～44	16～49	17～53	18～57	19～61	20～65	21～69	22～73	22～78	23～82
6	28～50	29～55	31～59	33～63	35～67	37～71	38～76	40～80	42～84	44～88	46～92
	26～52	27～57	29～61	31～65	32～70	34～74	35～79	37～83	38～88	40～92	42～96
	24～54	25～59	27～63	28～68	29～73	30～78	32～82	33～87	34～92	36～96	37～101
	23～55	24～60	25～65	26～70	27～75	28～80	30～84	31～89	32～94	33～99	34～104
7	39～66	41～71	43～76	45～81	47～86	49～91	52～95	54～100	56～105	58～110	61～114
	36～69	38～74	40～79	42～84	44～89	46～94	48～99	50～104	52～109	54～114	56～119
	34～71	35～77	37～82	39～87	40～93	42～98	44～103	45～109	47～114	49～119	51～124
	32～73	34～78	35～84	37～89	38～95	40～100	41～106	43～111	44～117	45～122	47～128
8	51～85	54～90	56～96	59～101	62～106	64～112	67～117	69～123	72～128	75～133	77～139
	49～87	51～93	53～99	55～105	58～110	60～116	62～122	65～127	67～133	70～138	72～144
	45～91	47～97	49～103	51～109	53～115	56～120	58～126	60～132	62～138	64～144	66～150
	43～93	45～99	47～105	49～111	51～117	53～123	54～130	56～136	58～142	60～148	62～154
9	66～105	69～111	72～117	75～123	78～129	81～135	84～141	87～147	90～153	93～159	96～165
	62～109	65～115	68～121	71～127	73～134	76～140	79～146	82～152	84～159	87～165	90～171
	59～112	61～119	63～126	66～132	68～139	71～145	73～152	76～158	78～165	81～171	83～178
	56～115	58～122	61～128	63～135	65～142	67～149	69～156	72～162	74～169	76～176	78～183
10	82～128	86～134	89～141	92～148	96～154	99～161	103～167	106～174	110～180	113～187	117～193
	78～132	81～139	84～146	88～152	91～159	94～166	97～173	100～180	103～187	107～193	110～200
	74～136	77～143	79～151	82～158	85～165	88～172	91～179	93～187	96～194	99～201	102～208
	71～139	73～147	76～154	79～161	81～169	74～176	86～184	89～191	82～198	84～206	97～213

附表 11 三样本比较秩和检验用 H 界值表

N	n_1	n_2	n_3	P	
				0.05	0.01
7	3	2	2	4.71	
	3	3	1	5.14	
8	3	3	2	5.36	
	4	2	2	5.33	
	4	3	1	5.21	
	5	2	1	5.00	
9	3	3	3	5.60	7.20
	4	3	2	5.44	6.44
	4	4	1	4.97	6.67
	5	2	2	5.16	6.53
	5	3	1	4.96	
10	4	3	3	5.73	6.75
	4	4	2	5.45	7.04
	5	3	2	5.25	6.82
	5	4	1	4.99	6.95
11	4	4	3	5.60	7.14
	5	3	3	5.65	7.08
	5	4	2	5.27	7.12
	5	5	1	5.13	7.31
12	4	4	4	5.69	7.65
	5	4	3	5.63	7.44
	5	5	2	5.34	7.27
13	5	4	4	5.62	7.76
	5	5	3	5.71	7.54
14	5	5	4	5.64	7.79
15	5	5	5	5.78	7.98

附表 12 检验相关显著性的临界值表

$$P(|r|>r_{\alpha/2})=\alpha$$

df	α				
	0.10	0.05	0.02	0.01	0.001
1	0.98769	0.99692	0.999507	0.999877	0.9999988
2	.90000	.95000	.98000	.99000	.99900
3	.8054	.8783	.93433	.95873	.99116
4	.7293	.8114	.8822	.91720	.97406
5	.6694	.7545	.8329	.8745	.95074
6	.6215	.7067	.7887	.8343	.92493
7	.5822	.6664	.7498	.7977	.8982
8	.5404	.6319	.7155	.7646	.8721
9	.5214	.6021	.6851	.7348	.8471
10	.4973	.5760	.6581	.7079	.8233
11	.4762	.5529	.6339	.6835	.8010
12	.4575	.5324	.6120	.6614	.7800
13	.4409	.5139	.5923	.6411	.7603
14	.4259	.4973	.5742	.6226	.7420
15	.4124	.4821	.5577	.6055	.7246
16	.4000	.4683	.5425	.5897	.7084
17	.3887	.4555	.5285	.5751	.6932
18	.3783	.4438	.5155	.5614	.6787
19	.3687	.4329	.5004	5487	.6652
20	.3598	.4227	.4921	.5368	.6524
25	.3233	.3809	.4451	.4869	.5974
30	.2960	.3494	.4093	.4487	.5541
35	.2746	.3246	.3810	.4182	.5189
40	.2573	.3044	.3578	.3932	.4898
45	.2428	.2975	.3384	.3721	.4648
50	.2306	.2732	.3218	.3541	.4433
60	.2108	.2500	.2948	.3248	.4078
70	.1954	.2319	.2737	.3017	.3799
80	.1829	.2172	.2565	.2830	.3568
90	.1726	.2050	.2422	.2673	.3375
100	.1638	.1946	.2301	.2540	.3211

注：$df=n-2$。

附表 13 正 交 表

（1）m=2 的情形

$L_4(2^3)$

试验号	列号		
	1	2	3
1	1	1	1
2	1	2	2
3	2	1	2
4	2	2	1

$L_8(2^7)$

试验号	列号						
	1	2	3	4	5	6	7
1	1	1	1	1	1	1	1
2	1	1	1	2	2	2	2
3	1	2	2	1	1	2	2
4	1	2	2	2	2	1	1
5	2	1	2	1	2	1	2
6	2	1	2	2	1	2	1
7	2	2	1	1	2	2	1
8	2	2	1	2	1	1	2

$L_{12}(2^{11})$

试验号	列号										
	1	2	3	4	5	6	7	8	9	10	11
1	1	1	1	1	1	1	1	1	1	1	1
2	1	1	1	1	1	2	2	2	2	2	2
3	1	1	2	2	2	1	1	1	2	2	2
4	1	2	1	2	2	1	2	2	1	1	2
5	1	2	2	1	2	2	1	2	1	2	1
6	1	2	2	2	1	2	2	1	2	1	1
7	2	1	2	2	1	1	2	2	1	2	1
8	2	1	2	1	2	2	2	1	1	1	2
9	2	1	1	2	2	2	1	2	2	1	1
10	2	2	2	1	1	1	1	2	2	1	2
11	2	2	1	2	1	2	1	1	1	2	2
12	2	2	1	1	2	1	2	1	2	2	1

$L_{16}(2^{15})$

试验号	列号														
	1	2	3	4	5	6	7	8	9	10	11	12	13	14	15
1	1	1	1	1	1	1	1	1	1	1	1	1	1	1	1
2	1	1	1	1	1	1	1	2	2	2	2	2	2	2	2
3	1	1	1	2	2	2	2	1	1	1	1	2	2	2	2
4	1	1	1	2	2	2	2	2	2	2	2	1	1	1	1

续表

试验号	列号														
	1	2	3	4	5	6	7	8	9	10	11	12	13	14	15
5	1	2	2	1	1	2	2	1	1	2	2	1	1	2	2
6	1	2	2	1	1	2	2	2	2	1	1	2	2	1	1
7	1	2	2	2	2	1	1	1	1	2	2	2	2	1	1
8	1	2	2	2	2	1	1	2	2	1	1	1	1	2	2
9	2	1	2	1	2	1	2	1	2	1	2	1	2	1	2
10	2	1	2	1	2	1	2	2	1	2	1	2	1	2	1
11	2	1	2	2	1	2	1	1	2	1	2	2	1	2	1
12	2	1	2	2	1	2	1	2	1	2	1	1	2	1	2
13	2	2	1	1	2	2	1	1	2	2	1	1	2	2	1
14	2	2	1	1	2	2	1	2	1	1	2	2	1	1	2
15	2	2	1	2	1	1	2	1	2	2	1	2	1	1	2
16	2	2	1	2	1	1	2	2	1	1	2	1	2	2	1

（2）m=3 的情形

$L_9(3^4)$

试验号	列号			
	1	2	3	4
1	1	1	1	1
2	1	2	2	2
3	1	3	3	3
4	2	1	2	3
5	2	2	3	1
6	2	3	1	2
7	3	1	3	2
8	3	2	1	3
9	3	3	2	1

$L_{18}(3^7)$

试验号	列号						
	1	2	3	4	5	6	7
1	1	1	1	1	1	1	1
2	1	2	2	2	2	2	2
3	1	3	3	3	3	3	3
4	2	1	1	2	2	3	3
5	2	2	2	3	3	1	1
6	2	3	3	1	1	2	2
7	3	1	2	1	3	2	3
8	3	2	3	2	1	3	1
9	3	3	1	3	2	1	2
10	1	1	3	3	2	2	1
11	1	2	1	1	3	3	2
12	1	3	2	2	1	1	3
13	2	1	2	3	1	3	2
14	2	2	3	1	2	1	3

续表

试验号	列号						
	1	2	3	4	5	6	7
15	2	3	1	2	3	2	1
16	3	1	3	2	3	1	2
17	3	2	1	3	1	2	3
18	3	3	2	1	2	3	1

$L_{27}(3^{13})$

试验号	列号												
	1	2	3	4	5	6	7	8	9	10	11	12	13
1	1	1	1	1	1	1	1	1	1	1	1	1	1
2	1	1	1	1	2	2	2	2	2	2	2	2	2
3	1	1	1	1	3	3	3	3	3	3	3	3	3
4	1	2	2	2	1	1	1	2	2	2	3	3	3
5	1	2	2	2	2	2	2	3	3	3	1	1	1
6	1	2	2	2	3	3	3	1	1	1	2	2	2
7	1	3	3	3	1	1	1	3	3	3	2	2	2
8	1	3	3	3	2	2	2	1	1	1	3	3	3
9	1	3	3	3	3	3	3	2	2	2	1	1	1
10	2	1	2	3	1	2	3	1	2	3	1	2	3
11	2	1	2	3	2	3	1	2	3	1	2	3	1
12	2	1	2	3	3	1	2	3	1	2	3	1	2
13	2	2	3	1	1	2	3	2	3	1	3	1	2
14	2	2	3	1	2	3	1	3	1	2	1	2	3
15	2	2	3	1	3	1	2	1	2	3	2	3	1
16	2	3	1	2	1	2	3	3	1	2	2	3	1
17	2	3	1	2	2	3	1	1	2	3	3	1	2
18	2	3	1	2	3	1	2	2	3	1	1	2	3
19	3	1	3	2	1	3	2	1	3	2	1	3	2
20	3	1	3	2	2	1	3	2	1	3	2	1	3
21	3	1	3	2	3	2	1	3	2	1	3	2	1
22	3	2	1	3	1	3	2	2	1	3	3	2	1
23	3	2	1	3	2	1	3	3	2	1	1	3	2
24	3	2	1	3	3	2	1	1	3	2	2	1	3
25	3	3	2	1	1	3	2	3	2	1	2	1	3
26	3	3	2	1	2	1	3	1	3	2	3	2	1
27	3	3	2	1	3	2	1	2	1	3	1	3	2

（3）m=4 的情形

$L_{18}(4^5)$

试验号	列号				
	1	2	3	4	5
1	1	1	1	1	1
2	1	2	2	2	2
3	1	3	3	3	3
4	1	4	4	4	4
5	2	1	2	3	4

续表

试验号	列号				
	1	2	3	4	5
6	2	2	1	4	3
7	2	3	4	1	2
8	2	4	3	2	1
9	3	1	3	4	2
10	3	2	4	3	1
11	3	3	1	2	4
12	3	4	2	1	3
13	4	1	4	2	3
14	4	2	3	1	4
15	4	3	2	4	1
16	4	4	1	3	2

$L_{32}(4^9)$

试验号	列号								
	1	2	3	4	5	6	7	8	9
1	1	1	1	1	1	1	1	1	1
2	1	2	2	2	2	2	2	2	2
3	1	3	3	3	3	3	3	3	3
4	1	4	4	4	4	4	4	4	4
5	2	1	1	2	2	3	3	4	4
6	2	2	2	1	1	4	4	3	3
7	2	3	3	4	4	1	1	2	2
8	2	4	4	3	3	2	2	1	1
9	3	1	2	3	4	1	2	3	4
10	3	2	1	4	3	2	1	4	3
11	3	3	4	1	2	3	4	1	2
12	3	4	3	2	1	4	3	2	1
13	4	1	2	4	3	3	4	2	1
14	4	2	1	3	4	4	3	1	2
15	4	3	4	2	1	1	2	4	3
16	4	4	3	1	2	2	1	3	4
17	1	1	4	1	4	2	3	2	3
18	1	2	3	2	3	1	4	1	4
19	1	3	2	3	2	4	1	4	1
20	1	4	1	4	1	3	2	3	2
21	2	1	4	2	3	4	1	3	2
22	2	2	3	1	4	3	2	4	1
23	2	3	2	4	1	2	3	1	4
24	2	4	1	3	2	1	4	2	3
25	3	1	3	3	1	2	4	4	2
26	3	2	4	4	2	1	3	3	1
27	3	3	1	1	3	4	2	2	4
28	3	4	2	2	4	3	1	1	3
29	4	1	3	4	2	4	2	1	3
30	4	2	4	3	1	3	1	2	4
31	4	3	1	2	4	2	4	3	1
32	4	4	2	1	3	1	3	4	2

（4）混合型情形

$L_6(4\times2^4)$

试验号	列号				
	1	2	3	4	5
1	1	1	1	1	1
2	1	2	2	2	2
3	2	1	1	2	2
4	2	2	2	1	1
5	3	1	2	1	2
6	3	2	1	2	1
7	4	1	2	2	1
8	4	2	1	1	2

$L_{12}(3\times2^3)$

试验号	列号			
	1	2	3	4
1	1	1	1	1
2	1	2	1	2
3	1	1	2	2
4	1	2	2	1
5	2	1	1	2
6	2	2	1	1
7	2	1	2	1
8	2	2	2	2
9	3	1	1	1
10	3	2	1	2
11	3	1	2	2
12	3	2	2	1

$L_{18}(2\times3^7)$

试验号	列号							
	1	2	3	4	5	6	7	8
1	1	1	1	1	1	1	1	1
2	1	1	2	2	2	2	2	2
3	1	1	3	3	3	3	3	3
4	1	2	1	1	2	2	3	3
5	1	2	2	2	3	3	1	1
6	1	2	3	3	1	1	2	2
7	1	3	1	2	1	3	2	3
8	1	3	2	3	2	1	3	1
9	1	3	3	1	3	2	1	2
10	2	1	1	3	3	2	2	1
11	2	1	2	1	1	3	3	2
12	2	1	3	2	2	1	1	3
13	2	2	1	2	3	1	3	2
14	2	2	2	3	1	2	1	3
15	2	2	3	1	2	3	2	1
16	2	3	1	3	2	3	1	2
17	2	3	2	1	3	1	2	3
18	2	3	3	2	1	2	3	1

教学基本要求

《医药数理统计》(或《医药应用统计》)的教学课时共计 36 学时或 54 学时(包括上机实训课时),各章的学时分配仅供参考,各专业也可根据不同专业的不同要求,随教学内容取舍作适当调整。

课程教学目标

《医药数理统计》(或《医药应用统计》)是医药各专业教学中的主要基础课之一。根据高职、高专教育课程改革需要,本着“必须”“够用”的原则,培养药学类高级应用型技能性人才的目标,《医药数理统计》的教学目标是要求学生系统掌握本课程的基础理论、基本知识和基本技能,具备较熟练的数据处理和统计分析的能力。

具体培养目标如下。

(一)掌握随机事件和概率、随机变量及其分布等概率基础知识;

(二)了解数据整理与概括的步骤和统计图示;

(三)掌握均值、方差等常用统计量;

(四)理解总体、样本和统计量等统计基本概念;

(五)理解常用抽样分布的作用;

(六)掌握正态总体均值的参数估计、假设检验和非参数假设检验等统计推断方法;

(七)掌握方差分析、相关与回归分析等统计分析方法;

(八)理解正交试验设计的原理并能应用直观分析法进行正交设计分析;

(九)掌握如何运用 SPSS 软件进行上述数据整理与统计分析等的统计操作技能。

教学内容和要求

教学内容	教学要求			教学内容	教学要求		
	了解	理解	掌握		了解	理解	掌握
绪论	√			第 3 节　两配对样本的均值比较检验			√
第 1 章　数据的描述和统计概括				第 4 节　两独立样本的均值比较检验			√
第 1 节　数据的类型和整理		√		第 6 章　方差分析			
第 2 节　数据分布特征的统计概况			√	第 1 节　单因素方差分析			√
第 3 节　统计图和统计表		√		第 2 节　两因素方差分析	√		
第 2 章　概率论基础				第 7 章　非参数假设检验			
第 1 节　随机事件和概率			√	第 1 节　拟合优度检验(卡方检验)		√	
第 2 节　随机变量及其分布			√	第 2 节　列联表检验			√
第 3 节　常用随机变量的分布			√	第 3 节　秩和检验			√
第 3 章　抽样分布				第 8 章　相关分析与回归分析			
第 1 节　总体、样本和统计量		√		第 1 节　相关分析			√
第 2 节　抽样分布		√		第 2 节　回归分析			√
第 4 章　参数估计				第 9 章　正交试验设计			
第 1 节　点估计		√		第 1 节　试验设计概论	√		
第 2 节　区间估计			√	第 2 节　正交设计与正交表		√	
第 5 章　假设检验				第 3 节　正交试验的直观分析			√
第 1 节　假设检验的基本概念		√		第 4 节　正交试验的方差分析法		√	
第 2 节　单样本的正态总体均值检验			√				

学时分配建议

章节	教学内容	36 学时数 建议分配方案	54 学时数 建议分配方案
第 1 章	数据的描述与统计概括	3	5
第 2 章	概率论基础	7	8
第 3 章	抽样分布	4	5
第 4 章	参数估计	4	6
第 5 章	参数假设检验	6	8
第 6 章	方差分析	2	4
第 7 章	非参数假设检验	4	8
第 8 章	相关分析与回归分析	4	6
第 9 章	正交试验设计	2	4
总计	——	36	54

自测题参考答案

第1章

三、单选题

1. B；2. D；3. A

四、应用分析题

1. （1）频数分布表

身高分组	频数	频率
155～	2	0.050
160～	5	0.125
165～	7	0.175
170～	13	0.325
175～	10	0.250
180～185	3	0.075
合计	40	1.000

（2）直方图（Excel 制作）

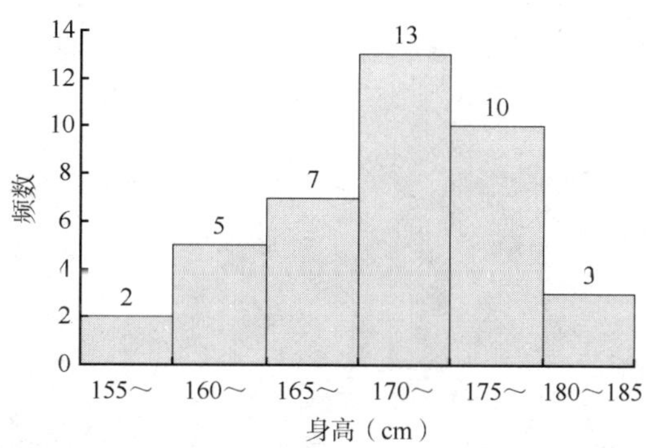

（3）均值=171.625，方差=42.163，标准差=6.490。

2. 均值 98.54、方差 132.27、标准差 11.501、标准误 3.637、变异系数 11.67%。

3. （1）$\bar{x}$=6873（元），S=2290.6（元）（提示：10000 以上组的组中值是 11000）。

（2）均为 5000～组。

（3）略

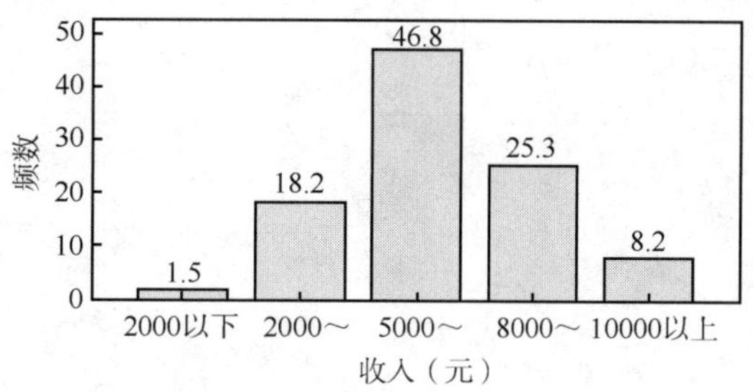

第2章

三、单选题

1. C；2. C；3. C；4. D；5. D

四、应用分析题

1. （1）$\overline{AB}$={1，6，7}；（2）$\overline{A}+B$={1，3，4，5，6，7}。

2. $P=55/A_{26}^2=11/130=0.0846$

3. $P=2/A_5^5=1/60=0.0167$

4. $P(A+B+C)=1-P(\overline{A}\overline{B}\overline{C})=1-P(\overline{A})P(\overline{B})P(\overline{C})$
$=1-(1-1/5)\times(1-2/3)\times(1-1/4)=0.8$

5. $1-P(A(B+C))=1-P(A)P(B+C)=1-P(A)[P(B)+P(C)-P(BC)]$
$=1-0.7[0.8+0.8-0.8\times0.8]=0.328$

6. $P(A_1)=0.65$，$P(A_2)=0.35$，$P(B|A_1)=0.90$，$P(B|A_2)=0.80$，$P(A_1B)=0.585$。

7. （1）$C=0.1$；（2）$P(X\leqslant2)=0.7$；（3）$E(X)=1.4$。

8. （1）$C=2$；（2）$P(0.3<X<1.5)=0.91$；（3）$E(X)=2/3$。

（注意：$P(0.3<X<1.5)=\int_{0.3}^{1.5}f(x)\mathrm{d}x=\int_{0.3}^{1}2x\mathrm{d}x+\int_{1}^{1.5}0\mathrm{d}x=1-0.09=0.91$）

9. （1）$P=1-P(X=20)=1-0.8^{20}=0.9885$

（2）$P(X=18)=C_{20}^{18}0.8^{18}0.2^2=0.1369$

（3）$P(X=k)=C_{20}^{k}0.8^{k}0.2^{20-k}$，$k$=0，1，…，20

（4）$E(X)=np=20\times0.8=16$

10. （1）0.0928；（2）0.9599；（3）0.3174；（4）1.5；（5）$D(3X+6)=3^2D(X)=36$。

11. （1）0.567；（2）0.0359；（3）173（cm）。

第3章

三、单选题

1. A；2. B；3. B

四、应用分析题

1. （1）2.558，26.296。

（2）−1.5332，1.96（近似值 $Z_{0.025}$）。

（3）5.26，0.4。

3. 0.8293

第4章

三、单选题

1. D；2. B

四、应用分析题

1. 4.667，21.467。

2. （101.41，104.59）。

3. （1）（6.797，8.563）；（2）（6.67，8.69）。

4. $n\geqslant15.3664\dfrac{\sigma^2}{L^2}$。

5. （0.552，0.662）。

6. （0.099，0.651）。

第5章

三、单选题

1. B

四、应用分析题

1. $|Z|=3.75>2.58$，拒绝 H_0，有极显著性差异，不成立。

2. $|t|=0.504<t_{0.025}(4)=2.776$，接受 H_0，认为正确。

3. $|t|=3.6513>t_{0.025}(4)=2.776$，拒绝 H_0，认为有改变的作用。

4. 先检验 H_0：$\sigma_1^2=\sigma_2^2$，H_1：$\sigma_1^2\neq\sigma_2^2$。

$F=2.667<4.03$，接受 H_0，即认为两总体方差相等。

再检验 H_0：$\mu_1=\mu_2$；H_1：$\mu_1\neq\mu_2$。

$|t|=3.034>t_{0.025}(18)=2.101$，拒绝 H_0，认为有显著影响。

5. 先检验 H_0：$\sigma_x^2=\sigma_y^2$，H_1：$\sigma_x^2\neq\sigma_y^2$。

$F=0.51<3.30$，接受 H_0，即认为两总体方差相等。

再检验 H_0：$\mu_x=\mu_y$；H_1：$\mu_x\neq\mu_y$。

$|t|=1.38<t_{0.025}(27)=2.052$，接受 H_0，认为μ_x与μ_y没有显著差异。

第6章

三、单选题

1.B；2.A；3.C

四、应用分析题

1. $F=12.842>F_{0.01}(3,16)=5.29$，拒绝 H_0，认为平均释放度有显著差异。

2. $F=99.13>F_{0.05}(3,12)=3.49$，拒绝 H_0，认为四种方法测量结果有显著性差异。

3. $F=10.34>F_{0.05}(4,15)=3.06$，拒绝 H_0，认为不同季节氯化物含量有显著差别。

第7章

三、单选题

1. A；2. C；3. A。

四、应用分析题

1. $\chi^2=4.652<7.815$，接受 H_0，认为服从二项分布。

2. $\chi^2=1.223<4.605$，接受 H_0，认为慢性气管炎与吸烟量没关联。

3. $\chi^2=25.55>3.841$，拒绝 H_0，认为色盲与性别有关联。

4. χ^2 检验，接受 H_0，认为两个年级学生乙肝表面抗原阳性率无差别。

5. $T=1$ 落在 T 值范围外，拒绝 H_0，认为处理前后体重有显著性差异。

6. $T=T_1=58.5<71$，超出 T 值范围，拒绝 H_0，认为两种饲料对雌鼠体重增加有显著影响。

7. $H=18.12>5.991$，拒绝 H_0，认为三组人的血浆皮质醇含量有显著差异。

第8章

三、单选题

1. D；2. A；3. C；4. B；5. A

四、应用分析题

1. （1）相关系数 $r=0.6756$。

（2）$|r|=0.6756<0.7067$，接受 H_0，即认为相关不显著。

2. （1）相关系数 $r=0.9815$。

（2）回归方程为 $\hat{y}=91.153+0.4658x$。

（3）因 $F=210.13>F_{0.05}(1,8)=5.32$，故拒绝 H_0，认为回归方程是显著的。

第9章

三、单选题

1. C

四、应用分析题

因素的主次顺序是 $A \to C \to B \to D$，最优方案为 $A_3B_2C_2D_2$。